浙派中医系列丛书

专科卷

总主编　范永升
副总主编　张光霁

脾胃病卷

钦丹萍　主编

全国百佳图书出版单位
中国中医药出版社
·北京·

主编单位　浙江省中医药学会　浙江中医药大学

图书在版编目（CIP）数据
浙派中医系列丛书．脾胃病卷 / 钦丹萍主编．
北京：中国中医药出版社，2024. 12
ISBN 978-7-5132-9067-8
Ⅰ. R242
中国国家版本馆 CIP 数据核字第 20243KU352 号

中国中医药出版社出版
北京经济技术开发区科创十三街 31 号院二区 8 号楼
邮政编码　100176
传真　010－64405721
北京盛通印刷股份有限公司印刷
各地新华书店经销

开本 787×1092　1/16　印张 15　字数 275 千字
2024 年 12 月第 1 版　2024 年 12 月第 1 次印刷
书号　ISBN 978－7－5132－9067－8

定价　78.00 元
网址　www.cptcm.com

服务热线　010-64405510
购书热线　010-89535836
维权打假　010-64405753

微信服务号　zgzyycbs
微商城网址　https://kdt.im/LIdUGr
官方微博　http://e.weibo.com/cptcm
天猫旗舰店网址　https://zgzyycbs.tmall.com

浙派中医系列丛书·专科卷

编撰指导委员会

编委会

《脾胃病卷》编委会

主　编　钦丹萍

副主编　张永生　裴静波　王邦才

编　委（以姓氏笔画为序）

王邦才　公培强　叶　人　叶　蔚

许宝才　纪云西　李　珍　杨新艳

何　钦　张　冰　张永生　陈　洁

钟继红　钦丹萍　康年松　裴静波

潘　锋　潘俊娣

于 序

中医药学是中华民族的伟大创造，是中国古代科学的瑰宝，也是打开中华文明宝库的钥匙。它蕴含着中华民族几千年的健康养生理念及实践经验，凝聚着中国人民和中华民族的博大智慧，为中华民族的繁衍生息做出了巨大贡献。党和政府历来高度重视中医药工作，特别是党的十八大以来，以习近平同志为核心的党中央把中医药工作摆在突出的位置。2019 年全国中医药大会召开期间，习近平总书记对中医药工作做出了重要指示，要求遵循中医药发展规律，传承精华、守正创新，充分发挥中医药防病治病的独特优势和作用。为中医药发展指明了前进方向，提供了根本遵循。

浙江作为中医药发祥地之一，历史悠久，源远流长，名医辈出，流派纷呈，在我国中医药学发展史上具有重要地位和作用。2017 年，以首届全国名中医、浙江省中医药学会会长范永升领衔的专家团队率先提出“浙派中医”作为浙江中医学术流派的统一称呼，很快得到了浙江乃至全国中医药界的认可。近年来，浙江省中医药学会更是在传承发展“浙派中医”方面做了大量卓有成效的工作，如启动“浙派中医”宣传巡讲活动；连年开设“浙籍医家”朱丹溪、张景岳、王孟英等专题研讨会；在世界中医药大会上设立“浙派中医”专场，开展国际交流活动；在全国率先发布“中西医学协同发展杭州共识”，开设“浙里新医学·中西医对话”品牌学术论坛等。这些工作不仅促进了浙江中医药学术的发展与进步，也在全国中医药行业中发挥引领和示范作用。

近日，喜闻浙江省中医药学会编撰的“浙派中医系列丛书”即将面世，这是浙江省中医药学会积极响应国家关于促进中医药传承创新发展的号召，深入挖掘和整理“浙派中医”学术思想精华的又一重要成果。这套丛书包括“地方卷”12 册、“专科卷”9 册。丛书全方位、多角度展示了浙江中医药的历史脉络、地域特色、医人医著、学术思想、临证经验、发展现状等内容。两套丛书内容丰富、研究系统、实用性强，对了解浙江中医药的发展历程具有重要的临床价值和文献价值。希望浙江中医界的朋友们再接再厉，不断深入挖掘“浙派中医”的学术内涵与临床经验，出版更多的精品力作，为弘扬中医药文化，促进“健康中国”建设作出更大的贡献。是为序！

于文明

写于甲辰寒露

注：于文明，国家中医药管理局原局长，中华中医药学会会长

葛 序

浙江位居我国东南沿海，地灵人杰，人文荟萃，文化底蕴十分深厚，素有“文化之邦”的美誉。就拿中医中药来说，在其发展的历史长河中，历代名家辈出，著述琳琅满目，取得了极其辉煌的成就。

由于浙江省内地域不同，中医传承脉络有异，从而形成了一批各具特色的医学流派，使中医学术呈现出百花齐放、百家争鸣的繁荣景象。其中丹溪学派、温补学派、钱塘医派、永嘉医派、绍派伤寒等最负盛名，影响遍及海内外。临床各科更是异彩纷呈，涌现出诸多颇具名望的专科流派，如宁波宋氏妇科和董氏儿科、湖州凌氏针灸、武康姚氏世医、桐乡陈木扇女科、萧山竹林寺女科、绍兴三六九伤科等，至今仍为当地百姓的健康保驾护航，厥功甚伟。

值得一提的是，古往今来，浙江省中医药界还出现了为数众多的知名品牌，如著名道地药材“浙八味”，名老药店“胡庆余堂”等，更是名驰遐迩，誉享全国。由是观之，这些宝贵的学术流派和中医药财富，很值得传承与弘扬。

有鉴于此，浙江省中医药学会为发扬光大浙江省中医药学术流派精华，凝练浙江中医药学术流派的区域特点和学术内涵，由范永升教授亲自领衔，组织相关人员，凝心聚力，集思广益，最终打出了“浙派中医”这面能代表浙江省中医药特色、优势和成就的大旗。此举，得到了浙江省委省政府、浙江省卫生健康委员会和浙江省中医药管理局的热情鼓励和大力支持。《中共浙江省委 浙江省人民政府 关于促进中医药传承创新发展的实施意见》中提出要“打造‘浙派中医’文化品牌，实施‘浙派中医’传承创新工程，深入开展中医药文化推进行动计划。加强中医药传统文献研究，编撰‘浙派中医’系列丛书”。浙江省中医药学会先后在省内各地多次举办有关“浙派中医”的巡讲和培训等学术活动，气氛热烈，形势喜人。

为深入挖掘和传承“浙派中医”的学术内涵、发展规律、临床经验，浙江省中医药学会于2022年7月1日联合浙江中医药大学启动了“浙派中医系列丛书”地方卷和专科卷的编写工作。“地方卷”包括省中医药发展史1册和各地市中医药发展史11册，展现各地中医药发展的历史积淀、特色与优势。“专科卷”共9册，分别论述了内科、妇科、儿科、针灸、推拿等专科发展脉络、名人医著、发展状况等。本套丛书经过大家的辛勤努力，历经两年余，现已完成，即将付梓。我为此感到非常欣慰。这套丛书对传承浙江中医药而言，具有基础性的作用，十分重要。相信丛书的出版将为深入研究“浙派中医”提供有力支撑，以及借鉴和帮助。

我生在浙江，长在浙江，在浙江从事中医药事业已经六十余年，虽然年逾九秩，但是继承发扬中医药的初心不改。我十分感谢为“浙派中医系列丛书”地方卷和专科卷编写出版付出辛勤劳作的同志们。这套丛书的出版，必将为我省医学史的研究增添浓重一笔，必将会对我省乃至全国中医药学术流派的传承和创新起到促进作用。我更期望我省中医人努力奋斗，砥砺前行，将“浙派中医”的整理研究工作做得更好，把这张“金名片”擦得更亮，为建设浙江中医药强省做出更大的贡献。

写于甲辰寒露

注：葛琳仪，国医大师，浙江中医学院原院长

前 言

浙江地处东海之滨，物华天宝，人杰地灵，文脉悠久，名医辈出，在中医发展史上具有重要地位和作用。千余年来，浙江的医家们不断传承发展，守正创新，形成了众多独具特色的医学流派，使浙江中医学术呈现出百花齐放的繁荣景象。2009 年在浙江中医药大学本科办学 50 周年之际，我牵头编写了《浙江中医学术流派》，提出了浙江中医药的十大学术流派。随着社会的不断发展，许多省都有了自身特色的流派名称，如黑龙江的龙江医派、广东的岭南医学、云南的滇南医学、安徽的新安医学，等等。我省如能提炼一个既能代表浙江中医药学术流派，又能涵盖浙江全域的综合称谓，则有利于浙江中医药对外交流与合作，也有利于促进浙江中医药的传承与创新。

2015 年我向时任浙江省中医药学会会长肖鲁伟教授汇报了这一想法，得到肖会长的肯定与支持。此后，由我牵头，组织相关人员，梳理了浙江中医药有关文献，调研了全国各地的基本状况，提出了综合称谓的初步方案，邀请了严世芸等全国著名专家进行论证，最后经浙江省中医药学会第六届理事会第五次会议表决通过，一致同意把“浙派中医”作为浙江中医药及其学术流派的综合称谓。2017 年 7 月 1 日正式向社会发布了这一决定，在推出“浙派中医”历史上十大流派的同时，又凝炼了“浙派中医”的八大特色，分别是源远流长、学派纷呈、守正出新、时病诊治、学堂论医、本草增辉、善文载道、厚德仁术。

“浙派中医”发布后，社会反响热烈。学会在全省范围内广泛开展

"浙派中医"宣传巡讲;《中国中医药报》开设专栏并长篇报道了"浙派中医"有关内容；在意大利等地召开的世界中医药大会上设立"浙派中医"专场，得到了国内外中医药界的广泛认可。《中共浙江省委 浙江省人民政府 关于促进中医药传承创新发展的实施意见》提出要"打造'浙派中医'品牌，实施'浙派中医'传承创新工程，深入开展中医药文化推荐行动计划"。《浙江省中医药发展"十四五"规划》也提出要"加强中医药文化保护研究，梳理浙江中医药发展源流与脉络，整理医学文献古籍，编撰'浙派中医系列丛书'"。浙江省中医药研究院中医文献信息研究所江凌圳主任牵头编撰出版了"浙派中医原著系列丛书"。

整理"浙派中医"地方、专科发展史，挖掘其中的内涵、特色及其规律，是一项研究"浙派中医"的基础性工作，极为重要。为此，在我的提议下，学会于 2022 年 7 月 1 日启动"浙派中医系列丛书"地方卷和专科卷的编撰工作。该套丛书由浙江省中医药学会、浙江中医药大学牵头编写。地方卷共计 12 册，包括省中医药发展史 1 册和 11 个地市中医药发展史各 1 册，系统介绍浙江省内 11 个地市中医药文化的独特魅力和历史积淀，展现不同地域"浙派中医"的特色和优势，这不仅是对地方中医药资源的梳理和整理，更是对"浙派中医"整体文化的一次全面展示。同时，为完整反映浙江省全域中医药整体发展脉络，又编撰了《浙派中医史》，使"浙派中医"各地特色与整体发展相互印证。专科卷第一辑共 9 册，分别针对内科、外科、妇科、儿科、针灸、推拿等专科领域进行深入整理，每一册都汇集了历代浙江医家在各自领域内的学术建树和临床经验，全面展示了"浙派中医"临床各科的历史发展过程、医家医著、学术思想、发展现状等内容。

本套丛书的出版，全景式、立体式展示了"浙派中医"地域与专科的独特魅力，为医学工作者和研究者提供了宝贵的参考和借鉴。同时，也为大众了解和学习浙江中医药提供了一套有益的读物。丛书的出版必将为提升浙江中医药的整体水平，促进健康浙江建设发挥积极作用。

丛书编撰出版过程中，得到了浙江省中医药管理局领导的关心与指导；编写人员克服了时间紧、任务重等诸多困难，忘我投入；编写专家组细致严谨，倾注了大量心血；中国中医药出版社的领导及王秋华编辑也给予了大力支持；国家中医药管理局原局长、中华中医药学会会长于文明，第三届国医大师葛琳仪教授百忙中拨冗作序，体现了对“浙派中医”的关怀与厚爱。在此一并表示衷心感谢！

“路漫漫其修远兮，吾将上下而求索。”这套丛书的完成只是整理研究“浙派中医”基础性工作的一部分，今后的整理研究依然任重而道远，希望我省中医药界的同道们，牢记使命，薪火相传，为“浙派中医”的发扬光大而不懈努力！

范永升

2024 年 10 月 8 日

注：范永升，浙江省中医药学会会长，浙江中医药大学原校长，首届全国名中医

编写说明

2001 年 6 月，浙江省中医药学会脾胃病分会成立，成立伊始就重视脾胃病学术传承，在学术论坛上创新开设了“名医面对面”栏目，邀请各地名家与参会医生面对面交流；较早地设立了“经典与临床”栏目，引导大家学经典、做临床，很早就建立了“长三角脾胃病学术论坛”，推动长三角地区脾胃病学术的交流与发展；但未重视挖掘与研究浙江省脾胃病学术发展的历史脉络与历史状况，更没有注意研究浙江省脾胃病学术的既往对当今的启示意义。

2017 年 7 月 1 日，在浙江省中医药学会举办的第六届“之江中医药论坛”上，正式公布了“浙派中医”这一地域流派的名称，这是对浙江省中医学术流派的综合称谓。这一创新的名称既体现了对浙江省悠久的中医药历史的肯定，也体现了对当代浙江省中医药学术发展的信心。2019 年初，浙江省卫生健康委员会、浙江省中医药管理局、浙江省文化和旅游厅将“浙派中医”品牌列入了《浙江省中医药文化推进行动计划（2019—2025 年）》。由此，给了我们一个新的启示，一个问题开始盘旋在我们脑海中：在历史的长河中，什么是浙江省脾胃病学术的过去与现在？浙江大地的脾胃病学术发展如何从涓涓细流汇聚成大河大江？浙江各地的脾胃病研究者在历史舞台上如何从三三两两演变为群星璀璨？

受“浙派中医”的影响，2019 年 11 月，我作为浙江省中医药学会脾胃病分会主任委员，受江苏省中医药学会中医内科分会主任委员、苏州市中医院院长葛惠男先生的邀请，去苏州作关于“浙派中医”脾胃病学术历史和地位的讲座，这也推动了我们对浙江省脾胃病相关学术流派、学术传承等内容的研究。

2022年是“浙派中医”正式发布的第5年，这一年，浙江省中医药学会会长范永升教授领衔启动了“浙派中医系列丛书”专科卷及地方卷的编纂工作，因脾胃病学术地位的重要性，“浙派中医系列丛书”专科卷专门设立了《脾胃病卷》。脾胃病分会作为连续10年的优秀专科分会承担了《脾胃病卷》的编写工作，并由我负责这项工作，这也是在内科各分会中唯一一个独立出来承担编写任务的分会，先前我们的学习与思考也恰好获得去努力的机会与平台。在浙江省中医药学会范永升会长、浙江中医药大学张光霁副校长的指引下，在医史文献专家、杭州师范大学朱德明教授，浙江中医药大学图书馆馆长徐光星教授及浙江中医药博物馆常务副馆长郑洪教授等多位专家的指导下，并参考推荐的相关医史文献及书籍，我们打开了《脾胃病卷》的写作思路与视野，突破了既往对历史的追溯与提炼只关注浙江省历代医家流派的局限。

2022年4月，我们组织了脾胃病分会中专业能力强、工作认真、有吃苦精神的18位同志成立编委会，其中也有一些青年才俊，开始收集基础资料和制定编写大纲等工作。

2022年7月24日，在杭州召开了《脾胃病卷》第一次全体编委会议，并成立编委办公室，我作为总负责人，康年松、杨新艳、李珍为办公室成员，李珍任秘书。随后根据编写内容将编委分为四个小组，分别由我、张永生、裴静波及王邦才担任各小组负责人，并分配了工作任务。同时，在此次会议上确定了编写原则及要求，制定了编写大纲及体例。编写分工明确后就正式进入编写阶段，各小组成员进行了深入调查研究，分头查阅文献，先后至浙江中医药大学图书馆、浙江中医药博物馆、萧山跨湖桥博物馆、河姆渡遗址博物馆等地参观考察，收集素材，还就疑难问题联系中国中医科学院医史文献研究所查阅或校对文献。

2022年10月15日召开了第二次编委会议，各小组汇报了编写进展，以及遇到的困难和问题，并就此展开讨论，提出了解决方案及工作实施中的规范等。2022 年底，各小组完成了初稿。在此期间，编委会办公室与各小组之间就书稿进行了多次审核与修改，编委会办公室秘书李珍不辞辛苦，做了很多协调工作。

2023 年 2 月 28 日组织召开了第三次全体编委会议，会议传达了浙江省中医药学会组织专家审核后的反馈意见，根据学会合理选择、规避重复、突出特色的总体要求，编委会成立了审核小组，由我担任组长，张永生、裴静波、王邦才担任副组长，各小组分别做了组内及组间交叉审核，包括内容质量、结构体例、逻辑语法等，最后通过编委会审核后反馈给各小组进行修改。

通过紧张的工作，2023 年 4 月 15 日完成了第二版书稿。本着对历史负责的态度，审核小组再次对所有内容进行了审核校对、调整增删，最终形成了第三版书稿，并于 2023 年 8 月 16 日将全部书稿上交浙江省中医药学会。学会也再次邀请了相关专家对书稿进行了审核，根据审核意见，编委会组织精兵强将于 2024 年 3 月完成了全部修正工作，至此《脾胃病卷》的编写任务圆满完成。

全书共七章，各章节以历史时代为纵轴，上至先秦时期，下至当代；以古籍文献、医家学说为横轴依次展开，深入挖掘。其中第二章"浙派中医地域流派脾胃病学术特色"及第三章"浙派中医脾胃病学术传承"首次从脾胃病角度凝练了浙派中医地域流派学术特色及传承发展概况，为现代中医脾胃病体系的进一步发展提供了清晰的历史脉络和理论基础。

在此，我们要由衷感谢浙江省中医药学会的指导，为脾胃病分会提供了这一既创新又利于历史认知的平台。感谢全体编委能秉烛达旦、认真负责地完成工作！感谢脾胃病分会前辈、同道们在专业领域的辛勤耕耘，为书稿的编撰提供了宝贵的素材！

在两年的编写工作中，虽殚精竭虑，但总有遗憾，比如各地县区级的脾胃病名家无法一一编入本书；同时，在浙江省脾胃病学术历史的挖掘中虽已注意到历史的深度与广度，但难免百密一疏，挂一漏万；另外，由于历史变迁、人口流动，虽已对浙派中医脾胃病学术发展中在浙江发展后移居外地或从外地迁入浙江得以继续发展的医家的纳入规则进行了界定，但对此或许会有不同看法。凡此种种，希望能得到专家学者的指正与补充，以便再版时进行完善。

在两年的编写工作中，脾胃病分会也经历了换届，我于2022年9月18日改任名誉主任委员，张永生研究员担任新一届主任委员，在此过程中，诸位编委都始终如一地支持《脾胃病卷》的编撰工作，展现出了脾胃病分会团结奋进的精神面貌，让人永远难忘。

浙江省中医药学会脾胃病分会名誉主任委员
钦丹萍
2024年3月28日

目 录

第一章 浙派中医脾胃病学术源流

第二章 浙派中医地域流派脾胃病学术特色

第三章 浙派中医脾胃病学术传承

第四章　浙派中医脾胃病名医荟萃

第五章　浙派中医脾胃病著作概览

第六章　浙派中医脾胃病诊疗特色

第七章　浙派中医脾胃病学科的建设与发展

第一章 浙派中医脾胃病学术源流

第一节　古代浙派中医脾胃病学术发展的渊源

一、先秦时期浙江医药发展历史

先秦时期浙江医药文化的发达程度略逊于黄河流域的一些省份，但从现已发现的文化遗址来看，当时已留下了医药卫生方面的痕迹。

距今 7000 ～ 8000 年的萧山跨湖桥文化遗址，位于浙江省杭州市萧山区城厢镇湘湖村湘湖旅游开发区内，离萧山城区约 4 公里，西南约 3 公里为钱塘江、富春江与浦阳江三江交汇处。在跨湖桥遗址的文化层中，在局部地方可见到大量的壳斗科植物的种子，主要发掘的植物遗存有蔷薇科的桃核、梅核、杏核，壳斗科的麻栎果、栓皮栎、白栎果，漆树科的南酸枣，菱科的菱角，睡莲科的芡实等。其中的芡实在我国第一部本草著作《神农本草经》中被列为上品，又名鸡头实，具有补脾止泻、益肾固精的功效。因此，不排除在萧山跨湖桥遗址所处年代的先民们在当时条件下已认识到这类药食同源之品对脾胃功能的调理作用。

距今约 7000 年的河姆渡遗址，位于杭州湾四明山北麓的姚江之滨——余姚市河姆渡镇，是我国新石器时期的一处原始村落遗址。1973 年和 1977 年两次在余姚河姆渡新石器时代遗址中出土了一些动植物药材，如穿山甲，壳斗科的赤皮稠、栎、苦槠，桑科的天仙果，樟科的细叶香桂、牛筋树、山鸡椒、江浙钓樟，虎耳草科的金粟兰、夜合花、紫南、旱莲木、蓼薏、苔、灵芝、橡子、菱、南酸枣、芡实、山桃、芦苇、带瓠皮的小葫芦、薏仁米与藻类植物等。其中薏苡仁在《神农本草经》就有记载“主筋急，拘挛不可屈伸，风湿痹，下气。久服轻身，益气。”芡实、薏苡仁、灵芝等均为常用健脾、化湿、补气的中药，这些药用功能也可能被河姆渡人所发现。

距今 4000 ～ 5000 年的余杭良渚文化遗址，从今西湖北首的老和山麓，经过古荡、勾庄、水田畈，向西北延伸到余杭之良渚、瓶窑、安溪等处，都发现了原始人类生活的遗址与遗物。2007年，余杭南湖出土了良渚文化早期的药钵和已炭化的灵芝。药钵口部有沿内卷，流口处略低于口沿，并附有双耳，口沿的内卷边能使汤药反复煎煮而不会溢出，用流口倒出汤药，却不会带出药渣。药钵和灵芝的出土证明了良渚先民已掌握煎药技术并已知灵芝的作用，医药理念有了质的飞跃。《神农本草经》记载，灵芝无毒，可补中益气（脾、心、肺、肾之气），填精，久食轻身不老，延年益寿。

在距今4000多年的黄帝时期，相传桐君尝采药求道止于桐庐县东山隈桐树下。有《药录》一卷，行于世。《古今医统》记载：少师桐君为黄帝臣，识草木金石性味，定三品药性，以为君臣佐使，撰《药性》四卷及《采药录》，记其花叶形色，论其相须相反及立方处治寒热之宜，至今传之不泯。鉴于《桐君采药录》全书已经亡佚，而各种有关古籍引录的佚文又皆属片断零散，马继兴在"《桐君采药录》考察"一文中指出通过历代古籍中的介绍及现存佚文综合考察推断了原书内容的概貌。总的来看该书主要包括两个部分：一是药物部分。对每种药物分别记有该药的性味，有毒、无毒及植物类药在不同月份或季节的外形特征，采收的时令及必要的加工，以及简要药性，七情中所畏、所恶和所使的特征。二是方剂部分。书中除分记各种药物外，还列有某些简易的方剂。桐君采集百草，识草木金石性味，定三品药物，将处方组成药物分为君（主药）、臣（辅药）、佐（佐药）、使（引药），沿用至今，对后世脾胃病学的形成与发展产生了一定影响。

至春秋时期，由于农业的发展，促进了社会经济、文化等方面的发展，出现了"诸子蜂起，百家争鸣"的繁荣局面，浙江先民发现并采集禹余粮和鱼腥草等药材，用作临床和食用之物。大禹治水疏通九河，大功告成于会稽（今绍兴）了溪，人们为纪念其功绩，将"了溪"改为"禹溪"。禹溪边有许多形状各异的黄褐色的石块，有的像葡萄，有的像乳头，有的像肾，如手指般大小，晶莹而有光泽，砸碎后里面还有黄色无砂质感的粉末，这就是著名的中药禹余粮。禹余粮为氧化物类褐矿的一种矿石，主要由含铁矿物经氧化后，再经水解汇集而成。浙江是该药的主产地，采集后洗净即可作药用。《神农本草经》谓其"味甘寒，生池泽。治咳逆，寒热烦满，下利赤白，血闭癥瘕大热。炼饵服之，不饥轻身延年"。现代研究表明禹余粮具有涩肠止泻、收敛止血的功能，可用于久泻久痢、大便出血、崩漏带下等。

相传越王勾践在吴国忍辱负重，后被放回越国，回去时正遇越国罕见的干旱，粮食颗粒无收，举国发生大饥荒。为了与灾民共渡难关，勾践翻山越岭，四处寻找可食用充饥的野菜。某日，勾践因过于疲乏，倒在山脚草丛中，醒来时发现小溪边有一大丛绿油油的野草，他亲自摘了数片叶子，一闻味道清香中伴有鱼腥味，即命随从煮熟喂马，第二天马不但未中毒，反而精力更旺盛。勾践随即将这种野草命名为“鱼腥草”，并广泛栽培，越国靠鱼腥草度过了饥荒。鱼腥草具有健胃消食、清热解毒、消痈排脓、利尿通淋的功效，药用价值很高，可用于治疗实热、热毒、湿邪所致的脾胃积热、痔疮便血等，因历史局限，勾践当时虽未发现鱼腥草的药用价值，但无疑他是尝食鱼腥草的先驱，为后世的应用开了先河。

综上，通过对先秦时期浙江医药发展历史的回顾，我们可以发现，在先秦时期浙江先民已开始从事医疗卫生保健工作，发现并重视了饮食与脾胃病治疗相关的药物，为浙派中医脾胃病学术的形成和发展奠定了基础。

二、两汉至两晋南北朝时期脾胃病学术的兴起

两汉时期，我国的政治、经济、文化中心都集中于黄河流域，浙江各方面的发展程度均不及中原地区，其中医药学的发展亦是如此。由于人才匮乏，医学活动及医学成就远不如黄河流域。虽然这一时期浙江的医学发展非常缓慢，但是从当时相关的医籍及史料记载来看，仍有一些相关事件逐渐拉开了浙江医学发展的序幕，其中与脾胃病相关的学术思想亦初见端倪。据朱德明先生考证，在秦汉时期，浙江的药材主要有白术、丹参、甘菊、黄精、吴茱萸、越桃、活人之草等。东汉永平五年（62 年），天台白术已作药用。这里提到了健脾益气的白术和温中止呕的吴茱萸在当时已被作为治疗脾胃病的主要药材来使用。东汉时期浙江上虞著名的医药学家王充在其著作《论衡》中提到：“养气自守，适食则酒。闭明塞聪，爱精自保。适辅服药引导，庶冀性命可延，期须不老。”通过这段话我们可以看出东汉时期的人们就已经意识到了通过合理饮食、适时进补药物，调畅脾胃气机，从而起到养生保健的作用。

至魏晋南北朝时期，饱受战乱之苦的北方人民纷纷南迁，其中一部分定居江浙一带，不仅给当地增加了劳动力，同时也带来了北方先进的生产技术和文化知识，为当地进一步开发提供了良机，促进了浙江社会经济、科技文化的发展，浙江进入了一个承前启后、继往开来的跃进阶段，医药学亦随之发展。这一时期浙江的脾胃病学术思想逐渐兴起，呈现出了星火燎原之势。

在《三国志》中就记载了一则在浙江东阳华佗治愈下痢的病案：东阳县陈

叔山的2岁儿子腹泻，渐渐瘦弱疲困，询问华佗，华佗认为是由于孩子母亲怀孕时阳气生于内，未能达于体表，致使乳汁偏冷，婴儿得了母体寒气所致。华佗让孩子服用四物女宛丸，10天后病除。东晋时期的葛洪是著名炼丹家，他曾在浙江许多地方炼丹，在杭州灵隐天竺山下有葛仙翁炼丹井，葛岭有葛公双井，其代表作《肘后备急方》中就有脾胃病的相关描述。如“痢”最早就见于《肘后备急方》，书中首载“痢”具传染性，创“天行痢”主方。南朝齐梁时期的陶弘景也曾旅居浙江，在永嘉安固山也留下了炼丹井，他在代表作《养性延命录》中提出饮食节制、保养脾胃是重要的养生理论之一，还强调饮食要顺应四季气候变化，顾护脾胃。据《周书》记载北周时期吴兴武康（今浙江省德清县）的名医姚僧垣能灵活运用大黄，对梁武帝的发热之疾禁用大黄，而对梁元帝的心腹疾却力主用大黄，说明姚氏已能辨证地运用脾胃要药大黄。上述医家和医籍都为后期浙派中医脾胃病学术的发展奠定了基础。

三、隋唐至元代脾胃病学术的发展

（一）隋唐时期脾胃病学术在政府扶持下发展

隋代，京杭大运河的开通，为浙江与我国北方地区经济、文化和贸易往来提供了极大的方便，隋太医署首创了医学分科教育。唐代，国家的统一及经济文化的繁荣，为医学的发展提供了必要的条件。浙江医官的设置，开启了设官建制管理浙江医药行业的先河。唐贞观三年（629年），各府州县置医药博士，同年衢州置州医学。唐开元元年（713年），改医药博士为医学博士，主要负责用百药医治民疾，浙江部分府州县设立医学机构。此时的医学在药物学、方剂学及临床各科全面发展的基础上，出现了总结整理编纂的趋势，浙江也出现了一些著名医家，部分医药著作中纷纷呈现与脾胃病相关的内容，这为浙派脾胃病学术发展提供了有利条件。

1. 叶法善炼“石斛膏”，保脾胃养生

叶法善（616—720年），括州括仓（今松阳）人，隋末出生，主要生活于唐代，道家宗师，自曾祖起三代为道士，皆通摄养占卜之术。《唐叶真人传》记载：15岁的叶法善，因服丹，中毒殆死，天台茅君用大剂量铁皮石斛配伍甘草，制成“石斛膏”，对叶法善施救，挽回其命。故叶氏对铁皮石斛印象深刻，其寻觅到寿仙谷的铁皮石斛为罕见上品，遂就地采集，炼制厚肠胃的石斛膏，作为保命养生的圣药，无病时服用可保健养生，有病时服用可治病解毒，有特殊的双重功效。正如《神农本草经》所述：“石斛，味甘，平。主伤中，除痹，

下气……久服厚肠胃，轻身延年。”

2. 陈藏器博取广纳，撰《本草拾遗》

陈藏器（687—757年），浙江鄞县人，唐代著名中药学家，他认为《神农本草经》虽有陶、苏补集之说，但遗佚尚多，因此他汇集前人遗漏的药物，撰《本草拾遗》10卷。据日本丹波元简的考证，陈氏为“十剂”的创始者。他在序中写到：诸药有宣、通、补、泄、轻、重、涩、滑、燥、湿，作为临诊处方基本法则，发展成后世“十剂”方剂分类法，为中医界应用。陈氏在《本草拾遗》中收录了大量外来药物，例如无漏子，味甘温，无毒，主温中益气，除痰嗽，补虚损，好颜色，令人肥健；天竺干姜，味辛，温，无毒，主冷气寒中，宿食不消，腹胀下痢，腰背痛……丰富了脾胃病的治疗用药。陈氏还发现了许多药物的临床应用方法，如葛根首载于《神农本草经》，味甘辛，性平，唐代以前多用于解肌调胃、止泻止痢，临床常用葛根汤和葛根汁。《本草拾遗》另辟蹊径，提出葛根“蒸食，消酒毒，可断谷不饥，作粉尤妙”。尚志钧认为，陈氏的《本草拾遗》对医药学的贡献是多方面的，其中就有两条与脾胃病学术相关：①发现了维生素 B_1 缺乏病。如“黍米及糯饲小猫犬，令脚屈不能行”。②指出了无机碱的腐蚀作用，如“草蒿，烧为灰，淋取汁，和石灰，去息肉”。

3. 大明集诸家本草，撰《大明本草》

大明（生卒年不详），道名日华子，浙江四明人，唐代著名的药物学家。精通医学，洞察药性，辨极其微，收集诸家本草、近世应用药物，以药物寒温、性味、华实、虫兽为分类法，自成一家，撰成《大明本草》，又名《日华子诸家本草》（简称《日华子本草》）20卷。该书原书已佚，部分内容保存在各种本草古籍中。《日华子本草》对药物的药性有所发展，提出不同炮制方法与药效之间有着密切关系，其中指出有消积行气作用的槟榔味涩，与《名医别录》中的味辛有所差别；青蒿子炒用能明目开胃，用小便浸用能治痨病。书中还记载了部分治脾胃病药物的产地，如大黄出自廓州（甘肃化隆回族自治县西）马蹄峡中，芍药出自海盐、杭（浙江杭州）、越（浙江绍兴）。

隋唐时期关于脾胃病的相关记载繁多，如绍兴的赖公，有疗疟常山汤方；昝殷的《食医心鉴》中记录了鲫鱼羹的烹饪方法，并提出羹成后，最好空腹服食，具有调治脾胃的良效。综上所述，这一时期，浙江脾胃病学术从药学、饮食、养生等方面均有所发展。

（二）宋代脾胃病学术群星璀璨

宋代是中国医学发展史上承上启下的一个时期，这一时期出现的活字印刷术不仅加速了思想文化的传播，也推动了医药书籍的大量刊印，加快了这一时期中医学的传播与发展。医学作为一门实用技术，在宋代出现了空前的繁荣。北宋时期，浙江各州县设立了医学官制和惠民药局，还出现了杭州第一所亦是当时中国为民服务的最大医院“安乐坊”。南宋时期，建置浙江的中央及该省医药卫生机构较为完善，尤其是南宋迁都临安（今杭州）后，以中原地区为政治经济中心的格局发生了重大变化，浙江医学在这个时期飞速发展，医学著作如雨后春笋，众多医家学派交相辉映，人才济济，群星璀璨，形成了完整的中医药理论体系。浙江的医学基础理论和临床各科发展迅猛，许多医家在脾胃病领域建树非凡。

1. 钱乙首创“脾主困”思想

钱乙提出“脾主困，实则困睡，身热饮水，虚则吐泻生风”“脾病，困睡泄泻，不思饮食”的观点。这种“脾主困”的思想是对脾胃病理特点的高度概括。此思想来源于《素问·脏气法时论》，曰：“脾病者，身重，善肌肉痿，足不收，行善瘛脚下痛，虚则腹满肠鸣，飧泄食不化。”强调以保护胃气为宗旨，以畅达气机、恢复运化为目的，以助运为补脾要诀。为后世脾胃学说的发展奠定了理论基础。后世多位医家均受“脾主困”思想的影响，如李东垣通过调畅气机达到健运脾胃、解除脾困的目的；叶天士提出“脾宜升则健，胃宜降则和”的观点。此外，钱氏在“四季脾旺不受邪”理论的影响下，首次提出“脾胃虚衰，四肢不举，诸邪遂生”的学术思想，为李东垣之“内伤脾胃，百病由生”思想的先导。

此外，钱氏在许多方药的服用方法中采用“米饮下”，这是他用药上的又一个特色，用米饮下的诸方一般分为两类：一类是疾病的发展渐伤脾胃，米饮下药，可先安未受邪之地；另一类是米饮性味中和，最助脾胃，又不碍邪，“米饮下”可避免在遣方用药过程中出现汗、吐、下太过，从而保护胃气，调理脾胃宜乎中和，适乎寒温。

2. 朱肱阐发仲景脾胃学术思想

朱肱于公元1108年完成著作《南阳活人书》（又名《类证活人书》），此书对仲景学术思想的阐发作出了一定贡献，其中对脾胃学术思想地阐发亦有自身特色。

（1）朱氏认为“治伤寒须先识经络”，从经络角度阐释了病证何以归属脾胃，足太阴脾经和足阳明胃经循行部位出现的病证就是该脏腑经络的主要见证，“治伤寒须先识经络”的观点丰富和完善了仲景的六经辨证体系，使后世对仲景脾胃病证及相关病证的辨证有了更清晰的认识。

（2）朱氏认为“治伤寒须先识脉”，指出气口是胃气的外在表现之处，通过候气口既可以了解五脏六腑的情况，又可以了解胃气之盛衰；人迎不仅候太阴肺，亦候阳明胃，以了解胃气之虚实；冲阳脉能直观反映胃气之有无。仲景在诊脉时重视胃气，被朱肱继承并进一步发挥，提示后世学医之士诊脉时须重视胃气，顾护脾胃。

（3）朱氏在六经证治中注重脾胃，以脾胃功能判断疾病预后，再次指出阳明宜下，太阴当温。对“太阴证病在胸膈，可吐而愈”的观点提出不同意见，他认为“有太阴证脉大胸满多痰者，可吐之；脉大而无吐证者，可汗而已”。在仲景对太阴病证治疗的基础上有进一步的发展。

（4）朱氏认为伤寒病脏腑传变规律为“阳经先受病，故次第传入阴经”。传变顺序为“太阳水传阳明土，土传足少阳木……木传足太阴土，土传足少阴水，水传足厥阴木”“若第六七日传厥阴，脉得微缓、微浮，为脾胃脉也。故知脾气全不再受克，邪无所容，否极泰来，营卫将复，水升火降，则寒热作而大汗解矣”。脾胃功能健旺则不受邪，是将解之机。这里可以看出朱肱在对疾病预后转归的判断是以脾胃功能为依据的。

3. 陈无择创制“养胃汤”

陈无择（1121—1190年），名言，原籍宋青田鹤溪（今景宁县鹤溪镇）人，长期居住在浙江温州，是“永嘉医派”的创始人。陈氏的著作《三因极一病证方论》为中医病因学的专著，对后世病因病理学有很大影响。陈氏重视三因制宜，他认为胃气是人生的根本，将“正正气，却邪气”作为医疗第一要义。陈氏创立的六神散（人参、白术、甘草、山药、扁豆、茯苓）为现代治疗脾阴虚的代表方剂之一。陈氏在《三因极一病证方论》中专门设立了泄泻篇进行论述，并将泄泻分为虚寒泄泻、实热泄泻、冷热泄泻三种，首次提出除外邪侵袭、饮食不节外，情志失调亦可引起泄泻。温州依山傍海，冬无严寒，夏少酷暑，四季湿润，属海洋性气候，湿之为患尤多，陈无择在对脾胃病的治疗上结合温州地理环境特点，注重因地制宜，应用除湿理气的平胃散和养胃汤之类的方药。温州医生至今在临床上仍习用平胃散、藿香正气散和养胃汤之类芳香化湿、理气和胃的方剂。

4. 王执中重视灸法调养脾胃

王执中认为人之虚弱寿夭与脾胃功能强弱有关。《针灸资生经》所载193种病证治疗的腧穴中，与脾胃有关的病证多达60种，多选脾俞、胃俞、足三里、中脘、神阙、天枢等穴。如不思饮食，灸中脘健脾开胃。泄痢时，灸神阙暖脾止泄。呕吐，灸内关温胃止呕；反胃（呃逆），灸水分、气海和胃降逆；水肿，灸水分以分利水谷；气短，灸气海大补元气。

（三）金元时期学术百家争鸣

金元时期，中国历史进入了多个政权并立的局面。金元在形成强大的王国之前，都是宋代东北边境外的游牧民族，由女真族统领的金国南下攻陷北宋都城，迫使宋南迁，从此南宋北金对峙百余年。后蒙古军队消灭金国，又占领南宋，建立了大一统的元朝。这一时期政局动荡，战争频仍，民不聊生，引起思想界的震荡，诸多儒士选择从医道路，为中医学的发展输入了新鲜血液，提供了优良的人才资源。故具有学术创新、不同学术思想和医家流派交流与争鸣、有重要影响并取得诸多成就者，金元时期为其中之一。著名的金元四大家开创了中医学术流派百家争鸣的时代，众多医家在脾胃病学术发展史上筚路蓝缕，终成篇章。

1. 朱丹溪创“升降配合，行气解郁”

朱丹溪（1281—1358年），字彦修，婺州义乌人，元代著名医学家，受业于刘完素再传弟子罗知悌，创立“丹溪医派”，对后世影响巨大。其医学成就，主要是“相火论”“阳有余阴不足论”，并在此基础上，确立“滋阴降火”的治则。在杂病治疗中，朱丹溪广泛应用气血痰郁辨证方法，尤其对郁证病机的阐发和痰证证治的论述，均较前人深入。他在对脾胃病的认识方面也特色鲜明，颇具现实意义，主要体现在以下几方面。

（1）注重脾胃清和之气，补阴配阳：朱氏认为，脾胃之气为清纯冲和之气，人所赖以为生。他在《局方发挥》中言：“胃为水谷之海，多血多气，清和则能受；脾为消化之气，清和则能运。”“胃气者，清纯冲和之气也，唯与谷肉菜果相宜。”只有脾胃运化受纳的功能正常，才能化为生生之气，生化无穷，使人体五脏得养，气血充盛，从而富有活力。所以他在《格致余论》中概括为“胃气者，清纯冲和之气，人之所以赖以为生者也”。朱氏指出胃能受纳水谷，以养阴气，从而补阴配阳，促进人体生长发育。

（2）注重脾胃升降，创制越鞠丸：朱氏认为脾胃受邪，损伤清纯冲和之气，受纳运化失常，导致疾病发生。而脾胃受损的病因，则有“谋虑神劳，动作形苦，嗜欲无节，思想不遂，饮食失宜，皆能致伤”。脾胃乃人体气机升降之枢纽，若脾胃虚弱，气血亏虚，气机不利，致气滞湿阻，水湿内停，聚而生痰，食积难消，郁久化热，气滞血停，则为气郁、痰郁、火郁、湿郁、食郁、血郁。朱氏在其“六郁学说”中提到“凡郁皆在中焦”，故临床论治主张升降气机，调和脾胃，而不是一味用行气之药开发郁结，强调升降中焦脾胃之气，使脾胃调和，调气机以助运化而祛邪解郁。所以在治疗因六郁引起的疾病时，主张健脾理气。他创立的治郁证名方越鞠丸就体现了这一点，苍术与香附配伍，苍术升提中焦之气，而香附为血中气药，下气行气，两药配伍，一升一降而散其郁结。

（3）主张清养脾胃，勿用辛燥：朱氏主张用药当顾护脾胃阴精，勿过用辛香燥热，寒凉生冷，以免损伤胃气，耗劫阴液。他在《局方发挥》中反复强调脾胃不宜辛香燥热，用牛乳、甘蔗汁治愈酒嗝，以四物汤加桃仁、驴尿痊噎等实例，以证明脾胃宜清养。他所云“有余之相火”治应培补中焦、扶持元气，使中气复而元气足、阴火敛而相火降。朱氏认为补阴精必补胃气，脾胃得清养方能收养阴之功。临床选用人参、白术等甘温补气之品，可达敛降有余之相火的目的。

2. 贾铭撰《饮食须知》，重摄生保养

贾铭（约1269—1374年），字文鼎，原籍海宁（今浙江海宁），主要生活于元代，卒于明代初年。贾氏精通养生之道，对食疗食补尤有研究，贾氏在《饮食须知》的自序中说：“饮食借以养生，而不知物性有相反相忌，丛然杂进，轻则五内不和，重则立兴祸患，是善生者亦未尝不害生也。历观诸家本草疏注，各物皆损益相半，令人莫可适从。兹专选其反忌，汇成一编，俾尊生者日用饮食便于检点耳。”这段话充分表达了他撰此书的目的，亦可以反映贾氏重视脾胃的思想。脾胃是后天之本，摄入的饮食须经脾胃受纳运化才能转化为人体所需的精、气、血、津液，饮食不节是导致脾胃功能失常、百病丛生的重要原因之一，故合理饮食对脾胃尤为重要。

3. 吴恕取伤寒学术之精华，重治脾胃病

吴恕（生卒年不详），字如心，钱塘（今浙江杭州）人，元代医家，撰《伤寒活人指掌图》。书中撷取《伤寒论》及前贤有关伤寒学术经验之精华，以作赋、绘制插图（如五运图、六气图）及表格等形式论述外感热病范畴、伤寒之传变、伤寒20种脉象及呕吐、腹痛、发黄、结胸、痞、下利等脾胃病证的辨证论治。在辨厥证时吴氏主张厥分阴阳，认为阴厥为阴气独胜，表现为未厥前下利不渴，无热证，而后发厥，脉沉细。药用附、姜、桂一类温之，方用四逆汤、小建中汤、真武汤等。阳厥为阳气伏逆，表现为未厥前大便秘，小便赤，烦渴，谵语，后发厥，脉滑而沉。治用芒硝、大黄之类泄热攻下，如大柴胡汤、大承气汤、小承气汤。吴氏在对阴厥、阳厥症状的描述上提到了脾胃病的下利、便秘等症状，治疗上运用的小建中汤、大柴胡汤、大承气汤等皆是脾胃病的常用经方，可见吴氏认为阴厥、阳厥与脾胃密不可分。再加上书中有多篇撰写脾胃病证的章节，如呕吐、腹痛、发黄、结胸、痞、下利、便脓血、干呕、腹胀、霍乱等，故可见其对脾胃病的重视。

四、明清时期浙派中医脾胃病学术的兴旺

明清时期是中医药全面发展与融会贯通的重要历史时期，此期虽然政治中心北移，但浙江仍有着发达的经济与优秀的文化传统，为中医药事业的发展奠定了雄厚的基础。随着这一时期浙江中医学术的创新与提高，中医教育与临床医学的探索与发展，大量具有浙江特色的中医学术流派和学术思想不断涌现，百家争鸣，百花齐放，如丹溪学派、温补学派、温病学派、伤寒学派、钱塘学派等。各家医派的脾胃学术思想各有特色，推进了中医脾胃病学术理论的兴旺发展。

（一）明代浙派中医脾胃病学术繁荣昌盛

明代，浙江的医政机构已渐趋完善，设置的普遍性高于宋元时期，各府、州、县基本上建立了相关组织，并委任了医政官员。这一时期，浙江医官及在太医院任职的医药学家众多，流派辈出。医学教育大体上沿袭宋元体制，由太医院管理医学教育，多为世袭制。明代医家辈出，其中与脾胃相关的医家不在少数，丹溪学派、温补学派在脾胃病方面有着令人瞩目的成就。

1. 继承发展丹溪学派

明代丹溪学术思想仍然广受重视，丹溪学说的辐射范围广，影响经久不衰。其弟子众多，戴思恭、王节斋、楼英等在继承朱丹溪脾胃学术思想的同时，提出了自己的学术观点，丰富了丹溪学派有关脾胃病的学术思想。

（1）楼英。据不完全统计，楼氏在其书中涉及引用丹溪书籍的内容近千处，特别是脾胃病治疗的理法特点，更是结合了丹溪脾胃学说的内容。丹溪擅长利用五行生克的思维来辨治疾病，因此楼氏在治疗疾病时也注重五行生克，例如对水肿的治疗，运用土能制水的原理，以参、术补脾，使脾气得实则能健运，升降正常，运动其枢机，则水自行。对于很多涉及脾胃的疑难病症，尤其是脾胃部积块、癥瘕一类的病证，楼氏喜从痰的角度辨治。在《医学纲目》脾胃部篇有 260 多处关于痰的论述，在对痰病的辨治中，楼氏指出首先要顾及人体正气，或施以丸药，或加入生姜和砂糖，或用莪术之类，或服药吐后以清粥

调养，这些方法都与顾护脾胃息息相关。

（2）戴思恭详发丹溪“六郁”说，补充了朱丹溪没有论及的六郁的主证与脉象。他认为胃“法天地，生万物，体乾坤健顺，备中和之气”，脾胃中气常先于四脏，一有不和则中气先郁。他把六郁的病机归结为“传化失常，六郁之病见矣”，并明确提出了“郁病多在中焦”的观点。脾胃的致病因素众多，凡是外受邪气，情志影响及机体劳损等导致脏腑功能失常，皆可使脾胃受累。只要脾胃功能失调，则机体全身运化功能出现障碍，气机升降失调，进而影响神机而出现郁证。戴氏强调，治疗郁证要注重中焦脾胃，用药要升降并用以恢复脾胃的升降功能，他首推川芎、苍术和香附三药，此三药并称理郁三大良药。

（3）王节斋（1453—1510 年），名纶，字汝言，号节斋，浙江慈溪人，明代医家。《明医杂著》为其代表性著作，全书共六卷。王氏在丹溪“阳常有余，阴常不足”论的基础上提出脾阴说。谓：“人之一身，脾胃为主，胃阳主气，脾阴主血，胃司受纳，脾司运化，一纳一运，化生精气，津液上升，糟粕下降，斯无病矣。”由于胃阳与脾阴、气与血是相互对立的，故治脾胃病须“分阴阳气血”。王氏宗丹溪清养脾胃之法，反对妄用辛温燥热、助火消阴之剂，否则便“胃火更益，脾阴愈伤，清纯冲和之气，变为燥热，胃脘干燥，脾脏渐绝”。王氏不仅继承丹溪学说的思想，更结合李东垣重视脾胃的思想，并加入自己的见解，不重用苦寒药降火养阴，重温化养阴、肾水制火，用甘温之品补中益气。王氏用药已注意到甘寒清润、温化养阴、阴阳互济。如自制的补阴丸与丹溪大补丸相比知、柏、龟甲之量略减，熟地黄稍增，加入天冬、白芍、五味子、甘杞等以甘寒养阴，并加锁阳、干姜等，这也是“调济所偏”。他熔李、朱思想于一炉，如在养阴的基础上要顾护脾胃，治疗痨瘵在滋阴降火方中，除用知、柏、天冬外，还用白术、陈皮、干姜等，即使对病属火而大便多燥的患者，也要注意调节饮食，勿令泄泻，一旦溏泄则“寒凉之药难用矣”，当急予调理脾胃，待胃气恢复，然后用治疗本病之药。

2. 开拓创新温补学派

明代，随着温补学派的崛起，对命门学说阐发颇多，浙江温补诸家从脾与肾探讨内伤杂病的病机和治疗，不仅强调先天命门的重要性，对后天脾胃亦相当重视，主要代表人物为张景岳、赵献可。

（1）张景岳不但注重肾与命门，而且亦重视脾胃，在治疗疾病及养生时尤为重视。他把脾胃在人体中的作用比作朝政中的“司道”，所谓“养生家，必当以脾胃为先……凡欲察病者，必须先察胃气；凡欲治病者，必须常顾胃气。

胃气无损，诸可无虑”。张氏还强调了以后天养先天的重要性。他认为非精血无以立形体之基，非水谷无以成形体之壮；精血之司在命门，水谷之司在脾胃。因此，他指出“人之自生至老，凡先天之有不足者，但得后天培养之力则补天之功，亦可居其强半，此脾胃之气所关于人生者不小”。在用药方面，张氏善用熟地黄补土厚肠胃，提出熟地黄为治疗脾胃病之要药，例如其创制的理阴煎、金水六君煎、补阴益气煎中均有熟地黄，其观点对脾胃学说的发展作出了贡献。

（2）赵献可虽然极其重视命门，但对后天脾胃亦不忽视。他在《医贯》的“先天要论”篇之后，继以“后天要论”篇来详述后天的作用。“补中益气汤”篇言：“所谓先天者，指一点无形之火气也；后天者，指有形之体，自脏腑及血肉、皮肤，与夫唾液津液皆是也……总而言之，先天后天不得截然两分。”他认为水火的偏盛偏衰，皆可使脾胃为病。其治疗脾胃病主张“分别阴阳水火而调之”，如“阴火乘脾，六味丸；命门火衰，不能生脾土，八味丸”，他强调命火是脾胃运化的原动力，丰富了脾胃学说的内容。治疗脾胃内伤，赵氏对李东垣的补中益气汤十分推崇，他对此方有独特的认识，认为补中益气汤是补益后天中之先天。

（二）清代浙派中医脾胃病学术枝繁叶茂

清中期前，浙江传统的自然经济衰落，商品经济却十分活跃，促进了市镇经济的繁荣。这一时期史学、经学、文学、艺术界人才层出不穷，独领风骚。学校教育更趋发达，共有府州学 11 所，县学 75 所，书院更遍及乡村，浙江教育事业盛况空前。同样，中医学也进入了全盛时代，杭州民间医学教育如火如荼，声势浩大，培养了一批医学专家，撰写医著近百种。这一时期的医家典籍汗牛充栋，医学派别百家争鸣，各家对脾胃病的学术认识纷呈，比较有名的如温病学派、伤寒学派、钱塘学派等都各具特色。

1. 人杰地灵的钱塘学派

浙江钱塘经济发达，科技文化先进，医家云集，人才荟萃，形成了独树一帜的钱塘学派。学派以侣山堂为主要活动场所，集讲学、研经与诊疗活动为一体，以尊经复古、维护旧论为学术主张，主要代表人物为张志聪、张锡驹、仲学辂。

（1）张志聪曾师从当时的伤寒大家张遂辰学医，《伤寒论集注》为其代表作之一。张氏首创伤寒六经气化之论，主张以五运六气、标本中气之理来解释伤寒六经的生理病理。认为脾胃为太阳气化出入之所，脾气升清为人身气化与天地相通的关键环节，他认为《伤寒论》大旨即“人以胃气为本”，治伤寒者“毋损其胃气”。正如他在《侣山堂类辩》中所言：“知阴阳升降之理，五行运化之道者，先当理其脾胃焉。”脾胃是脏腑气机升降运动的中枢，脾气升清有助于肝气、肾阴的上升，胃气和降有助于肺气、心火的下降。

（2）张锡驹重视胃气在各种疾病诊治中的重要性，强调脾胃为后天之本、气血生化之源，在人体发病与治疗中起重要作用。胃气直接关系到人体正气的强弱，影响人体的防病抗病能力。张氏在《伤寒论直解》中说：“夫人以胃气为本，经曰：得谷者昌，失谷者亡。霍乱吐利，胃气先伤，尤当顾其胃气，故结此一条，以终霍乱之义。吐利发汗者，言病在内而先从外以解之，恐伤胃气也……今之治伤寒者，略与之食，微觉不安，遂禁其食，不复再与，以致绝谷气而死者，盖三复斯言乎。”由于胃气与正气息息相关，所以正确施治有利于正气和胃气的恢复，反之则病邪不去，徒伤其正，可见张氏对《伤寒论》病后调理恢复有较深刻的体会，确能深悟仲景之旨，阐明了“保胃气，存津液”的意义。

（3）仲学辂（生卒年不详），字昴庭，是我国清末本草学家，初行医于宁波一带，后于钱塘开设杭垣医局20余年，著作为《本草崇原集说》，是我国清代本草学颇有影响的著作，特别是在江浙一带影响较大。仲氏云：“五运在中，主神机之出入；六气在外，应天气之升降。伤中者，五运有伤，不相交会也。”仲氏认为五运主于内，为人身内部环境之变化；六气主于外，为外界对人身的影响，而中焦枢纽受损，五运有伤，则会影响一身气机的升降出入。山药生长于中原厚土之地，禀太阴脾土之气，推其主治在中焦脾胃，能益中土、治伤中、补虚羸、长肌肉，使五运交会，气能升降。仲氏善用山药治疗血痢，曰：“肠内有血管矣，山药随所杵之窍而长满。性能塞管，用山药为君，配血药而愈。”山药为薯蓣的干燥根茎，周身长满根须，扎根于土壤中，可将周围的空隙长满，有填塞缝隙之特性。血痢久不愈之患者，必伤及肠内血管，山药有补气之效，以山药为君治之，配以活血药物，可作用于肠内血络之处，能起到鼓舞正气、祛瘀生新之效。

2. 创新发展的绍派伤寒

绍派伤寒是根据绍兴地域特点，吸收传统伤寒学派与温病学派的学术精华所创立，辨证三焦与六经并重，重视治湿，在用药方面极具特色。绍派伤寒的确立，首先要推崇的医家应是俞根初，《通俗伤寒论》为其代表著作之一，其中对脾胃一证阐发颇多。

（1）俞氏在脾胃病诊断方面，认为外感伤寒常易夹杂胃经、脾经病变，另外，脾经、胃经亦可夹杂他经之证；脾胃病的病因不外乎外感和内伤，外感一方面可以直接受邪，另一方面可由他经受邪传变或两经关系密切、相互影响所致。提出腹部按诊对于脾胃病尤为重要，通过按诊可以探知是否存在有形实邪，也可以辨寒热虚实。

（2）俞氏善用古方，重视脾胃。他指出，“伤寒证治，全借阳明”“邪在太阳，须借胃汁以汗之；邪结阳明，须借胃汁以下之；邪郁少阳，须借胃汁以和之；太阴以温为主，救胃阳也；厥阴以清为主，救胃阴也；由太阴湿胜而伤及肾阳者，救胃阳以护肾阳；由厥阴风胜而伤及肾阴者，救胃阴以滋肾阴，皆不离阳明治也”。

（3）俞氏所处浙江绍兴一带多湿，因此在用药方面重视芳香化湿，用药轻灵，方剂组成精而用量少，无重浊之品。注重病中、愈后的调护及膳食禁忌，强调顾护胃气。

3. 新起之秀的温病学派

明清时期，瘟疫多次流行，江浙一带亦不例外，诸医以伤寒之法治疗罔效，此时温病学派应运而生。浙江的王孟英、雷少逸是这一学派的集大成者。

（1）王孟英以“气化枢转”为学术思想核心，以“气机愆度”为寿夭之因，认为一身升降之机在脾之健运，脾为阴土宜温宜升，胃为阳土宜凉宜降，治疗主张温运升阳健脾以升清、甘凉濡润胃腑以降浊。王氏扩大了湿温病的范围，强调了湿温的病变重心在中焦脾胃，湿温的传变，也有卫气营血的变化规律。但因其发病与脾胃水湿有关，故多中焦气分病变，初起即多涉及气分。王氏认为治疗湿温宜清泄宣化、两分湿热，祛痰浊而展气机，慎用升散燥烈之品。王氏认为霍乱发病为秽浊之邪壅滞中焦、乱于肠胃而成，邪气窃居中枢，气机困遏，因此在治疗上，主张从去除病邪、恢复脾胃升降功能入手，以展化宣通为法。用药组方重在斡旋气机，善用轻清流动之品，创制燃照汤、连朴饮等名方。

（2）雷少逸用药多因时、因地、因证、因人制宜，防病邪传变必调补脾胃。何汝强等对雷氏所著《时病论》里的复方用药配伍规律进行统计，结果发现频率较高的前10位核心中药包含了源于宋代《太平惠民和剂局方》的2个经典名方——二陈汤和平胃散，皆与调治脾胃密切相关。这一研究结果充分证明雷氏在治疗四时伏气、新感等温热病时，重视脾胃的调治，以燥湿化痰运脾、行气和胃调中为治疗疾病的核心大法。

雷氏遵《黄帝内经》相关理论的指导，对泄泻和痢疾分别总结了 9 种类型，其中飧泄、洞泻分别出自《素问·阴阳应象大论》“春伤于风，夏生飧泄”和《素问·生气通天大论》“邪气留连，乃为洞泻”，皆为伏气所病。雷氏在此基础上又提出了寒、火、暑、湿、痰、食、饮七泻，此不因乎伏气，而因乎六邪，因致病特点不同而各有其辨证要点。痢疾分为风痢、寒痢、热痢、湿痢、噤口痢、水谷痢、休息痢、五色痢 8 种，风痢为伏邪致病。痢疾初起时病证较泄泻复杂，多伴腹痛、便血、呕吐，除风痢好发于夏季外，其余痢疾均好发于秋季。雷氏对不同泄泻和痢疾提出了诸多治则治法，《时病论》中关于泄泻的治法有健脾燥湿法、温肾补火法、升提固涩法、清凉淡渗法、消导疏利法、药引增效法。而痢疾与泄泻的病因病机有相同之处，但较泄泻复杂，故书中关于痢疾的治法也可部分归纳为此。

第二节 近代浙派中医脾胃病学术百花齐放

近代主要是指1840年至1949年，中国鸦片战争开始至中华人民共和国成立之前这一时期。综观这一时期，浙江出现了规模较大的中医院和诊所，但由于受西方列强侵略的影响，在浙江这块有着传统中医药的土壤上，也散发出西方医学的芬芳，西医医院和诊所争相崛起，客观上与传统的中医院所交相辉映，为近代浙江人民的医疗卫生保健事业作出了贡献。整个近代浙江，中医师人数超过西医师，在实际的医疗活动中，中医仍起着很大的作用。由于遇到了西方医学的碰撞与挑战，为清末民初的中医改革又增添了一个新的参照系，中西医融合的新方法应运而生。清末民初，中西医药学家各显神通，为民治病，在这个百花齐放的环境下，亦有不少在脾胃病学术方面有建树的医家涌现出来，如绍兴的何廉臣、胡宝书、裘吉生，嘉兴的陈良夫、金子久、张艺城，杭州的叶熙春等。

一、何廉臣脾胃病学术思想

（一）六经三焦，辨证并重

何氏上承俞根初之“六经形层说”，提出“外感三层说”释三阳传变，谓病变终归于中土胃。辨证方面，六经三焦并重，曰：“病在躯壳，当分六经形成；病入内脏，当辨三焦部分。”对于胃痛证治，可概括为气血者，调和为要；上下者，升降为机；寒热者，温清为治；虚实者，助攻为法。

（二）临证重视治湿

何氏临证以湿热、暑湿、寒湿三纲分治，湿热初起用辛淡芳透、后用苦辛凉淡，暑湿则清暑而湿可行，寒湿则苦辛温淡以开泄之，承叶天士之论而提出“湿热治肺，寒湿治脾”之法。湿温证治，着重分别湿多还是热多，兼寒兼温的界限。认为“湿多者，湿重于热，其病发自太阴肺脾，多兼风寒，以藿朴夏苓汤。热多者，其病多发于阳明胃肠，虽或外兼风邪，总是热结在里，表里俱热。先用枳实栀豉合刘氏桔梗汤，加茵陈、贯众之清芳解毒，内通外达，表里两彻，使湿邪从汗利而双解。如渐欲化燥，渴甚脉大，气粗逆者，加石膏、知母、芦根汁等，清肺气而滋化源”。

二、陈良夫脾胃病学术思想

1. 胃脘胀痛疏运清理

陈氏认为胃气以下行为顺，因此对于胃脘胀痛论治当以顺其生理功能为法度。当湿邪滞气，应疏运清理；当寒湿滞气，应辛泄温通；当湿阻肝乘，应和中泄木；当营少蕴热，应养营清疏。陈氏在治疗上推崇李东垣之补中益气、升阳泄浊法，主张“当其痰湿内滞，脾阳不健，则当暂用温运以冀其蕴邪之走化”。因此治脾胃多用甘温辛燥之品，而少用滋腻。

2. 泄泻痢疾薄味调养

陈氏在病因上重视湿邪导致泄泻，在病机上重视脾肾虚衰，并提出了“便薄不实，大多是脾虚湿盛”“初泄伤脾，久泄伤肾”和“治脾不应，则应补肾”的观点。对于寒湿，常以芳香温化之品温化寒湿；对于湿热，常用清热利湿之法。陈氏对于痢疾的认识不单限于湿热积滞，亦善用滋养阴液法。痢疾初起之时，多有湿热积滞，蕴结肠道，泻下不爽，但此时正气未伤，应以清化湿热、消导积滞为主。但湿热之邪皆能化燥化火，故湿热日久必伤阴耗液。在痢疾中后期，不能一味妄施苦寒香燥攻伐之品，当加以养阴和营之法。陈氏对内伤杂病或外感热病之气阴不足者，不急于重剂益气补阴，主张顾其胃阴，若胃液、胃气得常，则已伤之气、已耗之津自生。陈氏遵循“人之气阴，以胃为养”的原则，坚持“薄味调养”，以滋养胃阴为主，用药不刚不燥，不滋不腻，对于后世医家之论，撷取所长，既不拘泥于东垣，也不偏倚于天士。

三、胡宝书脾胃病学术思想

1. 清补导润辨治泄泻痢疾

胡氏治疗泄泻、痢疾，治法涉及清利、补虚、消导、润燥，颇为灵活，处方用药也别具一格，值得研究。湿热为患是泄泻和痢疾发病的主要因素，清热利湿也是胡氏的常用治法，擅以白头翁汤加减治疗湿热痢疾。若脾肾阳气虚衰，脾阳不能温煦，运化水谷失常，从而引起泄痢。脾肾虚寒，火不暖土导致的泄泻痢疾，多用桂附理中汤回阳温中治之。胡氏在治疗气滞不通或内有积滞的痢疾时，常采用消导缓下法，多用槟榔、木香、厚朴、麦芽、焦六曲、冬瓜仁、瓜蒌皮、滑石缓下导滞，以消导通下而止痢。泄痢过度，往往有伤阴之虞，因此在治疗中，胡氏对保护津液十分重视，在治疗时多用生地黄清热养阴润燥。

2. 化湿利水扶正治疗肝病

对于湿热致胁痛，留得一分阴液，即有一分生机，而化湿药多为香燥之品，易伤津耗液；若欲养阴，滋腻之物又碍湿。如何既能化湿，又能保阴，是临证的棘手问题。故胡氏所选清热化湿药多为连翘、枳壳、藿香、佩兰、西瓜翠衣及碧玉散等轻清之品，既无香燥耗液之虞，亦无滋腻碍胃之弊；而对于热病后期津液匮乏者，常用茯苓、扁豆衣、薏苡仁、川石斛、川贝母等助运化而清润养阴。对于湿热蕴结中焦的黄疸，胡氏在除湿蒸、解郁热的同时，还注重调补中焦。平肝之亢，扶土之虚，兼解郁热，以清气道，除湿蒸而和中气，巧妙处理湿热熏蒸和肝郁脾虚的关系，从而拨乱治平。湿邪浸淫日久会耗伤阳气，阳气失于温煦则水气更易泛溢，面对水湿盛而阳气伤的鼓胀，胡氏治疗常利水温阳同施，祛邪扶正兼顾，用五苓散和五皮饮合参温阳化气，利水消肿。

四、金子久脾胃病学术思想

金子久临证有重视阴阳五行、挈中气机要领、把握升降关键、善调先天后天的特点，重视四诊合参，尤重切诊、按诊。其在脾胃病学术方面可归纳为以下两点。

1. 疏达郁滞治疗肝胃之疾

金氏认为肝胃病是指肝木犯胃的一类疾病，凡有胃脘痛兼胁痛、恶心、呕吐、吞酸、嗳气、食欲不振、大便失调、脉弦者，皆属于此病范畴。金氏对肝胃病的治疗，紧紧抓住通则不痛的关键，提出以“通”为主的治疗法则。继承了叶天士“通则不痛，通字须究气血阴阳”之说，结合脏腑辨证，提出了治疗肝胃气滞应从“疏肝和胃，以通为主”的方法。用药方面，疏肝用川楝子、延胡索、青皮、郁金、绿萼梅等药，和胃用陈皮、厚朴、木香等。金氏对叶天士“胃宜润则降”的学术观点十分推崇，特别强调胃阴的重要性。临证时，他推崇喻嘉言所谓“人生天真之气，即胃中之津液”的观点，认为“胃是津液之本”，所以养阴先宜养胃阴，每用沙参、麦冬、石斛、西洋参等甘柔濡润之品养胃津。针对肝胃病通法的应用，具体有虚则补而通之、实则疏而通之、寒则温而通之、热则清而通之等法。

2. 宣通气血治疗鼓胀

遍身肿胀者易治，单腹胀者难治，遍身肿胀实为水肿，无非风水之邪；单腹胀则是鼓胀，系由脾气衰弱所致。金氏认为人之脾土，全仗肾中真火熏蒸。若肾火一虚，则土失所生而熟腐失职，脾气日困，鼓胀之势成矣。故当壮水中之火，调郁滞之气，务使火旺则土健，气调则胀消。若鼓胀气血凝结明显，经络壅滞为急，则治当以宣通气血、疏通三焦为主。

五、张山雷脾胃病学术思想

张氏对于脾胃病的认识，多从脾、胃、肝三脏着手，尤重肝气、肝阴，亦兼顾肺肾两脏，辨证准确，立论深刻。

1. 通补并用，肝脾胃并调治胃痛

张氏在胃痛的治疗上，主张通补并用，肝脾胃同调。补以温运健脾、滋柔肝阴为主，通以疏肝理气、通降胃气为主。张氏指出：脾失健运，可源于阴液不足，阴液不足，可由于脾阳欠运；阴液不足，肝体失柔，则肝气失疏，势必招致木气侮土，胃脘疼痛。故在胃痛治疗过程中提出既要重视运脾和胃，又要重视柔肝养阴。在用药方面，张氏多选用川芎、香附、乌药、延胡索、木香、青皮、陈皮，川楝子，白芍等，尤为推崇乌药、延胡索、川楝子、芍药。反对过用香燥之品，以刚济刚，愈燥阴愈耗，肝愈横，终致肝脾之阴两竭。他认为，乌药不刚不燥，是肝脾气分之最驯良品；延胡索虽为破滞行血之品，性情尚属和缓，又兼能行气，主一切肝胃胸腹诸痛；川楝子清肝，最为柔训肝木之良将；芍药仲景用以治腹痛、益脾阴，而收摄至阴耗散之气，养肝阴而和柔刚木桀骜之威。

2. 暖脾助运治反胃，理肝降逆治吐酸

张氏认为反胃多因脾胃虚冷，胃中无火，不能腐熟水谷，故食入反出，朝食暮吐。治疗多用温阳暖脾、理气和胃之法，药用丁香、荜茇、吴茱萸、炮姜等，佐以枳壳、乌药、延胡索等。吐酸多由肝气郁结、胃气不和而发。张氏认为“胃中固自有一种津液，其味极酸，本以专供消化食物之用。有此津液，则食物入胃，自能化作稀糜，以下入小肠。若此种津液不充，即有食不消化，饭后胀满之病。凡吾人呕吐，或饱食噫气，口中恒泛出酸味，即此津液之上溢”。故张氏治以疏肝理气、和胃降逆为主，佐以制酸。常用旋覆花、代赭石、青皮、陈皮、川楝子、白芍、浙贝母等药。

六、裘吉生脾胃病学术思想

裘吉生医术高超，对胃病、痢疾的治疗尤为擅长。

1. 治胃病首辨燥湿，继分痛痞

裘氏治疗胃病首辨病证燥湿之象，尝谓“燥证之象乃木旺克土，表现为胃疼；湿证则脾虚湿重，水泛土流，水土流失，发为胃胀痞满，不思饮食”。以此分为胃痛和脘痞。裘氏认为胃痛病因虽有气滞、血瘀、虚寒、郁火、食积、痰湿之别，然气滞实为主要病因。他结合数十年之临证经验，创制了疏肝和胃散，治疗肝气犯胃之胃脘痛，效果尤为显著，在方剂选择中常用左金丸和戊己丸。裘氏在治疗胃脘痛常于疏肝理气取效之后，以补益脾胃来善其后，常用怀山药和生鸡内金。胃脘痞满是常见的病证，他认为痞满的常见病因有肝阳犯胃、湿热蕴结、胃热熏蒸、命门火衰、酒毒伤胃等，故在治疗上针对病因分别选用平肝和胃法、芳香淡渗法、清热养胃法、温火扶中法、解酲和胃法。

2. 治痢疾尤重舌诊，因期施方

裘氏治疗痢疾亦颇有心得，曾谓:“初起邪实宜攻，日久元虚宜涩。俗有痛则宜通，不痛宜止之语，亦治痢之要诀也。”裘氏治疗痢疾，望诊中尤为重视舌苔。结合多年临床经验，他总结初起苔厚不足为患，而攻下后苔不化者，邪盛病重，苔黄如火绒生根于舌全面者亦重。苔白腻或黄在后截者，一下即化。苔化，虽痢重易愈；苔不化，痢虽瘥而邪积未去。在痢疾的治疗过程中，病分痢疾初起、痢疾重证、痢疾脱证、痢疾坏证四期，因期立方。

七、张艺城脾胃病学术思想

张艺城精内妇诸科，尤长温热病治疗。张氏认为温热为阳邪，最易耗伤气阴，并说“中气被戕，坐镇无权”，则变证丛生。若“热不外扬，邪火中烧，阳明被灼，阴津暗伤”，最虑“津液渐耗。”张氏亦认为“阳明为藏湿之地，热久则湿渐酿痰”“中虚则饮食入胃，不能游溢精气，上归脾肺，通调水道，下输膀胱，积水谷之湿酿成痰饮”。致使“谷食式微，胃气不充”，以致胃失通降，中焦痞塞，甚则可“痰蒙包络，神识昏糊。”治当从“化”字上着手，以芳香化湿、清热化痰、醒脾和胃。他常以王氏连朴饮加藿香治疗，对夹有痰热者加川贝母、紫苏、瓜蒌、芦根等。

八、叶熙春脾胃病学术思想

1. 治脘痛，重脏腑关联，详辨气血

叶氏治疗胃脘痛颇具心得，不仅注重恢复胃本身的和降通达之性，而且重视胃腑之外的脏腑与胃腑之间的关联和影响，同时对病之气分与血分的辨别亦颇为重视。叶氏认为，胃腑通降失常的原因主要有四，即胃火炽盛、胃阳不足、燥土湿润、湿停于胃，针对不同证型予以相应的治法。同时，在胃脘痛病机上，叶氏注重其他脏腑对胃的影响，肝、脾、心、肾及大肠等都与胃联系密切，在临证中，他重视各脏腑的相关性，随证用药。在病程上，叶氏曾说，病邪初起在气，病情经演变，由表传里，由经入络，由气及血。气为血帅，气行则血行，气滞则血瘀。故胃病者，虽有属虚属实之别，或寒或热之异，而病之初总属气机闭阻，不通而痛，病久气病及血，血因气成，气血俱病，脉络不利，以致血瘀胃络，其治法要义为胃气闭阻者行之，络道瘀结者散之。

2. 医呕吐，别外感内伤，分型施治

叶氏治呕吐，主张先别外感内伤，继则分型施治。他认为呕吐由外感引起者，以感受暑湿与吸入秽浊之气者为多。感受暑湿者，治以藿朴夏苓汤；吸入秽浊之气者，治以纯阳正气丸或玉枢丹之类。呕吐因内伤所致者则多涉及肝、肺、胃等脏腑，分型立法处方如下：肝热犯胃者，用左金丸清泻肝火，降逆止呕；胃中湿热者，治以加减泻心汤清热化湿，和胃降逆；胃腑热结者，采用三黄泻心汤清热泻火，通腑降逆；胃中虚寒者，投以小半夏汤合理中汤温中补虚，散寒止呕；胃腑虚热者，方用橘皮竹茹汤益气清热，降逆止呃；肺胃失降者，予旋覆代赭汤益气和胃，降逆化痰。

3. 疗反胃，宗王冰、洁古，温脾暖肾

叶氏论治反胃，宗王冰、张洁古之论，认为该病多由真火衰微，胃中无火，水谷不能腐熟，升降失调而致。清代李中梓在其所著的《证治汇补》中对反胃之病因总结道："王太仆曰：食入反出，是谓无火。张洁古曰：下焦吐者因于寒。合是两说并衡之，其为真火衰微，不能腐熟水谷则一也。"叶氏遵两者观点，在用药上以附子、肉桂、吴茱萸、炮姜等温脾暖肾，佐以公丁香、姜半夏、广陈皮等降气和胃。待阳气伸展，中土得温，水谷得运，升降通调，则反胃自止。

第三节 当代浙派脾胃病学术中西医汇通

我国高度重视中医药事业的发展。中华人民共和国成立初期，把“团结中西医”作为三大卫生工作方针之一，确立了中医药应有的地位和作用。1978年，中共中央转发卫生部《关于认真贯彻党的中医政策，解决中医队伍后继乏人问题的报告》，有力地推动了中医药事业的发展。1986年，国务院成立相对独立的中医药管理部门。各省、自治区、直辖市也相继成立中医药管理机构，为中医药发展提供了组织保障。第七届全国人民代表大会第四次会议将“中西医并重”列为新时期中国卫生工作五大方针之一。2003年，国务院颁布实施《中华人民共和国中医药条例》。2009年，国务院颁布实施《关于扶持和促进中医药事业发展的若干意见》，逐步形成了相对完善的中医药政策体系。2015年，国务院常务会议通过《中华人民共和国中医药法（草案）》，并提请全国人大常委会审议，为中医药事业的发展提供了良好的政策环境和法制保障。

2016年，中共中央、国务院印发《“健康中国2030”规划纲要》，提出了一系列振兴中医药发展、服务健康中国建设的任务和举措。国务院印发《中医药发展战略规划纲要（2016—2030年）》，把中医药发展上升为国家战略，对新时期推进中医药事业发展作出系统部署。在这期间，浙江省中医药蓬勃发展，造就了一大批中西医汇通的中医学家，其中就有一批中医脾胃病名家。

一、俞尚德

1. 辨证论治是根本

俞氏认为在中医文献中对疾病的命名，如胃脘痛、胁痛、呕吐、泄泻、黄疸等，从现代的角度去认识，指的都是症状，只是在一定条件下，疾病在人体局部或某些功能方面的临床表现，是患病机体在某一阶段所反映出来的一个个具体现象。若只针对症状施治，便称为对症治疗。但传统中医却将这些症状作为病名，在临证时以其特有的思维方法，结合患者的体质，以及当时机体在致病因素作用下所产生的综合临床表现，运用四诊、八纲，分析六淫、七情所伤，以及六经、三焦、卫气营血和藏象的分类归属，然后确定证候。如黄疸有阳黄（湿热、瘀热）、阴黄（寒湿）之分，胃脘痛有中虚、肝郁、瘀痹、宿食及寒热之别。可见辨证治证，较之对症治症，不仅在认识疾病的广度和深度上，而且在疗效上，都具有显著的优势，这正是中医学能延续数千年，仍被广大群众乐于接受，并用以治病和保健的原因之一。

2. 脾胃功能统一观

俞氏经过数十年理论结合实践的系统研究，形成了另一个重要的学术思想，即脾胃的运化功能应树立统一观。中医学的脾胃学说源远流长。俞氏研读《黄帝内经》，关于脾胃运化水谷的功能，总结归纳出三种说法：①脾胃共同完成受纳与运化。②脾胃对水谷的运化作用不同。③脾胃协调输布精气。

俞氏认为，脾胃升降功能的协调平衡，由中气调节。脾胃的升降活动是统一的，脾阳与胃阳、脾阴与胃阴亦应统一对待。可以认为水谷是一种营养物质，这种物质中的营养“能”，通过脾胃之阳的“做功”，转化为机体的“能”，一部分直接以热能形式散发，另一部分通过脾胃之阴的“做功”转化为营卫这类营养“能”，贮存于机体，以供五脏、六腑、九窍、百骸利用。这是脾胃功能之所以显得特别重要的原因，而被称为“后天之本”。总之，脾与胃相表里，二者是一个功能单位。脾胃之阳与脾胃之阴，代表阴阳两种物质及其功能活动（物质代谢、能量转化等），不能截然分开。

二、王坤根

1. 以胃气为本，气机升降为要

王氏认为，不论患者身患何疾，医者都要认真评估其胃气状态。若病情严重，而兼见轻度脾胃受损的情况，应佐以调理脾胃之品；若脾胃已严重受损，则应以调摄脾胃、保养胃气为主，再配合祛邪。

论治脾胃，必须重视脾升胃降的气机特点，补脾辨阴阳，养阴分脾胃，分而治之，相互配合，乃有佳效。脾阴虚、胃阴虚之用药虽有相似之处，但终有别，山药、石斛、太子参、莲子肉偏养脾阴，沙参、麦冬则偏养胃阴，王氏系统总结出调脾胃升降七法，即行气助运法、除湿运脾法、消食导滞法、补益中气法、滋阴降火法、清热化瘀法、祛邪扶正法。

2. 顾护胃阴，调脾胃以治五脏

王氏领会朱丹溪、叶天士“脾胃分治”及“胃阴学说”之要旨，治疗脾胃诸症时注重顾护脾胃之阴，常选甘润滋养之品，如沙参、麦冬、百合、芍药、乌梅、甘草等甘凉生津，酸甘化阴，并提出胃阴不足常不离肝气与肝火，自制柔肝和胃饮，合甘润养阴、酸甘化阴为一体，共奏甘凉濡润、柔肝养阴、和胃通降之功，临床治疗功能性消化不良之胃阴不足证，屡试不爽。

脾胃属土，土为万物之母。所以任何疾病，皆可能影响脾胃。反之，脾胃健运，也能调节五脏六腑的功能。所以王氏诊病遣方往往以脾胃为核心，看脾胃病的同时，也会想到脾胃对其他脏腑的影响，看其他脏腑的病，又往往从脾胃入手。如治疗慢性咳喘，他用参苓白术散加减以培土生金；治疗肾性水肿，用苓桂术甘汤以补土制水；治疗痰湿内盛之失眠，用半夏泻心汤合半夏秫米汤以和胃安神等。

3. 论治胃癌前病变，虚瘀并重

王氏认为慢性萎缩性胃炎、肠化生等胃癌前病变多由脾胃虚弱、情志失调、饮食不节等因素损伤脾胃，脾失健运，胃失和降，中焦枢机不利，气机升降失调所致，这类疾病病程较长，反复发作，临床常表现为本虚标实、虚实夹杂之证，脾虚、气滞、血瘀是基本病机，贯穿于整个病程的始终。其中，血瘀是最重要的病理因素，是疾病发生发展至恶变的关键环节，故他治疗主张虚瘀并重，从虚从瘀论治，扶正为本，兼以理气化浊，化瘀解毒，常以黄芪、蒲公英为主药遣方。

三、周亨德

1. 脾胃为本，兼顾他脏，多法并举

周氏认为脾胃病很多时候是全身（包括脏腑、经络、气血、阴阳）整体病理反映在局部的集中表现。临证不能见胃单治胃，见脾纯治脾。需要审察细微，照顾全局。或补或泻，或正治，或反治，均须依具体情况而定。任何行之有效的治疗方法都离不开对时机的把握，周氏根据病情的标本、缓急、虚实而采取相应的治疗策略。如大量吐血迅速发生气随血脱时，急则治其标，果断予大剂参附益气固脱，提高抢救成功率；又如嘈杂、嗳气貌似轻浅之疾，实际上与饮食、情志等因素密切相关，且不易根治，周氏缓图补脾治本而收佳效。脾胃病常为多因素致病，痰、瘀、郁、虚兼夹的情况并不少见，又因脾胃为中焦枢纽，易被他脏所累，多数需要标本同治。周亨德指出治疗应针对病机各个环节，权衡缓急，数法并举。传统八法中“清、下、消、补、温”等可以两法或多法配合运用，其要点是随症加减、进退有序。他常补泻并用，温清并用，消补并用。例如阴虚便秘，则补阴与攻下并用，药用火麻仁、玉竹、石斛、桃仁等；寒热互结之痞满，屡以黄连、吴茱萸（1 ∶ 1）辛开苦降而取效；治疗积聚常以消痞与补脾二法合用，始获正复邪去之转机。

2. 药食兼顾，重视调补

周亨德针对世人喜欢进食补药的时弊，提出确有虚损同时具备“舌苔干净、无感冒、无腹胀、食欲好、精神好”五个条件者才可进补，还须注意补宜循序渐进，轻补为重补之先遣。除药物外，饮食调理也很重要。针对胃肠疾病容易反复的特点，他强调饮食配合和细嚼慢咽的好处，还归纳出“酸、甜、咸、加碱、辣、油炸、过烫”七大类对黏膜损害的食物禁忌清单供患者参考。周氏经常鼓励患者多饮水，使湿从小便而化，对苔腻难化者确有帮助。他指出善于调理脾胃者，必善调情志，言语疏导有时胜过药物，这些对脾胃病细节的把握关系治疗的成败。药食兼顾、调治身心是他的宝贵经验。

四、徐珊

1. 调畅脾胃升降气机，重视药物升降之性

徐氏认为脾胃之病属实者有湿阻、食积、气滞、血瘀、热郁等，属虚者有阳虚或气阴两虚，治法有化、调、清、养、补等之别。如藿香、佩兰、蔻仁、鸡内金、谷芽、麦芽等化湿消积，谓之化；木香、香附、佛手、郁金、延胡索、砂仁等调畅气血，谓之调；黄连、知母、山栀、蒲公英等清泄胃热，谓之清；沙参、麦冬、石斛、玉竹等滋养胃阴，谓之养；党参、黄芪等补脾土，谓之补。徐氏临证处处遵循气机升降之规律，应用药物升降浮沉之特性，或因势利导，或逆向调整，使异常的升降状态恢复正常。

徐氏临证遣方用药一般有三种选择：①方药功能作用具有升提或和降的，如升之升麻，降之降香。②药物质地轻重具有升降浮沉的，如花类药质地轻清大多升提，矿物类药质地重沉大多下降。③方药通过配伍达到升降之目的。徐氏临证时升降之法常并用，将不同升降作用的药物进行合理搭配，使药物的作用与脾胃气机升降相因的规律相顺应，以升促降，以降促升。其中，苦辛配伍首当重视。苦辛配伍是以苦寒药与辛温药配伍应用的一种方法，既非单纯苦寒泻火清热，亦非纯粹辛温祛寒燥湿，而是以苦寒降泄、辛温通阳相佐为用，如半夏与黄芩、吴茱萸与黄连等并用。

2. 顾护脾胃，用药轻灵

徐氏临证时常本于脾胃，时时顾护脾胃之气。他认为脾胃既病，胃气已伤，纵然有湿浊、痰浊、瘀浊、食浊等浊邪内阻，不堪重剂再创，用药宜选轻清平和之品，药性宜平，药味宜薄，常用佛手花、玫瑰花、代代花、厚朴花、绿萼梅等理气不伤阴之品，慎用重浊厚味、刚劲强烈之属。徐氏用药以轻灵平淡为主，力求所选用药物既能发挥治病之效，又无留邪伤正之弊，常于清淡之中见神奇，轻灵之中收其功。

五、钦丹萍

1. 创新通腑导滞治法，提倡早期、全程、分段治疗重症急性胰腺炎

重症急性胰腺炎（SAP）是临床急危重症，主要表现为腹痛腹胀、呕吐便秘及多系统并发症，符合仲景对阳明腑实证本证及兼证、变证的认识，SAP 属阳明腑实证范畴，仲景提出了通腑导滞的治法，同时提出了通腑导滞的管理目标是中病即止，并将中病即止的核心内容定义为得快利即止。

针对 SAP，钦氏指出早期应用通腑导滞法已是共识，但根据 SAP 特殊病理过程，在国内首先提出治疗 SAP 应将通腑导滞贯穿于疾病全过程，即全程运用通腑导滞法，以降低 SAP 后续的继发感染率，减少病情危重等不利因素的产生。因此，针对通腑导滞法中病即止的管理目标，钦氏进一步指出用通腑导滞法治疗 SAP，不能仅局限于仲景提出的得快利即止，而应包括 SAP 急性炎症反应期后可能会发生的感染。基于这种创新的管理目标，临床上针对 SAP 患者不仅要恢复其肠道功能，还要促进及维持其肠黏膜屏障的恢复与稳定；不仅要关注其大便、肠鸣音等情况，更要关注其 C 反应蛋白、腹腔渗出及各个功能衰竭器官状况的恢复与改善。

另外，根据 SAP 起病初期阶段普遍存在肠功能障碍甚至麻痹性肠梗阻的情况，而在这个阶段给予通腑导滞的中药口服，患者往往会出现呕吐等胃肠道反应，从而影响药物疗效及患者依从性。因此，钦氏又提出了通腑导滞分段治疗的理念，即在 SAP 早期阶段通腑导滞法的给药途径应通过直肠给药，待患者肠道功能恢复，肠道自主蠕动增加后再调整为口服给药。

钦氏创新地将通腑导滞法在 SAP 治疗上的应用概括为“早期、全程、分段”的六字治疗方针，从而对仲景通腑导滞理论在继承的基础上有所创新，在通腑导滞法的管理目标上因病制宜有所发展与提高，改变了传统对于中医治疗慢性缓病的刻板印象，展示出了中医药在急危重症治疗中的巨大作用。

2. 治疗溃疡性结肠炎，倡导快速控制炎症

针对溃疡性结肠炎（UC）炎症活动期，钦氏在国内创新地提出快速缓解炎症活动是中医药治疗的目标，并以黏膜愈合为目的，在临床上开展了“复方青黛灌肠剂快速缓解溃疡性结肠炎炎症活动”的工作，使患者的病情迅速得以缓解，并证明中药复方青黛灌肠剂在14天的评价周期内，可以达到无类固醇激素的炎症快速缓解的目的，为中医药快速缓解UC炎症活动的治疗方案提供了基础材料，复方青黛灌肠剂已被国家知识产权局授予专利，“复方青黛灌肠剂快速缓解溃疡性结肠炎炎症活动临床研究”已列入浙江省中医药重点研究项目，并受邀在多地及多个行业会议中进行报告交流，受到同行认可与好评，这项创新的方案为中医药诱导UC缓解提供了一种新理念、新方法。在此基础上，钦氏在临床上提出了缓解溃疡性结肠炎炎症活动的中医治疗二步法，即先用复方青黛灌肠液保留灌肠诱导炎症缓解，2周后如炎症活动缓解，在复方青黛灌肠液保留灌肠的基础上，酌情联合雷公藤制剂进行维持缓解的治疗。

3. 针对炎症累及广泛的溃疡性结肠炎，创新地开展全结肠置管中药灌肠

由于部分UC肠道炎症累及范围广泛，针对左半结肠型及广泛结肠型UC，传统的中药直肠灌肠具有作用范围的局限性，钦氏采用肠镜下全结肠置管术，将复方青黛灌肠剂灌注于全结肠，临床实践已证明采用该方案能使左半结肠型及广泛型结肠型UC患者的炎症活动获得快速缓解，从而打破了传统直肠灌肠的局限性，为中医药灌肠治疗提供了一种新的手段。

4. 针对炎症性肠病免疫调控治疗，创新雷公藤应用及研究

针对炎症性肠病（IBD）炎症诱导缓解及维持缓解，钦氏在国内较早地开展了雷公藤治疗IBD的临床与基础研究，并首先提出雷公藤多苷与5-氨基水杨酸连用不增加骨髓抑制发生的结论，所做的工作已证明中药雷公藤及其提取物雷公藤多苷能诱导IBD炎症活动的缓解并能维持缓解，研究结果为IBD免疫调控治疗提供了一种新选择、新方案。

第二章 浙派中医地域流派脾胃病学术特色

中医在数千年的发展过程中，涌现出了扁鹊、张仲景、孙思邈等一大批著名医家。他们在学术上各领风骚、独树一帜，形成了不同的学术流派，而相互之间的争鸣与渗透，又促进了中医学术的发展，使中医理论不断完善，临床疗效不断提高，最终形成了中医学“一源多流”的学术及文化特色，使中医学像一枝与众不同而又争奇斗艳的奇葩，绽放在偌大的中华大地上。纵观中医流派，全国有伤寒派、脾胃派、滋阴派、寒凉派、温补派、火神派、学院派等，浙江的中医派别有丹溪学派、温补学派、钱塘学派、永嘉学派、温病学派、绍派伤寒、乌镇医派等。不同医派和不同医家对脾胃生理功能和脾胃病病因病机进行了不用角度的阐述，“以六经铃百病”，扩大六经辨治在脾胃病中的应用；结合江南地域特点，格外注重痰湿致病，阐发甘温芳香之法；重视脾升胃降之生理特性，“凡郁皆在中焦”，创六郁学说等。不同地域或流派的医家对脾胃病的诊治有自己独特的角度和观点，以下就不同地域流派的代表医家来阐述浙派中医脾胃病学术特色。

第一节　杭州钱塘学派张志聪
——胃强脾弱，抑胃扶脾

张志聪是钱塘学派的主要代表人物之一。他在《侣山堂类辩》列“能食而肌肉消瘦辩”“枳术汤论”“太阴阳明论”三篇，论述了胃强脾弱的病机及治疗方法。胃主受纳，脾主运化，水谷入胃之后，得脾气转输，水谷精微方能“充实于四肢，资养于肌肉”，能食而瘦乃“阳与阴绝”，实指胃强脾弱，“能食而肌肉消瘦辩”解释曰：“胃为阳，脾为阴，脾与胃以膜相连，阴阳相交……如夫阳明不从标本，从太阴中见之化。阳明乃燥热之腑，不得太阴之湿化，则悍热之气更盛；脾不得禀水谷之气，则太阴之气愈虚。”胃中热则消谷善饥而多食，脾气虚则肌肉日瘦。胃强脾弱所致“能食而肌肉消瘦”的治疗原则是抑强扶弱，药用人参、甘草、半夏、橘皮、生姜之类助胃，用白术、苍术、山药、黄芪、厚朴、茯苓、干姜、大枣之类助脾，用枳实、黄连、大黄、石膏、火麻仁、芍药之类抑胃。

张志聪在“枳术汤论”中阐发病机乃“胃为阳，脾为阴，阳常有余而阴常不足，胃强脾弱，则阳于阴绝矣。脾不能为胃行其津液，则水饮作矣”。张志聪认为用白术以补脾，用枳实以抑胃，实乃“胃强脾弱用分理之法”，并非所谓“一补一消之方”。张志聪在“太阳阳明论”中认为“五行六气有别”“胃属土，而阳明主秋令之燥”“胃土之气柔和，而阳明之气燥热，是以阳明得中见太阴之湿化，则阴阳相和矣，胃土得戊癸之合，则火土之气盛矣”。因此生理上“阳明之气宜于和柔，胃土之气宜于强盛”。若病理上出现“火土之气弱，而又秉太阴之湿”，则发生“水谷不消而为虚泄”，药用人参、橘皮、甘草、半夏之类以助胃，用白术、苍术、厚朴、茯苓、生姜、大枣之类以益脾，甚者加附子以助癸中之火。若病理上出现“阳明悍热之气盛，而不得太阴之化”，则发生“阳与阴绝”，逐渐导致能食而消瘦的情况，药用黄连、枳实之类以抑胃，黄芪、苍术、生姜、大枣之类以扶脾。

纵观三篇之论可知，胃强脾弱之病机乃胃火亢盛，脾气虚弱，治宜抑胃扶脾，用黄芪、白术等扶脾，黄连、枳实等抑胃。其胃强脾弱之说本《内经》《伤寒论》《金匮要略》之旨，发前人之未发，至今对临床仍有指导意义。

第二节　温州永嘉学派孙志宁
——快脾醒胃，痰湿可去

孙志宁，生卒年不详，永嘉（今浙江温州）人，永嘉医派的代表人物，著有《增修易简方论》。孙志宁秉承永嘉医派对养胃汤、平胃散、藿香正气散等芳香化湿、理气和胃方剂的偏爱，提出“甘温恋膈碍胃，辛温快脾”的观点，在《增修易简方论》中有较多论述。胃为仓廪之官，受纳水谷，水谷精微分布于人体脏腑，而变化为人体之气血津液，因此精、气、血均来源于谷气，五脏皆取气于胃。孙志宁认为地黄、当归、鹿茸之品具有补益精血的功效，但药味多甘，有恋膈之弊，只有“脾胃大段充实”“脾胃壮者可服”“服之方能滋养”“稍不喜食则不可用”，否则容易损伤胃气。若用地黄等药造成“恋膈碍胃”之弊，则“未见其为生血，而谷气已先有所损矣”。

痰湿困伤胃气，胃纳不佳、纳谷不馨者不宜用甘温补益之法，“当归、地黄与痰饮不得其宜，反伤胃气，因是不进饮食，遂成真病”。因此孙志宁认为药物方剂不能过于甘甜，理中汤“当减甘草一半”，四君子汤“非快脾之剂，常服宜减甘草一半”，二陈汤“恶甜者减甘草”，四物汤“既用蜜丸，又倍甘草，其甜特甚，岂能快脾”，十补汤“此等药愈伤胃气”，参苏饮“须谷气素壮乃可服”。

孙志宁认为辛温理气“消化之剂”具有“快脾”的功效，药用枳壳、缩砂、豆蔻、橘皮、麦芽、三棱、蓬术之类，方选平胃散、二陈汤之类，“快脾则饮食倍进”。孙志宁认为用茯苓丸、茯苓汤治疗妊娠恶阻，“非快脾之剂，服者药反增剧”。“快脾之剂”在瘥后防复中也有重要作用，可以选用平胃散。伤寒后元气已虚，痰湿为患，胃虚少纳，脾弱不运，但不敢用燥药，可服二陈汤，则“易得复常”。

第三节　海宁温病学派王士雄
——清暑益气，养阴生津

王士雄（1808—1868 年），字孟英，号潜斋，又号半痴山人，晚号梦隐，清代杰出医学家，温病学派的主要代表人物之一。王士雄宗法叶桂，崇尚薛生白，受浦上林影响。其所著《温热经纬》“以轩岐仲景之文为经，叶薛诸家之辨为纬”，集各家医论，阐发自己的见解，对温病学说的发展起到承前启后的作用，尤其对暑邪、伏气温病、顺传逆传及霍乱病的深入阐发，纠正了前人的谬误，补充了前人之未及。

王士雄强调暑邪属阳，暑为六淫之火气，“乃天之热气，与火热同类，纯阳无阴”，最易扰乱气机，灼耗津液。“救阴须用充液之药，以血非易生之物，而汗须津液以化也”，用西洋参、石斛、麦冬、黄连、竹叶、荷杆、知母、甘草、粳米、西瓜翠衣等，以清暑热而益元气，创清暑益气汤。暑热郁闭气机，“一切怫热郁结者，不必只以辛甘热药能开，如石膏、滑石、甘草、葱豉之类寒药，皆能少发郁结，以其本热，故得寒则散也”，可用白虎汤、六一散之类辛寒散发郁热。王士雄力辟温热药治温病之害，“人生天真之气，即胃中之津液是也，故治温热诸病，首宜瞻顾及此”“奈世人既不知温热为何病，更不知胃液为何物，温散燥烈之药漫无顾忌”。

第四节　义乌丹溪学派朱丹溪——脾胃升降，解郁治痰

朱丹溪（1281—1358 年），名震亨，字彦修，元代著名医家，丹溪学派创始人。阴升阳降的观点是丹溪学术思想的重要组成部分。脾胃气机升降是生理活动的一种重要形式。朱丹溪认为，人身之气“阳往则阴来，阴往则阳来，一升一降，无有穷已”。《格致余论》曰：“脾居中，亦阴也，属土……脾具坤静之德，而有乾健之运。”朱丹溪认为调畅脾胃的气机升降是治疗鼓胀的重要环节。七情内伤、六淫外侵、饮食不节、房劳致虚等因素，使“脾土之阴受伤，转输之官失职，胃虽受谷不能运化，故阳自升阴自降，而成天地不交之否”，导致清浊相混而不分，中焦壅塞，“气化浊血瘀郁而为热。热留而久，气化成湿，湿热相生”，从而形成鼓胀。治法“理宜补脾，又须养肺金以制木，使脾无贼邪之虑……古方唯禹余粮丸，又名石中黄丸，又名紫金丸，制肝补脾殊为切当，亦须随证，亦须顺时加减用之”。

《丹溪心法》指出：“一有怫郁，诸病生焉。故人身诸病，多生于郁。”《金匮钩玄》认为“凡郁皆在中焦”，戴思恭在《推求师意》中解释曰：“脾胃居中，心肺在上，肝肾在下。凡有六淫、七情、劳役妄动，故上下所属之脏气，致有虚实克胜之变。而过于中者，其中气则常先四脏，一有不平，则中气不得其和而先郁，更因饮食失节停积，痰饮寒湿不通，而脾胃自受者，所以中焦致郁多也。”叶天士认为脾宜升则健，胃宜降则和，若脾胃之气机升降失常，“清气在下，则生飧泄；浊气在上，则生䐜胀”（《素问・阴阳应象大论》），那么体内食、痰、热等瘀滞中焦，逐步演化为六郁致病。虞抟补充曰：“夫所谓六郁者，气、湿、热、痰、血、食六者是也……气郁而湿滞，湿滞而成热，热郁而成痰，痰滞而血不行，血滞而食不消化，此六者皆相因而为病者也。”戴思恭认

为，“郁者，结聚而不得发越也。当升者不得升，当降者不得降，当变化者不得变化也，传化失常”。《丹溪心法》提出“凡郁皆在中焦，以苍术、抚芎开提其气以升之，假如食在气上，提其气则食自降矣，余皆仿此”，以苍术、川芎辛散提升中焦之气机，气升则食自降。另香附与苍术配合，“一升一降，故散郁而平”（《医方集解》）。

朱丹溪根据湿重、热重和湿热并重及邪客部位、正气盛衰、兼夹证候等情况区别而治，对后世处方用药颇有启发。他认为“六气之中，湿热为患，十之八九”，痢和吐酸多为湿热。《丹溪心法》认为“赤痢乃自小肠来，白痢乃自大肠来，皆湿热为本”。吞酸乃“湿热郁积于肝而出，伏于肺胃之间”。朱丹溪对于湿热病的治疗，用二陈汤加酒黄芩、羌活、苍术以散风行湿，以治脾胃受湿，去痰宜加白术。朱丹溪用枳术丸治疗饮食不节，脾胃受伤，运化不利。他认为黄芩多用则损脾，如果脾胃虚弱不能运转，宜用黄芩、白术、葛根；中焦有实热宜用黄连，若中焦湿热积久而痛宜用姜汁炒黄连。

朱丹溪认为“痰之为物，随气升降，无处不到”，痰之为病，变化多端，症状不一，所以可导致多种脾胃病证，如呕吐、嘈杂、痞满等。关于痰证的治疗，朱丹溪指出：治痰法，实脾土，燥脾湿是治其本。善治痰者，不治痰而治气，因气顺则痰饮化而津液行。故治疗上，在治本的基础上治标，以二陈汤为治痰基本方，在具体用药上，针对种种复杂表现随症立法，遣方用药，针对痰的性质和病变部位，结合体质选择用药。论性质，湿痰用苍术、白术；食积痰用神曲、麦芽、山楂；内伤痰用人参、黄芪、白术等。按病变部位，有“痰在肠胃间者可下而愈”等。

第五节 绍兴绍派伤寒张景岳
——温阳补虚，善用甘温

张景岳强调人体中的阴和阳是既对立又统一的关系。他在《类经·阴阳应象》中明确提出“阴阳者，一分为二”的著名论断，描述了气分阴阳的过程，进一步强化了阴阳的统一性。在此基础上，张景岳进一步强调了阴和阳的对立只是相对的，认为阴阳之中复有阴阳。在病理上，阴气亏损的证候表现虽在功能低下或形质受损方面各有侧重，但本质上又相互影响。所以，《景岳全书》提出：“善补阳者必于阴中求阳，则阳得阴助而生化无穷；善补阴者必于阳中求阴，则阴得阳升而泉源不竭……善治精者，能使精中生气；善治气者，能使气中生精。”

金元时期，刘河间、朱丹溪等医家倡用寒凉，朱丹溪还提出了“阳常有余，阴常不足”的观点，对后世影响巨大。张景岳以《内经》理论为指导，纠偏补弊，倡导“阳非有余”“阳常不足”“气不足便是寒”等观点。他认为，人体阴阳应该平衡，阳气比阴气更重要。他从形气、寒热、水火三个方面论证阳气的重要性。张景岳“阳非有余”“阳常不足”的观点，表现在临床上就是重视温补，维护阳气而匡有生之气。张景岳认为寒邪乃痢疾发病的重要病因，“病在寒邪，不在暑热；病在人事，不在天时”，暑季因热感凉、过食生冷是导致痢疾发生的根本，治痢的重要原则为“虚实寒热，得其要则万无一失，失其要则为害最多”。张景岳认为寒湿泄泻的根本原因是脾肾虚损，阳不化气致寒湿伤及胃肠作泻，治疗以胃关煎健脾补肾、温阳散寒化湿。张景岳重视胃气，认为“脾胃属土，唯火能生，故其本性则常恶寒喜暖”，因此临证“使非真有邪火，则寒凉之物最宜慎用，实所以防其微也”。张景岳创新熟地黄在治疗脾胃病中的应用，以理中汤、六君子汤、补中益气汤等脾胃病常用方剂为基础，化裁加入熟地黄而创制新方。

第六节 宁波伤寒学派柯琴——活用六经，扩大辨治

柯琴以方名证、因方类证的做法较符合临床实际，对后世研究《伤寒论》颇有影响。他对《伤寒论》研究的主要创见，不仅在于发现六经为病不独伤寒，而且主张六经论治悉本《内经》，张仲景的六经论具体体现了《内经》的基本治则。《伤寒论翼》中指出："按岐伯曰，调治之方必别阴阳，阳病治阴，阴病治阳，定其中外，各守其乡。"柯琴认为，仲景六经论治中充分运用这一原则，如"太阳阳明并病，小发汗，太阳阳明合病，用麻黄汤，是从外之内者，治其外也。阳明病，发热汗出，不恶寒，反恶热，用栀子豉汤，是从内之外者，调其内也。发汗不解，蒸蒸发热者，从内之外而盛于外，调胃承气，先调其内也。表未解而心下痞者，从外之内而盛于内，当先解表，乃可攻痞，是先治其外，后调其内也。中外不相及，是病在半表半里，大小柴胡汤，治主病也。此即所谓微者调之，其次平之，用白虎、栀豉、小承气之类；盛者夺之，大承气、陷胸、抵当之类矣"。可见，如柯琴所言，张仲景《伤寒论》六经辨证中的治法是对《内经》治则的具体运用，该书实际上是一部专门阐述中医辨证论治规律的著作，因而被后世医家尊为"医门之规绳，治病之宗本"。

柯琴立言明彻，不落前人窠臼，提出"伤寒杂病治无二理，咸归六经之节制"等论断，强调了六经的重要意义。《伤寒论》中包括了一切外感的治法，温病当在其内。从广义来讲，六经辨证不仅适合外感，而且适合杂病和温病。因此，柯琴提出了"岂知仲景约法，能合百病，兼该于六经，而不能逃六经之外，只在六经上求根本，不在诸病名目上寻枝叶"的主张。温病学虽然已经形成卫气营血与三焦的辨证体系，但并未完全离开六经。柯琴认为，六经之中包括了中暑、温病和湿痹的内容，如他在《伤寒论翼·风寒辨惑》中提到："消火

凉解吐下等剂，正谓温暑时疫而设，所以治热，非以治寒，治热淫于内，非伤寒伤及表也。”更加肯定了阳明是温病，驳斥了后人忽视《伤寒论》是温病学说发展基础的看法。后世温病学家在继承《伤寒论》辨证论治学术思想的基础上，大大发展了伤寒学说，并赋予温病学以新的内涵，如柯琴云：“温邪有浅深，治法有轻重，此仲景治温之大略也。”充分肯定了张仲景的伟大功绩。

第七节 温州永嘉学派陈无择——养胃平胃，芳香理气

陈无择（1131—1189年），名言，以字行，永嘉学派的创始人。陈无择精于方脉，医德高尚，医技精良，学术造诣深邃，除从事医学理论研究外，还多著书立说。他的名著《三因极一病证方论》为永嘉医派奠定了学术基础，因此，陈无择也就成了永嘉医派的创始人。陈无择长期侨居温州，其医学思想和医疗实践深受当地地域特征的影响。当时，温州有乡绅余光远，用独创的炮制方法精心调制平胃散，并长期服用，结果身体康健，饮食快美，数次出入西南"烟瘴之地"而平安往来，并享近百岁的高寿。受此启发，陈无择领悟到胃气是人身的根本，"正正气，却邪气"是医疗第一要义，因此，他在平胃散的基础上增添药物，创制了"养胃汤"，载于《三因极一病证方论》。

卢祖常曾言"养胃汤"立意和创制经过：一日，先生忽访，语及乡达余使君光远，不以平胃散为性燥，唯精修服饵不辍，饮啖康健，两典瘴郡，往返无虞，享寿几百。先生又悟局方藿香正气散、不换金正气散，祖出平胃，遂悟人身四时以胃气为本，当以正正气，却邪气为要，就二药中交互增加参、苓、草果为用。凡乡之冬春得患似感冒而非感冒者，秋之为患如疟而未成疟者，更迭问药，先生屡处是汤，随六气增损而给付之，使其平治而已，服者多应。另外，温州依山傍海，冬无严寒，夏少酷暑，四季湿润，属海洋性气候，湿之为患尤多，故宜应用除湿理气的"平胃散"和"养胃汤"之类方药。因此，陈无择此方一出，即广泛流传，风行一时。此后，他的弟子撰《易简方》系列著作，都引载这首处方，还详细记载了"余使君平胃散"独特的炮制方法，给我们留下了一份宝贵的遗产。温州的医生至今在临床上仍习用平胃散、藿香正气散和养胃汤之类芳香化湿、理气和胃的方剂，自有其地域之宜和历史渊源。

第三章 浙派中医脾胃病学术传承

中医学派的学术传承对中医学的发展起到了至关重要的作用，持续推动着中医理论和临床诊疗的创新，同时不断培养中医人才。不管是师徒亲传，还是私淑，众多弟子在传承中不断传播学派宗师的学术思想，并不断充实和完善，融入自身的观点，最终形成完整的学派思想，有时还产生内部分化从而形成新的学派。

古代占主导地位的传承方式是收徒传授和书院授课。宗师提出学说，众弟子传承、奉行、传播这种学说，从而形成学派。收徒传授形式的师承教育是古代中医学术传承的主要方式。多数师承教育是宗师亲授亲传，部分传承是私淑。师徒之间的传承可以同时代，也可能相隔数个朝代，也可能是通过学术著作隔代相传。部分学派的传承因为空间地域的接近性、文化背景的相似性，学术交流便利而频繁，从而形成学术的传承。

随着时代的发展，学术传承的主要形式逐步转变为院校培养、名师带徒及家传等，其中院校培养是中医传承的重要模式之一，并且以名老中医为核心的现代中医学派传承模式已成为一种主流方式。

第一节　古代浙派中医脾胃病学术传承及特点

中医流派学术传承发展是中医学发展历程中具有鲜明特色的现象。不论以学术思想为脉络的丹溪学派、温补学派、温病学派等学术流派，还是具有浓厚地方特色的钱塘学派、永嘉学派、绍派伤寒等地域流派，均具有独特的学术思想或学术主张，有独到的临床技艺和诊疗特色，有较为清晰的学术源流和传承脉络。源、流、派构成了中医学术流派的基础框架，又是流派传承和发展的重要环节。

一、丹溪学派的传承

丹溪学派为“金元四大家”之一的朱丹溪所创，在中国医学史乃至世界医学发展史上都有重要影响。朱丹溪师从许谦、罗知悌，通儒精医，博采众长，著有《格致余论》《局方发挥》《本草衍义补遗》等著作，崇尚“王道医学”，提出“相火论”“阳有余阴不足论”等理论，临床上主张滋阴降火，善用滋阴降火药，故后世称其为“滋阴派”。

朱丹溪亲传弟子众多，学而有成、有名姓可考者20余人，除朱丹溪次子朱玉汝、侄子朱嗣汜、孙子朱文据、孙女婿冯彦章、玄孙朱宗善，以及族人朱思贞、朱龄、朱锟外，弟子还有赵氏的赵道震、赵良仁、赵良本，戴氏的戴士垚、戴思恭、戴思温、戴思乐，以及楼英、王履、徐彦纯、刘叔渊、张翼、虞抟、楼厘、贾思诚、程常、王顺等；再传弟子有刘纯、赵友亨、赵友同、李肃、夏建中、朱文椐、袁宝、王彦昭、楼宗起、王宾、王观、刘毓等；私淑弟子有程充、杨楚玉、卢和、方广、高子正、王纶、汪机等。因而明代医家率以丹溪为宗的学风，自然形成别开生面的“丹溪学派”。

戴思恭生平无多著述，所撰者均为阐发师旨，推求师意，传播丹溪学说而作。戴思恭阐述“气化火，血易亏”的气血盛衰论，使丹溪的理论更为明确具体，但戴思恭在重视丹溪滋阴凉润的同时，又兼收李东垣的调脾补中，故具有益气以泻火、养血以润燥的治疗特点。

王纶私淑丹溪之学，发扬丹溪学说，并参合己见，形成了自己的学术思想，他以“仲景、东垣、河间、丹溪诸书孰优”为题，对诸家学术作了总体评价，并归纳为“外感法仲景，内伤法东垣，热病用河间，杂病用丹溪”，还归纳丹溪治杂病“不出乎气血痰，故用药之要有三：气虚用四君子汤，血虚用四物汤，痰用二陈汤。又云久病属郁，立治郁之方曰越鞠丸。盖气、血、痰三病，多有兼郁者”。气、血、痰、郁四伤学说在当今临床治疗杂病仍具有重要指导意义。

二、温补学派的传承

温补学派形成于明代，薛己是此派的先导。明代医学界受刘河间、朱丹溪的影响，出现了用药偏执于苦寒、损伤脾胃、克伐真阳的时弊，温补学派继承李东垣脾胃学说，探讨肾和命门病机，建立了以温养补虚为临床特色的辨治虚损病证的系列方法，强调脾胃和肾命阳气对生命的主宰作用。

温补派医家的主要贡献之一在于脾肾脏腑虚损的内伤病机。薛己作为温补派的先驱，具有脾肾并重的思想，因此着重阐发脾肾虚损病机。他临证注意调理脾胃，以东垣脾胃内伤论为中心，强调“人以脾胃为本”“胃为五脏本源，人身之根蒂”“若脾胃一虚，则其他四脏俱无生气”（《明医杂著》），提出“若人体脾胃充实，营血健旺，经隧流行而邪自无所容”“人之胃气受伤，则诸证蜂起”（薛注《明医杂著》）。薛己继承了李东垣“内伤脾胃，百病由生”的理论，更强调了脾胃内伤与虚证的关系，擅长应用温补，因而补中益气汤、四君子汤、四物汤皆为其常用之方，建立了以温养补虚为特色的学术体系，为明清温补学派的形成奠定了基础，对后世产生了重要影响。

张景岳认为命门藏先天之水火，为元阴元阳所居之所，故“命门之水火为十二脏之化源，五脏之阴气非此不能滋，五脏之阳气非此不能发”（《类经附翼》），进而提出阳重于阴的观点，温补命门，为温补学说奠定了理论基础，张景岳亦重视脾胃，把脾胃在人体中的作用比作朝政的“司道”，“后天如司道，执政在先天，布政在后天”，认为“凡欲察病者，必须先察胃气。凡欲治病者，必须常顾胃气。胃气无损，诸可无虑”。

温补派医家常从命门中寻找很多疾病的病因病机。孙一奎重视命门动气病机，认为命门元气通过三焦敷布全身，此气一虚，则表现为在上气不受纳，在中水谷不化，在下清浊不分，为人体水液代谢障碍性疾病及气机失调性疾病的发生和治疗提供了新的思路。孙一奎受薛己的影响，并结合实际情况将疾病的原因归于下元不足，培补元气偏重于使用温补法，固本培元，强调脾肾同治，重视脾胃气机升降，重视“脾为生痰之源”“脾为阴脏，喜燥恶湿”等理论。

三、钱塘学派的传承

钱塘学派以钱塘医家卢复、卢之颐、张遂辰为开山鼻祖，张志聪既受业于张遂辰，又追随卢之颐，尽得两位老师真传，钱塘学派以张志聪、张锡驹为代表人物，并有高士宗、仲学辂为传承代表。陈修园等受钱塘学派思想的影响尤甚。钱塘学派有书院侣山堂，坐落于浙江钱塘胥山（今杭州吴山）脚下，乃当时钱塘医家主要医学活动之场所。学派集讲学、研究与诊疗活动为一体，以维护旧论为学术主张。

张志聪重视胃气，《伤寒例集注》指出“本论大旨，谓人以胃气为本，治伤寒者，毋损其胃气”，认为“治伤寒者，当以胃气为本。”

张令韶《伤寒论直解》认为：“夫人以胃气为本，经曰得谷者昌，失谷者亡。霍乱吐利，胃气先伤，尤当顾其胃气。”《伤寒论直解》还附录“胃气论”。

《侣山堂类辩》运用《内经》运气学说阐发药性，认为山药“气味甘，平，始出中岳，得中土之专精，乃补太阴脾土之药”，因此山药主治之功皆在中土。山药治伤中者，功在“益中土”，可以补中而益气力。山药补虚羸者，功在“中土调和”而“益肌肉”，肌肉充足则“寒热邪气自除矣”。

四、永嘉学派的传承

永嘉学派是南宋时期温州永嘉地区形成的一个主要医学流派，以陈无择为代表人物，以其《三因极一病证方论》为代表著作。学派代表人物还有孙志宁、施发、卢祖常、王暐等，主要学术著作还有王硕的《易简方》、孙志宁的《增修易简方》、施发的《续易简方论》、卢祖常的《易简方纠谬》、王暐的《续易简方脉论》等。

《三因极一病证方论》在继承张仲景“三因说”的基础上，强调分析内因、外因、不内外因三种不同的致病原因，以达到治病求本的目的。陈无择诊治时从脉象和临床表现入手，根据发病原因来判断疾病，方药简单精要。王硕继承他的思想，追求易简，编成《易简方》。对于泄泻的治疗，陈无择认为“凡治泻须理中焦，如理中汤、圆等是也；次即分利水谷，如五苓散等是也。治中不效，然后断下，即用禹余粮、赤石脂等是也”。提出了“泄泻唯利小便为佳”的观点。对于呕吐病因，陈无择认为“虽本于胃，然所因亦多端，故有寒热、饮食、血气之不同，皆使人呕吐”“且如气属内因，则有七种不同；寒涉外因，则六淫分异，皆作逆，但郁于胃则致呕，岂拘于忧气而已”。

五、温病学派的传承

温病学派是一个研究外感温热病的医学流派。明清之际，江浙一带瘟疫流行，促使诸家对温病进行研究，由此逐渐形成学派。该学派虽形成于明清，但发展历史源远流长。萌芽于战国至晋唐时期，至宋、金、元时期王安道的《医经溯洄集》真正使温病从伤寒体系中分化出来，所以吴瑭谓：“至王安道始能脱却伤寒，辨证温病。”明清时期为形成阶段，明代医家吴又可、清初医家喻嘉言、温病大家叶天士等人在温病学派的形成中发挥着重要作用。

叶天士将《伤寒论》半夏泻心汤灵活地运用在暑温、湿温、疟、噤口痢等多种病证的治疗中，立法、药味、剂量变化多有创意。叶天士提倡脾胃分治，“胃为阳明之土，非阴柔不肯协和，与脾土有别故也”（《临证指南医案》），明确提出了胃与脾在生理特性和治疗方法上有别，并进一步指出“阳土喜柔，偏刚恶燥，若四君、异功之类，竟是治脾之药”（《临证指南医案》），进一步创立了“胃阴学说”。叶天士以“阳明为阖”为理论基础，以“通补阳明”为治疗大法，形成了独具特色的“胃阳学说”，代表方是《金匮要略》之大半夏汤。

吴鞠通得叶天士医学思想之精妙，整理归纳后收入《温病条辨》，总结了叶天士医案中治疗相关证候的治法方药，并总结了叶天士的络病学说，将其广泛运用于脾胃病的诊疗，特别是肝病的治疗当中。吴鞠通“胃阴学说”和“胃阳学说”的形成，使得中医学脾胃理论进一步完善；王孟英则从温病传变的角度阐述了胃阴理论，使“胃阴学说”得以完善；陈修园将滋养胃阴法广泛运用于治疗胃阴虚诸证；温病学说及络病学说的形成，亦为脾胃病的临床提供了新的思路。

六、绍派伤寒的传承

“绍派伤寒”语出何秀山《通俗伤寒论》，该书序中说：“吾绍伤寒有专科，名曰绍派”。绍派伤寒发源于明代，兴盛于清末民初。绍派伤寒萌芽于明代张景岳《景岳全书》中的学术观点，至清乾隆、嘉庆年间，俞根初的《通俗伤寒论》一书明确了绍派伤寒的学术理论体系。张景岳、俞根初、高学山、任沨波、何秀山等医家，在绍派伤寒论的奠基阶段发挥了重要作用。绍派伤寒根据“温热多夹湿邪为患”的特点，既别于一般伤寒学派，又异于吴门温病学派，与前代医家无明显的师承关系，却有明显的地方特色，因而自成一体，独树一帜。

张景岳不仅注重肾，亦重视脾胃。他把脾胃在人体中的作用比作朝政中的“司道”，曰：“先天如朝廷，后天如司道。执政在先天，布政在后天。”他认为胃气具有重要的作用，言：“人自有生以后，无非后天为之用，而形色动定一无胃气之不可。”“胃气之关于人者，无所不至。”“胃气无损，诸可无虑。”所以养生“必当以脾胃为先”，察病“必须先察胃气”，治病“必须常顾胃气”。他还强调以后天养先天的重要性，急当峻补先天精血亏损之时，须借脾胃为之运化转输，才能达于命门。“非精血无以立形体之基，非水谷无以成形体之壮”“精血之司在命门，水谷之司在脾胃”。因此，他指出“人之自生至老，凡先天之有不足者，但得后天培养之力则补天之功，亦可居其强半，此脾胃之气所关于人生者不小”。

俞根初的《通俗伤寒论》提出“寒温一统”“六经与三焦相结合”的观点，诊断重望目和腹诊，首创六经主脉舌法，治疗重视祛邪，强调透达，用药轻灵，并重视愈后的调理。俞根初认为“胸腹为五脏六腑之宫城，阴阳气血之发源。若欲知脏腑何如，则莫如按胸腹，名曰腹诊”。绍派医家将腹诊（按胸腹）推为诊法之第四要诀。《通俗伤寒论》被后世誉为“四时感证之诊疗全书”，为绍派伤寒理论的奠基之作。何廉臣继承了张景岳、俞根初的学术思想，倡导寒温兼融，并吸收叶天士卫气营血学说，熔伤寒、温病于一炉。绍派伤寒治疗伤寒夹湿，不论汗法还是和法，均应芳化中佐以淡渗，何秀山、何廉臣、胡宝书等立法以芳香宣透、开达上焦利华盖，辛凉或微温发其汗，清其水之上源，淡渗利湿以运中渗下。

七、乌镇学派的传承

乌镇学派的代表人物有张千里、僧逸舲、孔广福、沈兰舫、沈凤葆、张艺城等。张千里授徒众多，以徐国琛为佼佼者，著有《珠村草堂医案》；僧逸舲一脉传承至今，他广收俗家弟子，有丁授堂、施寅初、沈兰舫等；孔广福传其子孔菊坤；沈兰舫传其子沈馨斋、沈琴斋，沈馨斋弟子有吴莘田、沈凤葆；沈凤葆弟子有张艺城、杨开阶等；张艺城弟子有周孟金、巴心孚、朱春庐等；朱春庐弟子有徐景藩、盛燮荪等。

徐景藩认为脾的生理功能有五，分别是主运化、统血、与抗病功能有关、主涎和意、脾小则安。他根据《黄帝内经》中“脾为云卫”“脾者主为卫”的记载，认为卫指人体抗御外邪的功能，从外感疾病防治，在复杂或重症感染疾患的病程及热病恢复期的善后调护中，均应重视保护和增强脾胃功能。他治疗脾胃病强调定病、定位、定性，重视腹诊，总结研究升、降、消、补、润、燥、清、化八法的运用经验，并将胃脘痛分为中虚气滞证、肝胃不和证和胃阴不足证。

第二节　近代浙派中医脾胃病学术传承及特点

至近代，师徒传授仍然是中医传承的主要形式之一，与古代师徒传承模式基本相同，同时不少中医教育家为中医教育开辟了新的模式，建立专科学校，成为师承教育之外重要的传承模式之一。

一、何廉臣脾胃病学术传承及特点

何廉臣祖父何秀山为绍派伤寒名家，何廉臣自幼受到祖父的熏陶，曾师从沈兰坨、严继春、沈云臣，又随名医樊开周临证三年，且与吴门名医赵晴初及上海丁福保、周雪樵、蔡小香等来往密切。何廉臣著有《绍兴医药丛书》，校订刊刻古医书110种，编著整理《重订广温热论》《全国名医验案类编》《湿温时疫治疗法》等多部重要医籍。其重新校勘的《增订通俗伤寒论》，被推为“四时感证之诊疗全书”。

何廉臣之子何枚廉、何幼廉，精于内科、妇科、儿科。曹炳章、毛凤岗、严绍岐、俞修源、郑慧中、李肖帆、王聘贤等人均曾问业于何氏。其再传弟子有徐荣斋、史介生等人。弟子曹炳章亦为医学大家，与何氏即是师徒，又为同僚，共办绍兴医学会，继承何氏之业，编著整理古籍，主编《中国医学大成》丛书，并增订有《潜斋医学丛书》《增订医医病书》，著有《霍乱症治要略》《彩图辨舌指南》《临证指南笔记》《曹氏医藏类目》等书籍。何氏再传弟子徐荣斋，早年从业于赵晴初、高足、杨哲安，后又问业于曹炳章，并在何廉臣《增订通俗伤寒论》基础上增订《重订通俗伤寒论》。该书指出：“浙绍卑湿，凡伤寒恒多夹湿。”何廉臣认为：“吾绍地居卑湿，天时温暖，人多喜饮茶酒，恣食瓜果，素禀阳旺者，胃湿多。素体阴盛者，脾湿亦不少，一逢夏秋之间，日间受暑，夜间贪凉，故人病伤寒兼湿为独多。又因为南方温暖炎热，不比张仲景所处北方气候干燥寒冷，因而绍地感邪多为湿热。”“湿与热互结不解也。其先受湿，后化热，在秋、冬、春三时，但名湿热，先受湿，后冒暑，在夏令即名暑湿，其实皆湿热之证也。”湿热之证，视湿热之轻重，分而治之，何廉臣认为“湿多者，湿重于热，其病发自太阴肺脾，多兼风寒，以藿朴夏苓汤。疏中解表，使风寒从皮腠而排泄；芳淡渗利，使湿邪从肾、膀胱而排泄。汗利兼行，自然湿开热透，表里双解。热多者，其病多发于阳明胃肠，虽或外兼风邪，总是热结在里，表里俱热。先用枳实栀豉合刘氏桔梗汤，加茵陈、贯仲之清芳解毒，内通外达，表里两彻，使湿邪从汗利而双解。如渐欲化燥，渴甚脉大，气粗逆者，加石膏、知母、芦根汁等，清肺气而滋化源”。

二、陈良夫脾胃病学术传承及特点

陈良夫师从于名医吴树人。吴树人师承家学，父吴云峰之师张希白及祖师陆兰坡等均为清代江浙一带医林俊才。张希白精于脉诊，著有《夺锦琐言》《药性蒙求》《痢症汇参》等书。吴云峰长于杂证，且颇有研究，著有《证治心得》，嘉兴一带为医者，治杂病多宗其法。

陈良夫门人有近30人，桃李遍布浙沪一带，除其子陈可南外，另有其侄陈昌年，弟子孙鸣桐、徐寿铭等人。陈昌年精于时证，擅长治疗肝病，晚年承办中医学徒班，使陈氏医脉代有传人，目前已传至陈良夫的玄孙陈康。

陈良夫长于时证，亦擅调理。因其受河间“主火”、丹溪“阴常不足，阳常有余”之思想影响，用药以轻灵、清凉见长。临证又以温热病为多，故用药偏于清凉。在杂病调理中主张以薄味调养胃阴为主，其弟子受其熏陶，亦善用清凉养阴之品，因此在当地被同道称为“养阴派”。在脾胃病学术方面，陈良夫继承了《内经》的思想和李东垣学说，治脾多用甘温辛燥之品，而少用滋腻。

三、张山雷脾胃病学术传承及特点

张山雷先后拜名医俞德琈、侯春林、黄醴泉、朱阆仙等为师，对各科皆有建树，自成一家，著有《难经汇注笺正》《脏腑药式补正》等书籍。

张山雷开中医办学先河，与朱阆仙创办了全国最早的中医学校——黄墙中医学校。后又在浙江兰溪中医学校任教15年，在其亲自执教下，受业学生达600余人，遍布江、浙、皖、赣、沪等地，如浙江医院已故副院长吴士元主任医师，南京中医药大学教授、博士研究生导师、针灸专家邱茂良，浙江中医学院（现浙江中医药大学）伤寒温病教研室主任邵宝仁（系张山雷女婿）等。

张山雷主张从肝辨治脾胃病，重在疏肝气、柔肝体、补肝阴，疏肝不忘运脾，柔肝兼顾扶土，补肝借助滋肾，通补并用，标本同治。尤其对于胃脘痛，他提出四个辨证论治要点：①调肝理气，为遣方的通用之法。②活血祛瘀，为遣方的要紧之法。③清解郁热，为遣方的变通之法。④健脾养胃，为遣方的匡本之法。治疗以通为主；以土虚为本，木乘为标，液虚为本，气滞为标；脾为至阴，非温不运。温运柔顺乃张山雷调治肝木侮土的通用之法。吴士元在继承张山雷临床经验的基础上，提出对于脾胃病胃阴虚之火盛燔灼、胃阴不足者，宜甘寒凉润，养阴生津，津增则热自解，养阴以泻火，不宜用大苦大寒降泄而伤津；土薄力弱者，宜甘平柔润，取和平滋养之物为妥；调养他脏，损有余，补不足，也是实胃阴。

四、胡宝书脾胃病学术传承及特点

胡宝书的祖先为北宋学者、教育家胡瑗，其族裔中有一支居越东。清康熙年间，胡氏二十六世孙胡睿志始弃儒习医，胡宝书为胡睿志八世孙。受家庭的熏陶，胡宝书七岁始随祖恭钊（云波）、父道高正式学医，年未及冠，已能代祖应诊。胡宝书自幼治学谨严，精研经典及诸家之说，对仲景之《伤寒杂病论》及叶天士、薛生白、吴鞠通、王孟英等温病大家的著作尤为推崇，毕生致力于时病的研究。师古而不泥古，取众家之长，结合自身临证体验，开创了“绍派伤寒”新颖治法。胡宝书著作有《伤寒十八方》《药性探源》，点校、整理其祖父遗著《校正药性》，并有医案医话等存世。杭州近代名医王幼庭为胡宝书侄子，也是胡宝书嫡传弟子，戴健行是王幼庭的嫡传弟子。

胡宝书虽不以治疗脾胃病为主，但后人整理其留存医案发现他在泄泻、痢疾、胁痛、黄疸、鼓胀等脾胃病的治法方药方面颇有特色。治疗泄泻、痢疾，治法有利湿、补虚、消导、润燥等。治疗胁痛、黄疸和鼓胀多从水湿入手，他曾说：“湿犯中焦，实则阳明，虚则太阴，此乃人所共知；而中宫为运化之枢机，不利则全身之气化皆不行，上下焦之湿亦因之而凝滞，故治湿虽须宣上、运中、导下并用，尤以运中为先，此乃人所未尽知也。”认为湿滞经络可致胁痛，湿热熏蒸多发黄疸，水饮内停而致鼓胀，同时也关注由病久伤正、体质虚弱、失治误治等因素导致的正虚，并对化湿利水和扶正关系的把握十分到位。

五、金子久脾胃病学术传承及特点

金子久治温病推崇《临证指南医案》及《寓意草》，立方注意以甘凉之剂顾护津液。治虚损杂证，主张以《金匮要略》为准则，吸取东垣、丹溪、景岳、喻昌、叶桂等诸家之长。金子久重视脾胃，推崇“轻可去实”，方药轻灵甘淡，讲究炮制，善用药引。他还十分重视气机升降，对《素问·六微旨大论》“升降息则气立孤微”的论述尤为推崇，调节气机升降的治疗法度，虽学宗《内经》《难经》，师法仲景，然对东垣、丹溪亦颇有研究。

慕名从金子久学医者达百余人，而且大多学有所成，盛名于一方，如海宁名医王和伯、杭州名医张硕甫等，皆为金子久传人。

六、裘吉生脾胃病学术传承及特点

裘吉生著有《学医方针》《药物学便读》《诊断学》《女科治疗学》等函授教材。他擅治胃病和痢疾，且经验独到。首辨病证燥湿之象以分胃痛和脘痞。胃痛以气滞为先，注重调理气机，创制了对肝气犯胃之胃脘痛效果显著的疏肝和胃散，之后再以补益脾胃善后，如用怀山药补肺脾气虚，以治食少倦怠。脘痞则分肝阳犯胃、湿热蕴结、胃热熏蒸、命门虚寒等证，随证施治。治疗痢疾尤重望诊、问诊，望诊以舌苔为要，问诊重详察病情，并根据病程发展分为四期，即痢疾初起、痢疾重证、痢疾脱证、痢疾坏证。因期施方，尤其对运用古方治疗痢疾颇有心得。裘吉生认为白头翁汤功可泄热，可治疗热毒痢疾，“凡兼食积肠部窄痞者，不是执古方以治今病，谓之按谱弈棋，亦非所宜”。他对古方中一些有确切疗效的成药丸方青睐有加，常将其入汤剂包煎，以提高疗效，如常用香连丸清热化湿行滞；木香槟榔丸行气化湿，泄热通便，导肠中积滞，治疗痢下色红者；用枳实导滞丸消积导滞，清利湿热，治疗痢下色白者。

七、仲学辂脾胃病病学术传承及特点

仲学辂与“钱塘学派”的中坚人物张志聪、张锡驹等人及其弟子高世栻并无直接师承关系，但对他们“尊经重古”的思想极为赞同，并身体力行，自觉传承。

仲学辂初行医于浙东一带，后在钱塘开设杭垣医局，并承袭“侣山堂”遗风，论医讲学，持续时间达20余年，一时传为美谈。清末动乱之际，张志聪、高世栻的重要医著如《内经集注》《素问直解》等大有失传的危险，仲学辂集同道弟子，不遗余力，广为搜集，终获完本，并付请浙江官医局重刊，方使“钱塘学派”的重要学术著作流传至今。

仲学辂在数十年的临床实践及教学研究中博采众长，参酌己意，纂辑而成

《本草崇原集说》，这是他唯一传世的著作。该书特点有五：一是探明药性运气学之渊源，二是阐明阴阳消长之机理，三是收集诸名医家之精粹，四是集录多种医著之精华，五是补充精心研究之心得。全书发古启今，类辨同异，析疑纠谬。如仲学辂认为："枳实取其小而实，大则气散而力薄，故曰壳。《本经》与经方皆用实无壳。《开宝本草》始以壳之，主治分别标题。枳在时方，可壳可实枳在经方，宜实不宜壳也。"

八、张艺城脾胃病学术传承及特点

张艺城在继承前人的基础上结合自身临证所见，概括了"引邪外达"和"益气存津"两条宗旨。中焦湿浊治在脾胃，当治以芳香化湿、清化痰热、醒脾和胃，常以王氏连朴饮加减，对夹有痰热者加川贝母、黄芩、瓜蒌、芦根之属。

承张艺城业者有周孟金、巴心孚、朱春庐等，皆为一时俊彦，其余弟子遍布大江南北。

九、朱春庐脾胃病学术传承及特点

朱春庐（1899—1968年），自号槜李居士，浙江嘉兴人。始从嘉兴名医朱斐君习医，后拜于乌镇名医张艺城门下，得其真传，造诣精深。临证40余年，博采众长，积累了丰富经验，发皇古义，且融汇西学，主张以活血化瘀法治肝硬化，通阳涤浊法治冠心病。对《内经》《难经》等典籍均有研究，尤对张仲景学说体会更深，撰写《〈伤寒论〉备课笔记》数册，虽为教育之用，但条分缕析，说理精通。朱春庐毕生热衷于中医事业的发展，中华人民共和国成立后，为培养后继人才不遗余力，积极创办嘉兴县中医学校、嘉兴地区中医进修干校，并亲自任教务长。朱春庐的弟子有国医大师徐景藩、浙江名老中医盛燮荪等，可谓青出于蓝而胜于蓝。

十、姚梦兰脾胃病学术传承及特点

姚梦兰（1827—1897年），名仁，字仁斋，号梦兰，以号行，清仁和永泰钱家兜（今杭州余杭区獐山镇）人，为温病学派叶天士门生华云岫的第五代传人，被誉为"晚清浙江四大名医"之一。姚梦兰在江浙一带弟子颇多，共有百余人，在浙北、上海及苏南一带有较大影响。姚梦兰一派传承脉络清晰，以其子姚耕山、良渚莫尚古、平宅马幼眉最负盛名，三人并称"三鼎甲"。至20世纪50年代，姚梦兰一派达到鼎盛时刻，沪杭名医叶熙春、嘉兴名医潘韵泉师从莫尚古；史沛棠师从姚耕山；余杭巴桐轩，塘栖朱少白、高如章师从马幼眉。姚梦兰一派人才辈出，传承至今已至第七代，历170余载，姓氏可考的传人就有300余人，如李学铭、史奎钧、莫振声、劳建和等名医。姚梦兰秉承叶天士的“温病学说”，吸取伤寒、温病诸家之所长，博采众长，主张邪去则正安，擅治温热病，尤长调理，主张以胃为本，注重后天调摄。

十一、叶熙春脾胃病学术传承及特点

叶熙春年幼时天资聪颖，7岁启蒙，就读于私塾，后经人推荐，跟从良渚名医莫尚古先生习医。潜心研考医学典籍，虚心好学，不久即能独立行医。晚清名医姚梦兰见其年少有志，延其侍诊两年，叶熙春尽得两师专长，医术大有精益。

叶熙春治学以恒，博览群书，手不释卷，潜心研习《内经》《难经》《伤寒论》等中医经典，治学严谨，将历代医家的精华熔于一炉，博采众长，精通内科、妇科、外感时病、内伤虚劳等疾病的诊治。他治疗胃脘痛、呕吐、反胃、鼓胀等疾病均有独到之处，重视胃腑的和降通达，推崇脾胃同治与顾护胃气、胃阴。

叶熙春的主要传承人为其关门子弟李学铭。李学铭曾致力于纯中药治疗疾病的研究，在治疗消化道出血方面，他借鉴民间验方，研制出经验方“木合剂”，疗效显著。李学铭继承叶天士暑热伤气、暑热伤阴的学术观点，夏季汗出过多，人体气阴损伤，再则暑必夹湿，湿困中焦，枢机不利，运化失常。因此，他在夏膏方上突出“补土运中，重在脾土”，以“轻补通补”为总则，多用运中化湿之品治之。

第三节　当代浙派中医脾胃病学术传承

中医药人才培养体系是由中医药院校教育、中医药院校毕业后教育、中医药继续教育组成，中医药师承教育始终贯穿于人才培养体系之中。浙派中医师承体系包括全国名中医传承工作室、全国名老中医药专家传承工作室、浙江省国医名师传承工作室及浙江省名老中医药专家传承工作室。以下列举的均为当代浙派中医脾胃病相关的各类传承工作室。

一、全国名中医传承工作室

全国名中医是由国家卫生健康委员会和国家中医药管理局联合组织评选出的优秀中医医务工作者。全国名中医传承工作室归属于国家中医药管理局，建设目标主要是全面深入整理、继承、推广全国名中医的学术思想和临证经验，建立全国名中医学术经验传承推广平台，培养一批高层次中医药人才，推进中医药的传承与发展。

传承工作建设主要包括收集资料、影像资料录制、整理分析、总结提炼和传承研究。人才培养建设要求学生每月围绕全国名中医学术经验开展学习、交流和讨论，或进行中医医案评价。考核方式主要根据建设目标及建设内容进行逐项考核，主要包括：①建立完善全国名中医原始资料和信息数据库。②出版全国名中医学术著作 1 部以上并发表相关论文。③制定全国名中医擅长病种诊疗方案或技术专长规范标准。④重点培养传承团队中的中医药人才，接受外单位人员进修。⑤举办国家级或省级的中医药继续教育项目。⑥建设传承工作室网站，充分体现中医药文化特色，且要有一定的访问量。

表 1　全国名中医传承工作室

序号	工作室名称	依托单位
1	俞尚德全国名中医传承工作室	杭州市中医院
2	王坤根全国名中医传承工作室	浙江省中医院

二、全国名老中医药专家传承工作室

全国名老中医药专家传承工作室归属于国家中医药管理局，建设目标是通过建立名老中医药专家传承工作室，全面系统地整理、继承、推广名老中医药专家的医德医风、学术观点和临床经验，并探索名老中医药专家学术经验传承及推广的有效方法和创新模式，培养造就一批高层次的中医药人才，发挥中医学术流派的学术与临床特色优势，提升中医整体学术与临床水平，开创中医传承发展的新局面，促进中医药事业的发展。

传承工作室建设主要包括收集资料、影像资料录制、整理分析、总结提炼和传承研究。人才培养建设要求学生每月围绕全国名老中医药专家学术经验开展学习、交流和讨论，或进行中医医案评价。考核方式主要根据建设目标及建设内容进行逐项考核，主要包括：①建立完善全国名老中医药专家的原始资料和信息数据库。②出版全国名老中医药专家学术著作并发表相关论文。③重点培养传承团队中的中医药人才。④举办国家级或省级中医药继续教育项目。

表 2　全国名老中医药专家传承工作室

序号	工作室名称	依托单位
1	马伟明全国名老中医药专家传承工作室	余姚市中医医院
2	王建康全国名老中医药专家传承工作室	宁波市中医院

三、浙江省国医名师传承工作室

《2021 年浙江省国医名师传承工作室建设项目实施方案》指出：浙江省国医名师传承工作室归属于浙江省中医药管理局。工作室建设目标是在前期已开展的名老中医药专家传承工作室建设项目的基础上，全面深入整理、继承、推广省国医名师的学术思想和临床经验，建立省国医名师学术经验传承推广平台，培养一批高层次中医药人才，推进中医药的传承与发展。

传承工作室建设内容主要包括收集资料、影像资料录制、整理分析、总结提炼和传承研究。人才培养建设要求学生每月围绕省国医名师学术经验开展学习、交流和讨论，或进行中医医案评价。同时要积极参加省级以上的中医药人才培养项目，培养学术继承人。每年组织开展以省国医名师学术经验或技术专长为主题的中医药继续教育项目，传承推广省国医名师的学术经验，提高中医药学术水平和服务能力。

表 3　浙江省国医名师传承工作室

序号	工作室名称	依托单位
1	陆拯浙江省国医名师传承工作室	浙江省立同德医院

四、浙江省名老中医专家传承工作室

《2021 年浙江省名老中医专家传承工作室建设项目实施方案》指出：浙江省名老中医专家传承工作室归属于浙江省中医药管理局。工作室建设目标是通过建立一批具有本省特色、辐射带动和示范作用的名老中医传承工作室，整理、推广名老中医临床经验和学术思想，培养一支理论功底扎实、实践能力较强并有所创新的中医药临床骨干队伍，建立全省名老中医临床经验传承体系和共享平台。

传承工作建设内容主要包括人才培养、经验传承、辐射带动、条件建设、信息化和管理制度建设五个方面。

（1）人才培养包括三个方面：①加强传承团队建设。制订传承培养计划，组建名老中医传承团队，团队梯队结构合理，专业配置符合要求。继承人在名老中医的指导下，系统学习中医经典理论著作，每月围绕名老中医学术经验开展学习交流、讨论或中医医案评价等相关活动。②积极参加省级以上中医药人才培养专项，培养学术继承人。③举办省级以上中医药继续教育项目。组织开展以名老中医经验或技术专长为主题的中医药继续教育项目，传承推广名老中医的学术经验，提高中医药学术水平和服务能力。

（2）经验传承主要是收集资料、影像资料录制、整理分析、总结提炼和传承研究。

（3）辐射带动主要是：①帮扶基层。每年定期或不定期下基层帮扶，把名中医工作站建到由中医医院牵头的县域医共体建设单位，带动基层医疗机构中医临床能力和技术水平提高。②接收进修人员。在承担省级以上中医药人才培养专项的基础上，接收外单位进修学习人员。

（4）条件建设是指有满足工作需要的名老中医药专家临床经验示教诊室、资料室，并根据工作实际需求，配备相应的仪器设备，为开展名老中医药专家学术经验传承工作创造好的条件。

（5）信息化及管理制度建设包括：①建立网站。按时上传临床医案、诊疗方案、影像资料、论文论著、进展动态等。②制度建设。完善日常管理、经费使用、学习培训、跟师带教等相关管理制度，保障工作室建设的顺利开展。

人才培养建设要求学生每月围绕名老中医专家的学术经验开展学习、交流和讨论，或进行中医医案评价。同时要积极参加省级以上中医药人才培养专项，培养学术继承人，举办省级以上中医药继续教育项目，每年组织开展以省名老中医专家学术经验或技术专长为主题的中医药继续教育项目，传承推广省名老中医专家的学术经验，提高中医药学术水平和服务能力。

表 4　浙江省名老中医专家传承工作室

序号	工作室名称	依托单位
1	徐珊名老中医专家传承工作室	浙江中医药大学
2	钦丹萍名老中医专家传承工作室	浙江省中医院
3	张永华名老中医专家传承工作室	杭州市中医院
4	王邦才名老中医专家传承工作室	宁波市中医院
5	周亨德名老中医专家传承工作室	浙江省中医院
6	胡斌名老中医专家传承工作室	金华市中医院
7	张国梁名老中医专家传承工作室	舟山市中医院
8	叶人（女）名老中医专家传承工作室	温州医科大学第二附属医院
9	林上助名老中医专家传承工作室	温州市中医院
10	陈伟名老中医专家传承工作室	衢州市中医院
11	徐甦名老中医专家传承工作室	湖州市中医院
12	陈永灿名老中医专家传承工作室	浙江省立同德医院

第四章 浙派中医脾胃病名医荟萃

浙江历来名医辈出，其中也不乏脾胃病大家，同时也形成了具有浙江地域特点的中医流派。南宋建都临安（今浙江杭州）后，浙江一度成为我国南方的医学中心，为中医学的发展作出了巨大贡献。为此，本章系统整理了宋元以来具有代表性的浙江中医脾胃病名家。

第一节　古代名家

宋、金、元时期是中国医学发展迅速、流派纷呈、建树颇多的时期，对后世医学发展影响很大。南宋时期，本草、方剂、针灸、临床各科等发展迅速，大批医药著作问世，同时也在国家层面组织编撰刊行中医药学著作，并开始制定处方、成药、经络腧穴的规范化体系。

宋代是中医学空前繁荣的时期，主要得益于结束了五代十国时期的混乱局面，社会安定，文教事业得到了繁荣发展。在此时期，统治者尤为重视医学。此后的元代从官方医学教育、私人医学传授、教材建设三个方面系统地阐述了元代医学教育的主要成就。这一时期，官方医学教育受到了统治者的重视；私人医学传授活动也十分活跃，对元代官方医学教育起了很好的补充作用；教材建设无论对官方还是对民间医学教育均有重要影响，为后世医学教育事业的发展奠定了基础。历史上广受关注的金元时期更是出现了最具代表性的“金元四大家”，其中李东垣力倡脾胃论，补土派的发展壮大使脾胃的核心地位得到进一步巩固。朱丹溪力倡相火论，主张“阳常有余，阴常不足”，善用滋阴降火法，后人称为“滋阴派”。明代理学思想逐渐成为社会的主流思想，对医学的影响意义深远。明代是内科杂病学术全面发展并空前繁荣的时期，围绕金元四大家与古代医学理论及医疗经验的继承和发展，出现了不同的学术流派及学术争鸣。

清代虽经历过战乱、瘟疫大流行，但这一时期是中医学发展的鼎盛时期。随着温病学派脱离伤寒学派的藩篱而自成体系，标志着中医学理论体系的成熟。温病学派盛行于江浙一带，其间更是名医辈出。

一、宋代

1. 钱乙

钱乙（约1032—1113年），字仲阳，祖籍钱塘，是中医儿科学发展史上有杰出贡献的北宋医家。他的弟子阎季忠整理其理论和实践经验，于公元1119年编成《小儿药证直诀》。该书创建了儿科五脏辨证体系，化裁古方，研制新方，创立方剂134首。钱乙调理脾胃的辨证论治思想对后世五脏辨证论治理论的丰富和完善具有深远的指导意义。钱氏在辨治时尤重脾胃，提出"脾胃为五脏之本"的观点。书中将虚羸、积、疳、伤食、吐泻、腹胀、慢惊、虫证等病都从脾胃论治，并认为疱疹、咳嗽、黄疸、肿病、夜啼等病也与脾胃有关。针对滥用香燥刚伐药物的时弊，钱乙提出处方用药应顾护脾胃，创制了多个适于小儿脾胃的有效方剂，力求攻邪不伤正，扶正不留邪，用药多寒温并投，在柔调方面下功夫，如泻黄散、益黄散、温中丸、调中丸、异功散、藿香散、白术散等均为传世名方。

2. 朱肱

朱肱（1050—1125年），字翼中，自号无求子，晚年又号大隐翁，吴兴（今浙江湖州）人。朱肱善医，尤精于伤寒，首创伤寒理论研究法，为宋代著名医家。朱氏习医，尤崇仲景。关于朱氏师承史无记载，为既无师承、又无家传的自学成名医家，从其现存著作看，朱氏是学习伤寒、研究伤寒，并灵活运用伤寒之法，采用诸家之方的伤寒学家。朱氏治学，博采众长，学古而不泥，更注重创新发挥，讲究实用，其循名责实的治学思想特点，对伤寒的研究和发展大有裨益，且对后世医家产生了深远影响。有《伤寒类证活人书》《北山酒经》等著作，《伤寒类证活人书》开始系统论述湿温的证因脉治，并为后世治疗湿热病证所沿用，对治疗脾胃病中湿温一证有一定的启发作用。

3. 罗适

罗适（1029—1101年），字正之，号赤城，宁海（今浙江台州）人。罗氏从政30余年，先后任十职，做过五个县的县令，告老还乡后朝廷加封其为"朝散大夫"，服五品。罗氏体察民情，关心民间疾苦，为宋代有名的好官吏及医家。罗氏少时求学于朱绛，又学于楼郁，后以胡瑗私淑弟子自居。任职期间，罗氏竭尽全力为民办实事，政绩卓越，尤其对水利事业作出了杰出贡献，五个府县为感恩罗适遗泽，均为其建生祠，称其为"罗青田"。因见当地民俗信巫不信医，乃施药于民，愈人众多，组织医家编校医书《伤寒救俗方》，刻石而广为传播。如书中载有“顺气方”，主治伤寒脾胃气机不畅，汗前汗后，呕逆腹胀，虚气攻刺，胁痛。

4. 裴宗元

裴宗元，生卒年不详，绍兴人。裴氏曾任奉议郎药局提举、太医令、医学博士等职，北宋大观年间奉诏与陈师文等校正方书，为宋代著名医家。

裴氏以医名越，专用成方，及丹溪出而悟曰“操古方以治今病，其势不能以尽”。著有《太平惠民和剂局方》《药诠总辨》等书。《太平惠民和剂局方》是官办的医药学典籍，涉及医论、中药、炮制及方剂等。其中不乏脾胃病处方，如四君子汤，具有益气健脾之功，脾胃病领域应用甚广，至今仍广泛应用。四君子汤是脾胃气虚的基础方，后世很多补脾胃的方剂都是在该方的基础上发展而来的，如十全大补汤、八珍汤、六君子汤、异功散等，均用于脾胃气虚等证的治疗，效如桴鼓。

5. 陈师文

陈师文，生卒年不详，绍兴人。陈氏任朝奉郎、尚书库部郎中、提辖措置药局等职，曾于北宋大观年间奉诏与陈承、裴宗元等校正方书，为宋代著名医家。

陈氏为吴越名医，与裴宗元一时齐著，二人用方亦大同，所定《大观二百九十七方》即为其间官定《太平惠民和剂局方》之别称。《太平惠民和剂局方》所载的方剂，一般来说都是行之有效、用之能验的，对后世也有很大影响，其中有许多方剂直到今天仍为临床医家所常用，如藿香正气散、参苓白术散、四君子汤、四物汤、二陈汤等，都是治疗脾胃病的常用方。

6. 陈无择

陈言（1121—1190年），字无择，号鹤溪道人，青田（今浙江青田）人。陈氏兼通儒、医，又精于临证、方脉，为宋代著名医家，永嘉学派的创始人。

陈氏力倡“由博返约”的方剂学思想，继承了《内经》《金匮要略》《肘后备急方》等医籍中的病因学思想，将临证与三因相结合，以病因为纲，脉、病、治为目的，创立了病因分类的三因学说，并建立了中医病因辨证论治的方法体系。陈氏重视经典理论，审因论治用药；重视情志致病因素，强调顾护人体胃气。他的理论为永嘉学派的创立和发展奠定了基础，也对后世产生了深远影响。著有《三因极一病证方论》《三因司天方》等书籍。

7. 卢檀

卢檀，字祖常，别号砥镜老人，生卒年不详，永嘉（今浙江温州）人，为宋代著名医学家。

卢氏因有所遇，癖于论医，与永嘉学人陈无择交往颇多，二人名为师生，情同朋友。著有《拟进活人参同余议》《拟进太平惠民和剂类例》《易简纠谬方》等。《易简纠谬方》中提及了陈无择创制养胃汤的经过和立意："一日，先生忽访，语及乡达余史君光远，不以平胃散为性燥，唯精修服饵不辍，饮啖康健，两典瘴郡，往返无虞，享寿几百。先生又悟局方藿香正气散、不换金正气散，祖于平胃遂悟人身四时咸以胃气为本，当以正正气，却邪气为要，就二药中交互增加参、苓、草果为用。凡乡之冬春得患似感冒而非感冒者，秋之为患如疟而未成疟者，更迭问药，先生屡处是汤，随六气增损而给付之，使其平治而已。服者多应。"

8. 王硕

王硕，字德肤，生卒年不详，永嘉（今浙江温州）人。南宋庆元年间官至承节郎，监临安府富阳县酒税。王氏师从于陈无择，其法易而其方简，对症施药，运用之妙，犹于指掌，为宋代著名的医家。

著有《易简方》一卷，凡方内所用药品三十种，录方三十首，市肆丸子十首，盖简而易办焉。如《三因极一病证方论》之养胃汤，王硕列为《易简方》之第五首，经其发挥，主治范围远远越出《三因极一病证方论》中记载的胃虚寒证，并不限于"似感冒非感冒""如疟非疟"等症状。王硕言："不问伤风伤寒，可以为发汗；不惶内外，可以之养胃和中；更兼四时瘟疫，饮食伤脾，发为疟疾，均可为治。"这大大拓展了养胃汤的应用范围，王硕的许多见解亦颇有独到之处。

9. 孙志宁

孙志宁，生卒年不详，永嘉（今浙江温州）人，宋代著名医家。

孙氏师承于陈无择，同时吸收了王硕、李子健等人的学术思想并加以创新，曾仿《易简方》之意和李子健《伤寒十劝》，著有《伤寒简要》《增修易简方论》，为医学界所推崇。孙氏勤学习，善修整与创新，行医时颇有声望。孙氏主张健脾，认为甘温补益之品有恋膈碍胃的弊端，主张辛温理气以"快脾"。在《增修易简方论》中，他指出："今人每见寒热证，多用地黄、当归、鹿茸辈补益精血，殊不知药味多甘，却欲恋膈。若脾胃大段充实，服之方能滋养，然犹恐因时致伤胃气。胃为仓廪之官，受纳水谷之处，五脏皆取气于胃，所谓精气血气皆由谷气而生。若用地黄等药，未见其为生血，而谷气已先有所损矣。"这成为其"恋膈碍胃"理论的解释，相关论述在《增修易简方论》中多有记载。

10. 王执中

王执中（约1140—1207年），字叔权，东嘉（今浙江瑞安）人，南宋医家，撰《针灸资生经》七卷。王氏针药并重，善用火针、温针，他遵从《千金要方》旨意，认为临证时针药不可偏废，更反对重药物而轻针灸，主张“若针而不灸，灸而不针，非良医也；针灸不药，药不针灸，亦非良医也……知针知药，固是良医”。因此，针、灸、药兼施的医案在《针灸资生经》中颇为多见，如“霍乱吐泻，尤当速治，宜服来复丹、镇灵丹等药，以多为贵。尤宜灸上脘、中脘、神阙、关元等穴”。从《针灸资生经》卷三至卷七记载的病证来看，王氏临床灸疗所用甚多，“人资胃气以生，而灸法可壮脾胃故也”。另外，这也与唐代即盛行灸疗有一定关系，宋代以前的灸疗法，皆可见于《针灸资生经》各篇，此书实为集宋代以前灸法之大成的著作。

二、金元时期

1. 罗知悌

罗知悌（1243—1327年），字子敬（一说字敬夫），号太无，钱塘（今浙江杭州）人。南宋宝祐年间任宫中医侍。罗知悌能文章，善书法，宋亡后隐居，为元代著名医家。

罗知悌医学得之荆山浮屠师，浮屠师之学则得之刘完素，故罗知悌是刘完素的再传弟子。他除了继承刘氏之学外，还吸收了金代名医张从正、李东垣两家学说，在医学上有新的见解。其学术思想晚年得到弟子朱丹溪的进一步继承发展，为创建后来的丹溪学派奠定了基础。罗氏治病处方，灵活善变，疗效颇佳。推崇精神疗法，又注意顾护胃气。著有《心印绀珠》《罗太无口授三法》等书籍。

2. 朱震亨

朱震亨（1281—1358年），字彦修，学者尊称为丹溪翁，亦称为丹溪先生。祖籍山东，西晋时迁居至浙江义乌赤岸。朱氏长音律，博理学，医药并精，为金元时期最杰出的医学家之一，后人将朱丹溪、刘完素、李东垣、张从正合称为“金元四大家”。

朱氏自幼好学，日记千言，读书即了大义，36岁时师从朱熹弟子许谦，于八华山学道德性命伦理哲学之说，后弃儒从医，44岁拜刘完素再传弟子罗知悌为师，研究刘完素、李杲、张从正等人著作，参考《易经》太极之理，贯穿

《内经》之言，熔诸家于一炉，其学术成就在中医学发展史上占有重要地位。“阳有余阴不足论”和“相火论”为其核心理论，因其主张泻火补阴，反对妄用温燥，被后世称为“滋阴派”。他还吸收了李东垣《脾胃论》的思想，临证时注重顾护脾胃。朱氏认为，胃气为清纯冲和之气，胃为水谷之海，清和则能运，在生理、病理及养生保健等方面均有发挥。有《格致余论》《局方发挥》等著作存世。朱氏嫡传弟子，在江浙一带均享有盛名。

3. 贾铭

贾铭，字文鼎，自号华山老人，原籍海宁（今浙江海宁），主要生活于元代，卒于明代初年。贾铭精通养生之道，对食疗食补尤有研究，其本人亦得力于饮食之滋补，享年 106 岁，实乃当时极为罕见的高寿者。撰《饮食须知》一书，贾氏在《饮食须知》的自序中说：“饮食借以养生，而不知物性有相反相忌，丛然杂进，轻则五内不和，重则立兴祸患，是善生者亦未尝不害生也。历观诸家本草疏注，各物皆损益相半，令人莫可适从。兹专选其反忌，汇成一编，俾尊生者日用饮食便于检点耳。”《饮食须知》共计 8 卷，分为水火、谷类、菜类、果类、味类、鱼类、禽类和兽类 8 个专题。其中卷四为果类，包含了李、杏、桃、栗、枣、柿、梨、甘蔗、莲藕、西瓜等 50 多种食物，其中以较多的篇幅论述了食物的功效及搭配宜忌。如大枣能补中益气，养血安神，是人们喜食的滋补品。贾氏指出，大枣味甘，生性热，熟性平，生食多令人热渴鼓胀，动脏腑，损脾元，助湿热，患寒热胃弱羸瘦人不可食。与蜜食，损五脏。熟枣多食令人齿黄生䘌，同葱食令五脏不和，同诸鱼食，令腰腹痛，勿与鳖蟹同食。又如柿子，能清热润肺，生津止渴。贾氏认为柿子味甘性寒，多食发痰，同酒食易醉，或心痛欲死；同蟹食令腹痛作泻，或呕吐昏闷，唯木香磨汁灌之可解。鹿心柿尤不可食，令寒中腹痛；干柿勿同鳖肉食，难消成积。贾氏的这些告诫虽然不一定全都准确可靠，但仍很值得重视。关于食物互相搭配的宜忌问题十分复杂，值得继续深入研究。

4. 吴恕

吴恕（生卒年不详），字如心，钱塘（今浙江杭州）人，元代医家，撰《伤寒活人指掌图》。《伤寒活人指掌图》一书为吴氏研究《伤寒论》的心得，成书于元代致和四年（1328 年）。书中撷取《伤寒论》及前贤有关伤寒学术经验之精华，对外感热病范畴、伤寒之传变、运气学说、伤寒 20 种脉象及发热、呕吐、结胸、痞等证的辨证论治进行了详细论述。书中“酌准料例”考证了汉制与元制药物衡量之异，“增补药目”“制药例”评述了伤寒用药炮制方法，共载方238首，是元代重要的伤寒专著之一。其中吴氏在对阴厥、阳厥的症状描述时提到了脾胃病的下利、便秘等症状，治疗上运用的小建中汤、大柴胡汤、大承气汤等皆是脾胃病的常用经方。

5. 项昕

项昕，字彦章，晚号抱一翁，生卒年不详，永嘉（今浙江温州）人，项氏喜辞章、善音律、通绘画，为元代著名医家。

项氏早年学医，得外祖父杜晓村之家传，后拜韩明善先生于越上，得所藏方论甚富。后师从陈白云，受《五诊奇胲》，历试其说皆精良。项氏为人诊病，决死生，无不立验，医术之高明，是为上工。项氏与朱丹溪的交往是其学术思想和医学生涯的转折，当时正值罗知悌去世，朱丹溪吊唁恩师后自武林返乡途经绍兴，曾与项氏讲论医学，“会金华朱彦修来越，出金元刘河间、张戴人、李东垣诸书示之”，三家之学与项氏原有的学术观点大相径庭，引起项氏的兴趣，而独疑古方不宜治今病之论，遂往钱塘，得见陆简静，“始悟古今方同一矩度也”，又往浙右（浙江西部）见葛可久，讲论刘李之学，经过一番辩论质疑，新学成为项氏的思想主流。著有《竹斋小稿》《脾胃后论》等书籍。《脾胃后论》一书，补东垣之未备，于脾胃学说更有发挥。

三、明代

1. 徐彦纯

徐彦纯（？—1384年），字用诚，会稽（今浙江绍兴）人，以儒为业，曾为吴学教谕，为元末明初医家。

徐氏为名医朱震亨弟子，精医术，尤长于本草，其汇集了金元时期著名医家如张洁古、李东垣、王海藏、朱震亨、成无己等关于本草方面的论述并加以发挥，编成《本草发挥》一书，多为明初医家用药所参考。另有《医学折衷》一书，原本已佚，后经刘纯增续，改名为《玉机微义》。原文徐氏已于卷首分出痿证一门，书中言：“痹之为证，有筋挛不伸，肌肉不仁者，与风证绝相似，故世俗多类于风痿痹证通治，此千古之弊也。”指出世人风痿痹证通治的错误，认为治疗当分其所因，“风乃阳受之，痹感风寒湿之气则阴受之，故治当异”，并引前贤治痹之方以论治。《玉机微义》中专设与脾胃病相关的“滞下门”“黄疸门”“虚损门”等篇，尤其是“滞下门”中有“太阴受湿传肾为脓血痢，风寒暑湿皆能令人作痢”之论，尚有“滞下临证为误”之论，列举了滞下之方剂及治法。除《本草发挥》《医学折衷》外，徐氏还著有未见于书目的《外科新录》《医经辨证图》《医学方论》等书籍。

2. 虞抟

虞抟（1438—1517 年），字天民，自号花溪恒德老人，浙江义乌人，明代医家。

虞氏于 1515 年著成《医学正传》，其中设“泻泄”“呕吐”“吞酸”“痞满”等篇讨论脾胃病。其论述方法，先引《内经》经义为纲，复遵丹溪法旨，间或附以己意，以成篇章，其论简明扼要。至其治法立方前，亦皆先冠以丹溪之说，次则博采李东垣等医家之方，后大多附以虞氏祖传经验，具有一定的临床参考价值。《金华府志》中有载：“义乌以医名者，代不乏人，丹溪之后，唯抟为最”。著有《医学正传》《苍生司命》《方脉发蒙》等书籍。

3. 楼英

楼英（1332—1401 年），一名公爽，字全善，号全斋，浙江萧山人，为明代浙派著名医家。楼氏从小刻苦好学，早年与哥哥楼泳一起在“岩寺”求学，攻读《易经》，学习医道。

楼家三代业医，楼英继承祖业，10 岁就开始给乡亲们诊脉治病。他接待患者不分贫富，善于了解患者的病情变化，以“阴阳五行生化万物”之说，提出诊病原则“必先分别血气、表里、上下、脏腑，以知受病之所在；次察所病虚、实、寒、热之邪以治之”。楼氏行医因人、病、时而异，施以药疗、理疗、针疗等法，治病效率高。著有《医学纲目》《内经运气类注》《周易参同契药物火候图说》《仙岩文集》《江潮论》《守分说》《仙岩日录杂效》《正传录》等书籍。其中以《医学纲目》最为著名，该书共四十卷，按人体内脏分类法编写而成，其中专设“脾胃门”。全书结构紧密，阐述条理，概括性强，为明清以来医家必读之书。

4. 戴思恭

戴思恭（1324—1405 年），字原礼，号复庵、肃斋，浦江（今浙江浦江）人，为明代著名医家。与父戴垚一起师从朱丹溪学医，尽得其传，其弟子楼师儒亦名噪吴越。

戴氏的学术思想基本上沿袭丹溪，如“气属阳动作火论”“血属阴难成易亏论”是对丹溪“阳有余阴不足论”的延伸，其他如治痰、郁等，无不在丹溪旨意上发挥，特别是选方用药更为普遍，适合临床应用。其对痛证多有论述，对中湿及伤湿的证因脉治作了较为详细的论述。关于痹病，戴氏强调风寒暑湿，皆能中人，唯湿气积久，留滞关节，故能中，非如风寒暑之有暴中也。

同时指出，腰部有寒、有湿、有风、有虚，皆能作痛，并对每类腰痛的治疗处以相应方药。关于虚损的论治，戴氏着重于脾，“有患精血不足，明知当补肾……又恐不利于脾……补肾不如补脾，以脾上交于心，下交于肾故也”，提出了“补脾重于补肾”的说法。因此，在用药方面，他重视脾肾兼顾，常用黄芪、砂仁、石斛、菟丝子之品，取法温养润燥同用，虚损辨治中特色鲜明。著有《秘传证治要诀及类方》《推求师意》、校补《金匮钩玄》，都是重新编写朱丹溪著作而成，间附己意以发挥之。如在《秘传证治要诀及类方》序中言：“得神农品尝之性，究黄帝问答之旨，明伊芳尹汤液之法，察叔和诊视之要，精东垣补泻之秘。故凡疗疾，加减用药，取效如神。”

5. 卢和

卢和，字廉夫，浙江东阳人，生卒年不详，明代著名医家。

卢氏通晓医术，尤其重视顾护脾胃，长于食疗学研究，主张多吃素食蔬菜，少吃肉食，可疏通肠胃，于身体有宜。他认为“五谷乃天生养人之物”“诸菜皆地产阴物，所以养阴，固宜食之。蔬有疏通之义焉，食之，则肠胃宣畅无壅之患”。这些论述代表了古代饮食养生思想的发展，对后世食疗学有一定贡献。卢氏推崇朱丹溪，有《丹溪先生医书纂要》《食物本草》等著作。

6. 叶文龄

叶文龄，字德征，仁和（今浙江杭州）人，生卒年不详，为明代医家。叶氏幼业儒不遂，去而学医，供职于圣济殿，升太医院吏目。甲午召诊保和有功，升御医，忽被宣召，御书“忠爱”匾额于堂。庚子再召升院判，后因母老终养，遂致仕。

叶氏辑有《医学统旨》八卷，属医学综合性图书，成书于明嘉靖十三年（1534 年）。卷一为诊断，讲述诊脉之部位、定息、平脉、持脉、脉体、相类脉、兼见脉、怪脉及妇女脉、小儿脉等；卷二至卷四，列述内、外、妇、儿、五官各科 90 余种疾病的病因证治；卷五至卷七为诸证用方，共 718 首；卷八为本草，包括用药法象、升降浮沉补泻、气味、引经、生熟用法、七方十剂等中药理论，并分九部简述 310 种药物的功用主治。临床常用的疏肝理气和胃之剂柴胡疏肝散即首见于《医学统旨》，柴胡疏肝散具有疏肝理气、活血止痛之功效，主治肝气郁滞证，表现为胁肋疼痛、胸闷善太息、情志抑郁易怒、或嗳气、脘腹胀满、脉弦等。现在临床常用于治疗慢性肝炎、慢性胃炎、肋间神经痛等属肝郁气滞者。

7. 王纶

王纶，字汝言，号节斋，约生活于明成化、正德年间，生卒年不详，慈溪古地（今浙江慈溪）人。王氏早年因父病习医，进步很快。成化二十年（一说弘治年间）举进士，后入仕途。正德年间官至右副都御史，巡抚湖广，做官时期朝听民讼，暮疗民疾，历著奇验，不断研究医学，为明代著名医家。

受金元四大家学说影响，王氏认为仲景、河间、东垣、丹溪“四子之书，初无优劣，但各发明一义耳”，故提出“外感法仲景，内伤法东垣，热病用河间，杂病用丹溪，一以贯之，斯医道之大全矣”的学术主张。王氏不仅对内伤杂病有深入的研究，对外感热病亦有阐发，既继承经典又善取诸家之长，结合自身临床实践而富于创新。他认为在同一种病邪致病的情况下，病名应根据病情的轻重而定，对风、寒、暑之邪，分别以感风、伤风、中风，感寒、伤寒、中寒，感暑、伤暑、中暑等命名。著有《明医杂著》《本草集要》。前者设有泄泻、痢疾、饮食劳倦、心腹疼痛等与脾胃病相关的内容，并专设“东垣丹溪治病方论”“或问东垣丹溪治病之法”，以发挥之。

8. 皇甫中

皇甫中，字云洲，仁和（今浙江杭州）人，生卒年不详，三代业医，继祖业，为明代著名医家。

皇甫氏参照《内经》等古典医籍，博采古方，融宋、元、明时期各家之说，并有所变通，编成《明医指掌》一书，记载内科杂证、外科疮疡、五官、妇产、小儿等科病证，有论有方。书中有痢疾、泄泻、黄疸、呕吐、痞满等内容，并记述了脾胃病的不同证型。全书强调治疗五体痹应“审其所因，辨其所形，真知其在皮肤、血脉、筋骨、脏腑浅深之分而调之”。《明医指掌》对病机的内容进行了广泛探讨，如外感六淫、气机变化、“八要”、脉象等，形成了独特体例。

9. 赵献可

赵献可（1573—1664年），字养葵，自号医巫间子，鄞县（今浙江宁波）人，曾游陕西、山西等地，《浙江通志》记载其“好学沧贯，尤善于《易》，兼精医”，为明代著名医家。

赵氏主张命门论，认为心非一身之主，而命门为真君真主；主张阴阳五行论，人身心、肝、脾、肺、肾五行俱存，而所以运行于五脏六腑之间，乃无形之相火，其根则原于先天太极之真，凡属有形即后天脾胃，而非真非根。赵氏惯用六味、八味治疗，以为六味能补真水，八味能补真火。著有《医贯》《四库全书提要》《二本一例》《邯郸遗稿》《素问注》《内经抄》《经脉考》《正脉论》等书籍，部分已佚。如在《医贯》中针对噎膈、反胃等脾胃病进行了病机根源及相关治疗的论述，专设的噎膈反胃论，对后世产生了广泛而深远的影响。

10. 张介宾

张介宾（1563—1640年），字会卿，号景岳，别号通一子，原籍四川绵竹，后徙居会稽（今浙江绍兴），为明末著名医家、温补学派代表人物。张氏通易、道、理、兵、医之学，尤精于医学。姚江黄宗羲在《质疑录》中有张景岳传，记载张氏年十四时随父游历京师，拜金英为师学医数载，尽得其传。

张氏推崇张仲景“脾旺不受邪”、李杲“脾胃为滋养元气之源”和薛己“人以脾胃为本”的学术思想，认为胃气即元气，提出“养生家必当以脾胃为先”的学术观点，在脾胃生理病理、治则治法和养生用药等方面均有所发挥。张氏治学极为严谨，师古而不泥古，辨疑而不苟，既善于继承，又勇于创新，并重视理论联系实际，对医学发展有很大贡献，著有《类经》《类经图翼》《类经附翼》《景岳全书》《质疑录》等书籍。

11. 缪希雍

缪希雍（1546—1627年），字仲淳，又字仲仁，号慕台，别号觉休居士。原籍海虞（今江苏常熟），寓居浙江长兴，老于江苏金坛，葬于常熟虞山东麓，为明代著名医家。缪氏家道中落，科举不第，因突患疟疾，久治不愈，自行检读《内经》《神农本草经》等书籍，依“夏伤于暑，秋必痎疟”，乃知疟疾为暑邪所致，经自治而愈。自此精研医道，其所创的“脾阴学说”“治血三法”等学说，更是被后世医家奉为圭臬，时至今日仍被广泛运用于临床。

缪氏不仅医术高明，而且熟稔儒家经典，精通堪舆，长于水利论策，北上京师经营水田，南下福建参与海防。他以医交友，又以志行道，悬壶江南，游走民间，活人无数，名噪一时。在不自觉卷入政治风波后，亦能主动体行其“上医医国”之理念，被东林士人引为同道，时至今日仍流传着这位“侠医”的故事。著有《先醒斋医学广笔记》一书，书中专设“脾胃卷”。另有《神农本草经疏》《本草单方》存世。

12. 唐守元

唐守元，号吾春，生卒年不详，璜溪（今浙江嘉兴）人，赘于陆，医传其业，为明代医家。

《平湖县志》记载唐守元其人术颇精，《续名医类案》记载了唐氏尤善治痘的事迹："园花祝氏儿，患痘症，遍身血迸无罅，唐捣药涂其身，糁药茵蓐上，卷起倒竖床前，合家啼骇。唐叱曰：若辈勿惊，此名蛇壳痘，必用逆，乃得脱。已而皮肤解裂，如蛇蜕然，遂愈。"此外，唐氏对吞酸与吐酸的鉴别观点流传最广，其辑《医林绳墨》中道："吞酸者，胃口酸水攻激于上，以致咽嗌之间，不及吐出而咽下，酸味刺心，有若吞酸之状也。吐酸者，吐出酸苦之水。"此观点已将吞酸与吐酸区分开来，受到诸多医家的认同。《医鉴》《医林绳墨》《后金镜录》皆为其所著。

13. 孙志宏

孙志宏，字克容，别号台石，生卒年不详，武林（今浙江杭州）人，明代医家。

孙氏侨居海盐，曾从事举业，属医学世家。他精通内、外、儿诸科，对疾病有独到见解，认为许多疾病与肝脾有关，如眩晕、胁痛、腹胀等。他将肝脏虚实证治作为肝病的诊治大纲，认为肝居于下，应注意这一特点施药。养生方面，他提出不可嗜酒，重视康宁好德对养生长寿的作用，重视情志致病所引起的肝脏病变，受肝肾同源思想启发，注重肝肾同补。此外，孙氏还认为吐酸是湿热郁于肝胃，随气上升吐出而引发；吞酸为气郁日久，不能发越，遂伏于肺胃之间，既吐不出又咽不下，加之外感肌表被风寒所束，则内郁愈甚而酸味刺心，为内热表寒证，此观点从病因病机的角度对吞酸、吐酸加以区分，较为新颖。孙氏著有《简明医彀》，成书于明崇祯二年（1629 年），意在普及医学知识。

14. 朱天璧

朱天璧，字子元，又字蘧庵，生卒年不详，仁和（今浙江杭州）人，崇祯十五年（1642 年）举孝廉，明代医家。

《海宁县志》载："谢公车，贫无旧业。以素工青囊术，因卖药海上。时兵荒荐瘥，璧行药济之，全活者万人，不计值，到于今称之。"朱天璧著《医准》数十卷（已佚）。其存世的著作为《脉旨四言举要》，全书共分为 80 篇。前 7 篇为脉理，详述脉象的形成与血管、心脏、营卫、气血、性别、诊脉部位（七诊九候），以及四时胃气等因素的关系；中 28 篇论述了平脉和诸病脉的特征、主病，以及脉病顺逆等内容；后 45 篇为六淫致病及内伤杂病的脉象特征。

15. 张遂辰

张遂辰（1589—1668 年），字卿子，号相期、西农老人，仁和（今浙江杭州）人，后卜居于武康之三桥里，为明代著名医家。张氏原籍江西，后随其父迁至杭州，少习举子业，尤精于易学，工诗词，曾以国子生游学金陵，学医缘于少时多病，因屡治无效，就自学医书，探究医理。张氏晚年隐于城东行医，因医术精湛，求医者众，以致所居的杭州城东菖蒲巷被后人誉为“张卿子巷”。

张氏是明末清初以前历代医家中尊王叔和、赞成无己之最力者，他提出“维护《伤寒论》原有编次”的观点，所著《张卿子伤寒论》至今仍是研究伤寒学的必读之书。张遂辰对医学的最大贡献，莫过于培养了一批学验具丰的弟子，最著名的是张志聪和张锡驹，此二人继承并发展了张遂辰的学术思想，才形成了名闻海内的“钱塘三张”，从而构建了钱塘学派“尊经维旧”的治学特色，张遂辰因此也成为钱塘学派的开山鼻祖。《浙江通志》称其“所著书甚多，其丹黄评定凡百余种行世，又以岐黄术济人”。其现存的著作有《张卿子伤寒论》《张卿子经验方》《杂症纂要》，已佚的有《易医合参》《简验良方集要》。

16. 卢之颐

卢之颐（1599—1664 年），字子由，一字子繇（繇生），号晋公，晚年自称芦中人，钱塘（今浙江杭州）人，为明代著名医家、钱塘学派早期人物。

“钱塘学派”作为概念最早见于陈修园的《医学三字经》，言：“大作者，推钱塘”，钱塘学派集医、教、研于一体，培养了一大批名医，开清代医林盛世。卢氏出身中医世家，其父卢复是当时著名医家，医著甚多，几乎涉及当时中医学全部领域。受其父以佛理、儒理阐释药理、医理的影响，卢氏自幼从医，青年时代就善于处方用药，对每味药物从其生长状态入手，应用易学象数比类，结合五行揭示药物对人体气机的影响，临证重视阴阳平衡和脾肾的关系，对后来钱塘学派组方用药“轻灵拨动气机”有重要启示。如《本草乘雅半偈》中有“用药法象为李东垣先生笔”之述，更有“ 唯脾胃一论，谓其以一脏具五脏体，一气备五气用，发人未发，真千古之卓见也”之表述。卢氏在 1609 年得针法于四川慧融大师，又遍参古今医籍，与其父一边著书立说，一边在钱塘讲授医学，从其学医者甚众。著有《本草乘雅半偈》《摩索金匮》等书籍。

四、清代

1. 陈士铎

陈士铎，字敬之，号远公，约生于明天启年间，卒于清康熙年间，浙江山阴（今浙江绍兴）人。据嘉庆八年《山阴县志》记载：“陈士铎，邑诸生，治病多奇中，医药不受人谢，年八十卒。”陈氏幼习儒术，初为乡间诸生，后因仕途不成，遂弃举子业，潜心研究医学，以“良医济世”为勉，治病多奇中，从不计酬。他平生好学，爰著书立说，其著作之丰，当为浙中之佼佼者。

陈士铎在脾胃理论和治法用药方面多有创新和发挥，其脾胃思想均来源于补土派与温补学派，他主张分责心肾以治脾胃，善于补益命门水火以治疗脾胃升降失常，注重调和命门水火以平调脾胃生克。

此外，陈氏在《辨证录》中记述消渴症“得食则渴减，饥则渴尤甚”，为当代学者发现谷物保护下的血糖曲线提供了古代文献支持。这是中国古代记录碳水化合物对胰岛功能有保护作用的临床经验记载。陈氏著有《外经微言》《本草新编》《辨证录》《石室秘录》《洞天奥旨》《脉诀阐微》等书籍。

2. 张志聪

张志聪（1616—1674 年），字隐庵，浙江钱塘（今杭州市西）人。清代医学家。祖居河南，九代世医，自称张仲景后裔。

张志聪出身医学世家，少年丧父，遂弃儒习医，拜入张卿子门下，后又受到卢之颐学术思想的影响，属伤寒学派，强调阴阳，主张运气，注重药物的制化、升降浮沉等，从事《伤寒论》《本草纲目》的研究，成一家之言，对陈修园等清代医家影响很大。如张氏治疗水肿一案，起手用宣肺法，提壶揭盖治其标，续用六君子汤加味补脾温肾固其本，可见其辨证精当，治病求本，尤为重视后天之本。自建侣山堂于杭州胥山（即吴山）后，招同道、弟子数十人，讲论医学，为中医教育民间授徒形式之一大发展，其门徒甚众，以高世栻最为著名。

张氏有《黄帝内经素问集注》《灵枢经集注》《伤寒论宗印》《金匮要略注》《侣山堂类辩》《本草崇原》等著作行于世，《针灸秘传》已佚。晚年（1673 年）又著《伤寒论纲目》九卷，复集《伤寒论》各家注而为《伤寒论集注》，书未成而卒，由门人续撰为六卷。《黄帝内经素问集注》一书，是张氏和门徒集体智慧的结晶，对研究《内经》有较大的参考价值，为《素问》注解类的佳作。张氏对脾胃病有专论，如在《侣山堂类辩》中专列“能食而肌肉消瘦辩”“枳术汤论”“太阳阳明论”三篇，论述了胃强脾弱的病机及治疗方法，其胃强脾弱之说遵《内经》《伤寒杂病论》之旨，发前人之未发，至今对临床仍有指导意义。

3. 高鼓峰

高鼓峰（1623—1670 年），名斗魁，字旦中，浙江鄞县（今浙江宁波）人。高氏少时喜好书法，兼好医药方书。因举兵抗清败归，遂由儒而精医。

高氏论病偏重内因，治疗上着重调整水火之偏、补气升阳和疏肝解郁，并进一步阐发了温补学说。他认为人以元气为本，病以内因为主，治疗始终不忘顾护元气。用药偏于温补，主张用扶正的手段以达到祛邪的目的，主要用六君子汤、四君子汤、理中汤、建中汤、香连丸等方剂治疗脾胃病。他提出："七情内伤，脾胃先病，治先补土，此方是也。"故在临床中善用补中、归脾诸方。还提出肾病为虚邪，用滋肾生肝饮去木中之水，创制了滋水清肝饮一方。

著有《四明心法》（又名《医家心法》）三卷、《四明医案》一卷，另遗著诗文有《桐斋集》《语溪集》《冬青阁集》数种。

4. 林澜

林澜（1627—1691 年），字观子，学人称莱庵先生，浙江杭州人，明末清初医家。精六壬、奇门、太乙、图纬、占候、风角，兼精医。晚年喜讲养生之道。他仿照滑寿，将《灵枢》《素问》两书合而为一，撰成《灵素合抄》一书，为医学界所宗。

他意识到古今气运、南北地宜有别，提出按方证分类，对外感病证给出了清晰的六经辨治体系，对各方证给出了准确的病机概括。此外，他认为桂枝能补脾土，葛根能解阳明内热，少阳胆热胃寒，中焦脾寒胃热，病皆且寒且热，故治不可单寒单热，热入血室，男女皆有。他按照《伤寒论》理法方药贯通的原则，为大量有论无方的《伤寒论》条文补充了后世临床疗效卓著的时方、验方、验案，如治发黄的茵陈茯苓汤及其加减变化方，治呕吐、干呕的藿香正气散、赤茯苓汤、茅根汤等。

林氏著有《灵素合抄》《伤寒折衷》《壬戌新钞》《武林杂志》《学庸集说》《论孟汇解》《读史写琰录》《古今名臣经济录》《古今圣贤录》《西湖逸志》等书籍。

5. 高世栻

高世栻，生卒年不详（一说生于 1636 年），字士宗，钱塘（今浙江杭州）人，钱塘学派代表人物之一，清代医学家。年少时家贫，因科举不中，遂在倪冲之门下学习岐黄之术，后师从张志聪，全心协助张氏编纂书籍、校注古籍。高氏作为侣山堂的代表人物之一，主持书院的教学工作，讲学论医，著述传道。

高氏从气血、阴阳、水火、辨证、治疗用药等方面系统阐述了人体阳气的重要性，提倡要在临证中注重温补阳气。例如，高氏针对血证日久未被治愈，以致成终身痼疾者，提出当分别寒热阴阳，对于属寒属虚者，禁用寒凉，当宜温补，指出"温暖则血循经脉，补益则气能统血"，这种温补思想在当时盛行寒凉之风的背景下可谓是足音跫然。

高氏著有《黄帝内经素问直解》《医学真传》，以及与张志聪合著的《本草崇原》《伤寒论集注》，另有《灵枢直解》《金匮集注》诸书，未见传世。

6. 张锡驹

张锡驹（1644—？），字令韶，钱塘（今属杭州）人，清初著名医家。张氏早年随父研习医学，后又师从清初名医张卿子学习岐黄之术。他在习医的过程中逐渐认识到成无己对《伤寒论》注解的诸多不足，于是对《伤寒论》进行了重新注解，名曰《伤寒论直解》。此书以《素问·天元纪大论》之气化理论为依据阐释《伤寒论》全书，为后世研究和运用《伤寒论》提供了重要参考，是气化学派的代表作。

张锡驹在《伤寒论直解》中多次提及胃气，在注解平脉法的时候指出："合下四节，以明人之五脏，上合天之四合三阴，下合地之五方五行，而四时又皆以胃气为本。"所以张锡驹在注解完《伤寒论》之后意犹未尽，还写了一本《胃气论》，一方面是为了纠正当时俗谚"饿死伤寒"的偏误，以《伤寒论》中用药顾及胃气的文字作为说明；另一方面在张锡驹的心目中，胃气的确有非比寻常的地位，为了说明胃气的重要性，他首先从疾病的传变入手，《胃气论》言："邪气之中人，始于皮肤，留而不去，传舍于络脉，留而不去，传舍于经，留而不去，传舍于俞，留而不去，传舍于伏冲之脉，留而不去，传舍于肠胃。"正因如此，所以"倘先虚其肠胃，则风寒之邪，未有不乘虚内入，真所谓迎贼入门者也"。所以说："凡人子始于肾，资生于胃，盖以肾为先天，胃为后天，先天之气赖后天之水谷以生。"

7. 李用粹

李用粹（1662—1722年），字修之，号惺庵，由浙江鄞县迁居上海，为清康熙年间著名医家。李氏幼得家传，博览医书，精研《灵枢》《素问》，审其异同，穷其辨证，深得奥秘，擅内科、妇科诸证，精于诊脉、用方。

《证治汇补》为李氏代表作。全书首注《灵枢》《素问》，下注诸书，冠以提要，附以己见，尤详于辨证论治，以脉法为诊断之本，后世重之。门人唐廷翊等将李氏父子临证验案辑成《归德堂医案》。在长期的医疗实践中，李氏积累了丰富的辨治经验，时人有言"其决病也，如洞垣之照"。如常见的腹痛一症，他常根据疼痛部位特点、作止规律而辨其寒热虚实，定性定位，言："暴伤饮食，则胃脘先痛而后入腹；暴触怒气，则两胁先痛而后入腹。血积上焦，脾火熏蒸，则痛从腹而攻上；血积下部，胃气下陷，则痛从腹而下坠。伤于寒者，痛无间断，得热则缓；伤于热者，痛作有时，得寒则减。因饥而痛者，过饥即痛，得食则止；因食而痛者，多食则痛，得便乃安。吞酸腹痛，为痰郁中焦；痞闷腹痛，为气搏中州……气虚痛者，痛必喜按，呼吸短浅；血虚痛者，痛如芒刺，牵引不宁。"《旧德堂医案》中不乏李氏现身说法之案例，如"一患者因食蟹腹痛，发则厥逆，月余不愈。延李氏商治，述前服平胃二陈，继服姜桂理中，不但无效，反增胀痛。李用粹曰：痛非一端，治亦各异。感寒者绵绵无间，因热者作止不常，二者判若霄壤。尊恙痛势有时，脉带沉数，其为火郁无疑。虽因食蟹，然寒久成热，火郁于中，热郁似寒，厥冷于外。此始末传变之道，明训可考。奈何执泥虚寒，漫投刚剂，是以火济火，求愈岂不难哉"。遂以四逆散加酒炒黄连投服，1剂而愈。

8. 柯琴

柯琴，字韵伯，号似峰，生卒年颇有争议，浙江慈溪（今浙江余姚）人，清代伤寒学家。《清史稿》载其"博学多闻，能诗古文辞，弃举子业，矢志医学。家贫游吴，栖息于虞山，不以医自鸣，当世亦鲜知者。著《内经合璧》，多所校正，书佚不传。注《伤寒论》，名曰《来苏集》，其分为《伤寒论注》四卷、《伤寒论翼》两卷、《伤寒附翼》两卷"。柯氏作为辨证论治派的代表人物，对《伤寒论》的思想既有继承又有创新，提出了许多真知灼见，如"六经地面说""阴阳总纲论""六经为百病立法""合病并病思想"等。柯氏认为，伤寒六经包括人体的六个病位，即六个"地面"。其中"内自心胸至胃及肠，外自头颅，由面至腹，下及于足，是阳明地面。由心至咽，出口颊，上耳目，斜至巅，外自胁内肝胆，属少阳地面"，阳明地面涉及心胸胃肠，故有栀子豉汤证、白虎汤证、承气汤证。同时，他"以方名证，因方类证"的观点较为贴近临床实际，若其人平日心火不足，胃中虚冷，故太阳寒水得以内侵，虚阳郁而不舒，寒邪凝而不解，寒热交争于心下，故成泻心汤证；若伤寒吐下后，心下痞硬，噫气不除，则心气大虚，余邪结于心下，心气不得降，当用旋覆代赭汤。柯氏不拘于对仲景旧论的考订，着重对辨证论治的阐发，深受后世医家的推崇。在他的启发下，后世有按法类证、按因类证、按症类证、按理类证等辨证方法，从不同的角度全面揭示仲景辨证论治的规律。

9. 俞根初

俞根初（1734—1799年），名肇源，浙江山阴（今浙江绍兴）人，出身医学世家，生性慧悟，勤奋好学，弱冠即通《内经》《难经》，尤精于伤寒研究，而立之年即名噪乡里。俞氏一生诊务繁忙，诊余之暇，将临证所悟编著成书，名曰《通俗伤寒论》，对伤寒及温病的辨证论治规律进行了比较深刻的论述，该书为其临床多年“熟验而得”之作，被誉为“四时感证之诊疗全书”，后经过几位医家（如何秀山、何廉臣等）的补充完善，改名为《重订通俗伤寒论》，奠定了绍派伤寒的学术理论体系。本书虽名为伤寒，实则包括温病和一些内伤杂病，尤其对脾胃病阐发颇多。书中所涉及的脾胃病主要包括胃痛、便秘、腹泻、痞满、腹痛、呕吐等，每种疾病因致病原因、病程进展及相关病位不同，俞氏在遵循仲景之治疗原则基础上，综合其临证经验及体会，予以新的治疗方法，为后世留下了珍贵的资料。在脾胃病诊断方面，他认为外感伤寒常夹杂胃经、脾经病变，如“兼大肠经证，胸膈硬满而呕，腹中痛，发潮热，大便秘，或反自利”。另外，脾经、胃经亦可兼夹他经病证，如“太阴兼证，兼心经证，神烦而悸，汗出津津，似寐非寐，或不得卧，兼肝经证，心中痛热，饥不欲食，食即呕酸吐苦，胸胁满痛，甚则霍乱吐泻”。因此俞氏用方特点包括善用古方，重视脾胃，法不拘泥，取舍得当，因地制宜，重祛湿邪，方药轻灵实用，值得我们探究学习。《重订通俗伤寒论》于 1956 年由新医书局出版，现存 1916 年铅印本。

10. 章楠

章楠，字虚谷，生卒年不详。会稽（今浙江绍兴）人。清乾隆、道光年间名医。

章氏年少时羸弱多病，遂嗜岐黄之学，而尤殚力于仲景之书，参儒释之理，潜心研究，溯流穷源，后又游历广东、河北、苏州等地，遇同业学者，莫不趋访就正，遂精于术。学术上章氏推崇《内经》，精于《伤寒论》，又撷取刘河间、李东垣、朱丹溪、张景岳等医家之精华，善于治疗杂病。又精于《周易》，解释了五行之中，为何独以土为太极之廓，阐述了土在五行之中的重要性与特殊地位，对于中医脾胃学说的发展颇有影响。著作有《伤寒论本旨》《医门棒喝》。

11. 王士雄

王士雄（1808—1868 年，一说 1863 年），字孟英，号梦隐（也作梦影），又号潜斋，别号半痴山人、睡乡散人、随息居隐士、海昌野云氏（又作野云氏）。祖籍浙江海宁盐官，后迁居钱塘（今杭州）。清嘉庆至咸丰年间著名温病学家。

王氏医学得之家传，曾祖王学权精于医，著《重庆堂随笔》，祖父王国祥、父亲王升亦业医，王氏自幼酷嗜医学，益潜心于温病研究及临证，纂《温热经纬》五卷，盖成温病学说之集大成者。王氏用药轻灵，尤其注重顾护胃阴，认为霍乱的主要病变部位在中焦脾胃，治疗上主张从去除病邪、恢复脾胃升降功能入手。如从王氏治疗晨泄案中，观其舍四神、桂附，而取抑肝扶脾法，可见其辨证精准，不囿于时弊，重视脾胃气机升降。除《重庆堂随笔》外，王氏还有《随息居重订霍乱论》《随息居饮食谱》《归砚录》《潜斋医话》《王氏医案》等著作。

12. 高学山

高学山，字汉峙，会稽（今浙江绍兴）人，清初医家。精研仲景之学，擅长伤寒杂病，对仲景之旨有颇多发明，如阐释传经规律，尤以阳明病之论述最为经典，他在喻嘉言《尚论张仲景伤寒论》的基础上发挥己见，完善了胃中气机出入与寒热传变的理论。研究并注解《伤寒论》《金匮要略》，撰有《伤寒尚论辨似》《金匮要略注》（后改名为《高注金匮要略》）等书。

13. 雷丰

雷丰（1833—1888 年），字松存，号少逸、侣菊，清代道光至光绪年间医家，祖籍福建浦城，后随父辗转徙居浙江，先迁龙游，再迁衢州柯城。

雷丰之父雷逸仙师从新安名医程芝田，雷丰幼承父训，并得程氏真传，崇尚仲景之学，又考金元时期刘完素、张从正、李东垣、罗天益、王好古、朱丹溪等医家的诊治之法，参阅明清医家刘草窗、张介宾、舒驰远、叶天士、吴鞠通等人著作，结合自身临床经验，终成大家。雷丰收弟子多人，包括程芝田的后人程曦，以及江诚、叶霎蕃、叶训聪、张位等人，其子雷大震（字福亭）也继承了他的学术思想，民国龚香圃、叶伯敬、祝蔚文、江钟灵等名医亦受其影响。雷氏重视对脾胃的调治，防病邪传变必调补脾胃，调补脾胃则五脏安和，其用药也遵循“治中焦如衡，非平不安”的原则，讲究轻、灵、精、专。选药精准，用量轻，药味少；常用灵动之品，最忌呆滞滋腻；精而不杂，用药专一；喜用药引，善用药对，常用药对包括治肝之白芍与防风、黄连与川楝子，治脾之炮姜炭与吴茱萸、荷叶与葛根、升麻与桔梗，治肾之补骨脂与菟丝子，理气之木香与陈皮，治血之黄芩与白芍，治湿之茯苓与泽泻、苍术与厚朴等。著有《时病论》《雷少逸医案》《脉诀入门》《病机药论》《药引常需》《药赋新论》《本草诗三百首》等书籍。如针对泄泻一病，《时病论》据其病因病机不同而有飧泄、洞泄、寒泄、暑泄、湿泄、痰泄、食泄的区别，并列有病机分析和不同的遣方用药。

14. 仲学辂

仲学辂（生卒年不详），字昴庭，清末本草学家。初行医于宁波一带，后于钱塘开设杭垣医局并持续20余年，著《本草崇原集说》。仲氏推崇从运气角度认识药性，仲氏认为五运主于内，为人身内部环境之变化；六气主于外，为外界对人体的影响，而中焦枢纽受损，五运有伤，则会影响一身气机的升降出入。仲氏运用象形思维治疗血痢，曰："肠内有血管矣，山药随所杵之窍而长满。性能塞管，用山药为君，配血药而愈。"山药为薯蓣的干燥根茎，周身长满根须，扎根于土壤中，可将周围的空隙长满，有填塞缝隙之特性。血痢日久不愈之患者，必伤及肠内血管，山药有补气之效，以山药为君治之，配以活血药物，可作用于肠内血络，能起到鼓舞正气、祛瘀生新之效。

第二节 近现代名家

中医药学博大精深，源远流长，乃华夏百姓之瑰宝，中华文明之荣光。浙派中医，守正出新，名医辈出，近现代也涌现出了一批脾胃病名家，在脾胃病的诊治方面作出了贡献，积累了宝贵的临床经验。他们的许多学术观点和临证经验与当今中医治疗脾胃病的主流思想有着密切联系，是我们开拓诊疗思路、提高临床疗效的源头活水，值得深入挖掘整理研究，现辑录如下。

一、何廉臣

何廉臣（1861—1929年），名炳元，晚年又号“越中老朽”，浙江绍兴人，清末民初名医。何氏一生致力于中医发展事业，精通内、妇、儿各科，对外感热病学术贡献尤多，因其医学造诣精深，与裘吉生、曹炳章并称“医林三杰”。他的主要著作有《重订广温热论》《感症宝筏》《湿温时疫治疗法》等。其重新校勘的《增订通俗伤寒论》，被推为“四时感证之诊疗全书”。何氏晚年向全国发起征集名家医案活动，汇编成《全国名医验案类编》，以保存民国名医的宝贵临床经验，成为治疗急性热病的重要参考书。何氏论治血证崇尚缪仲淳、王清任、唐容川诸家，并结合自己的经验而成一家之言，其中以论治吐血、呕血最为精辟详尽。他说：“呕血吐血，同出口中。呕则血出有声，吐则血出无声；吐则其气尚顺，呕则其气更逆；呕血病在于肝，吐血病在于肺，故呕血重而吐血轻。”遣方用药遵循脏腑辨证，他指出：“便血一证，外感六淫皆能致病，非黄土汤、当归散二方所能统治。必先治肠以去其标，后治各脏以清其源。”

二、胡宝书

胡宝书（1869—1933年），名玉涵，别名治安，以字行，浙江绍兴人，绍派伤寒医家中的杰出代表，著有《伤寒十八方》。胡氏业医40余年，精研时病，亦通杂病，对医理多有发微，临证每有效验，可谓学验俱丰。胡氏在泄泻、痢疾、胁痛、黄疸、鼓胀等脾胃病的治法方药方面颇有特色。胡氏治疗泄泻和痢疾的医案不少，占有记载的脾胃病医案的四成。他治疗泄泻和痢疾时治法有相似之处，涉及利湿、补虚、消导、润燥等法，颇为灵活，处方用药也别具一格。胡氏认为湿热为患是泄泻和痢疾发病的主要因素，清热利湿是其常用治法。若脾肾阳气虚衰，脾阳不能温煦，运化水谷失常，亦可引起泻痢，可用人参、附子、菟丝子温肾补火，白术、茯苓、益智仁温脾助运，温补脾肾而止泻。前贤有云“无积不成痢”“痢无止法”，提示泻痢的治疗要重视内有积滞的病机，不可贸然止痢。胡氏在此方面颇有经验，对于气滞不通或内有积滞的痢疾采用消导缓下法，处方用药也十分到位，善用槟榔、木香、厚朴理气宽中，配合麦芽、焦六曲消食去积，冬瓜仁、瓜蒌皮、滑石缓下导滞，以消导通下而止痢。

三、范文甫

范文甫（1870—1936年），名赓治，字文虎，浙江鄞县西乡人。范氏自幼聪慧好学，才智过人，初习举子业，后无意仕途而弃儒从医，尊崇仲景之学，悉心研究《内经》《伤寒论》《金匮要略》等典籍，医技精湛，能穷经典之蕴奥，师各家之所长。从医40余年，蜚声杏林，门墙桃李，遍及江浙，为近代著名医学家。因其平时不拘小节，大智若愚，而有“范大糊”之雅号。又因其医理、书法、诗文被申甬士林誉为“三绝”，故又有“医林怪杰”之称。

他业医40余载，重视临床实践，博采众长，不仅善用经方，亦好用时方成方，素以组方精练而著称，处方用药，审慎果敢，当机立断，且匠心独运，常获桴鼓之效，使人惊叹而钦佩。范氏最反对胸无定策，漫无主见，杂药乱投之庸医。主张灵活处方用药，应重则重，当轻则轻。范氏曾自拟栝楼薤白方治疗胃脘痛，疗效显著。本方系仲景治胸痹三方（栝楼薤白半夏汤、栝楼薤白桂枝汤、橘枳姜汤）综合而成，组方合理，功能全面，只要稍作增减，自有一剂效、二剂已之妙。

四、张山雷

张山雷（1872—1934年），名寿颐，江苏嘉定（今上海市）人，清末民国时期医学家。张山雷禀赋聪明，自幼好学，曾精研文学，博闻强记。后因母病开始学医，先后随当地老中医俞德琈、侯春林及吴门黄醴泉诸先生学习内科，后又随朱阆仙学习外科。数年后，学业大进，不少亲友邻居请其诊病，均能应手取效。鉴于当时西方医学的传入，中医日受排挤。因此，自出家资，筹设中医学校于黄墙村家塾，拟定教学计划，编纂讲义，后又应浙江兰溪中医专门学校的聘请，担任教务主任，编写教材，并亲自执教，先后长达15年。受业学生达600多人，为中医人才的培养作出了贡献。张氏善从肝辨治脾胃病，重在疏肝气、柔肝体、补肝阴，疏肝不忘运脾，柔肝兼顾扶土，补肝借助滋肾，通补并用，标本同治。脾胃运化恢复，肝之疏泄正常，阴阳平衡，则脾胃之病得愈。

张氏著有《难经汇注笺正》《脏腑药式补正》《中风斠诠》《疡科概要》《沈氏女科辑要笺正》《医事蒙求》《脉学正义》《本草正义》《小儿药证直诀笺正》《医论稿》等书籍。

五、裘吉生

裘吉生（1873—1947年），原名庆元，字激声，后改吉生，晚年自称“不老老人”，浙江嵊县人，出生于绍兴。是近代著名医学家。他早年参加过同盟会。1912年后，一直从事中医事业，在绍兴行医，在医界颇有声誉，素重医德。1915年裘吉生组织成立神州医药会绍兴分会并任会长，重新刊行《绍兴医药学报》并任主编。1921年移居杭州，成立三三医社，出版医书，继续办刊物（改名《三三医报》），又开办三三医院。1929年，裘氏作为浙江代表赴沪参加知集会，抗议废止中医案，他慷慨陈词，鼓舞斗志，并亲自参与南京请愿抗争活动，为保存中医积极奔走。1947年因患肝病逝世。

裘氏治脾胃病首辨燥湿，以此分胃痛和脘痞，进而依症立法，随法遣药。四诊中尤重望问，望诊又以望舌苔为要，问诊重详察病情。重视肝胃关系，创制了疏肝和胃散，用于治疗肝气犯胃导致的胃部不适。此外，裘氏对运用古方治疗痢疾亦颇有心得，认为某些经方或时方非皆所宜，而对于一些疗效显著的丸方则青睐有加。因此，裘氏诊治脾胃病，医理治法清晰明了，处方用药自出机杼，足可为后学之范式。整理出版有《三三医书》《国医百家》《医药丛书十一种》《医药丛书五十六种》等著作，刊行《三三医报》等刊物。

六、何公旦

何公旦（1876—1941年），号颂华，生于光绪初年，其时科举尚未废除，故幼年勤习举子业，因而诗文、书画并精，又能治印，后因仕途无望，弃儒从医。何氏研究精深，临诊多效，故声名大噪，求医者络绎不绝，有远自湘、滇、鲁、粤诸省前来就诊者。杭州之浙江中医专门学校成立后，何氏一直兼任教职。对脾胃病诊治有丰富的临床经验，既有理论阐述，又有具体方药。如对噎嗝的治疗，何氏认为此病初起，治宜调心脾以疏结气，填精血以滋枯燥，此为治疗大法。又如对于痞满一证，他认为痞虽虚邪，然表气入里，热郁于心胸，应用苦寒为泻，辛甘为散，诸泻心汤所以寒热互用也。至于内伤杂病之痞满其理亦一，有寒热虚实之不同，治疗或温中化滞，或辛温泄浊，或辛甘温阳，或升清降浊，或温补脾元，或行气散结等。

七、王邈达

王邈达（1878—1968 年），名孝检，号若园、盎叟、覆船山农，嵊县普义乡（今浙江绍兴嵊州）白泥墩人。王氏博古通今，尤精《周易》。早年就读于杭州紫阳书院，遵父命弃儒从医，遍读家藏医籍。27 岁开始在家乡行医，后至沪、杭等地，医名渐著。1919 年，在嵊县开办芷湘医院并任院长。1924 年，因在杭州以处方一剂治愈富商沈某重病而被誉为“王一帖”，朝鲜著名汉医也来函求教。1945 年后，与史沛棠等人合办杭州六通中医疗养院，任院长兼中医部主任。中华人民共和国成立后，为浙江省中医研究所顾问，还曾担任浙江省第一、第二、第三届政协委员，浙江省文史研究馆馆员。1953 年，向卫生部提出振兴中医事业的书面建议，并将所藏医书 1692 册献给国家。王氏行医 60 余年，擅长脾胃病和内科杂病。在脾胃病的治疗上力主医易相通的观点，运用易理解释阴阳之道与生理、病理、方剂等各方面，认为“阴阳即体用，体中有用，实中有虚，言科学以达体用，通虚实而成一贯；证验古今，合科哲为一炉”。王氏临床用方不拘古今，民间单方，择善而采。

王氏代表作有《汉方简义》《伤寒论讲义》《学医十步骤》，详校补订了高学山《伤寒尚论辨似》与《金匮要略注》。他在书法方面也颇有建树，尤精篆书。对易学也有较深研究，所著《地理辨正揭隐》与《仰观俯察》名噪一时，因此他也被称为“一代儒医”。

八、曹炳章

曹炳章（1877—1956 年），字赤电，又名彬章、琳笙，鄞县人，近代医家。曹氏幼承庭训，理业务之暇，诵医经，师从方晓安，习《内经》《金匮要略》及历代医书，历七载深悟其理，声名鹊起，应聘任药栈经理，兼行医。广搜医籍，精研之，术益精。曾任《绍兴医药月报》编辑，创办《药学卫生报》，开办和剂药局。曹氏主张博览群书，反对保守偏执、墨守一家之法，以应对临证多变之病证。曹氏精脾胃病、儿科病及内科杂病，熟谙药性。他博采众长，师古不泥古，常说："古人随证以立方，非立方以待病。""只有板方，没有板病。"针对脾胃病的治疗，曹氏临床用药主张加减变通，遇疑难危病，或补或泻，进退自如，每收桴鼓之效。还常嘱患者注意饮食卫生，避免暴饮暴食，讲究饮食宜忌。

曹氏精选古医籍 365 种，编成《中国医学大成》，分医经、药物、诊断、方剂等十三类，对中医古籍的保存作出了贡献。其著述甚多，除《霍乱寒热辨证》《辨舌指南》外，尚有遗稿 22 种。

九、张艺城

张艺城（1879—1954 年），名兰，桐乡人，早年从乌镇名医沈子威游，行医 50 余年，精内妇诸科，尤长温热病治疗。张氏认为临床所见温病，从出现的症状来看，大多以伏邪为主，至一定季节环境，趁人体正气虚弱之际，由春风、秋凉等外邪引动而发病。他认为治疗温病，应因势利导，引邪外达，阳明为藏湿之地，热久则湿渐酿痰，或中虚则饮食入胃，不能游溢精气，上归脾肺，通调水道，下输膀胱，积水谷之湿酿成痰饮。致使谷食式微，胃气不充。以致胃失通降，中焦痞塞。甚则可痰蒙包络，神识昏糊。治法当重在"化"，以芳香化湿、清化痰热、醒脾和胃。他常以王氏连朴饮加霍香治疗，对夹有痰热者加川贝母、黄芩、瓜蒌、芦根等。他还认为温为阳邪，侵犯人体，最易耗气伤津，初中之时以伤肺胃之津气为主，治疗过程中应时刻注意益气护津，他在处方中常用西洋参或高丽参，重者则两者合用。常用方为生脉饮合沙参麦冬汤加减。

十、施今墨

施今墨（1881—1969 年），原名毓黔，字奖生，祖籍浙江省杭州市萧山区，近代中医临床家、教育家、改革家，"北京四大名医"之一。施今墨毕生致力于中医事业的发展，提倡中西医结合，培养了许多中医人才。他长期从事中医临床工作，治愈了许多疑难重症患者，创制了许多新药，向国家献出 700 个验方。为中医事业的发展作出了突出贡献，在国内外享有很高的声望。施氏治胃肠病注重脾胃同调，内外兼顾，十分注意调理他脏。具体有十一种方法，即寒宜温、虚宜补、热宜清、痛宜通、腑实宜泻、积滞宜消、肠滑宜涩、嘈杂宜和、呕逆宜降、津枯宜生、下陷宜升。用药时十分注意辨药物的性味、归经、阴阳、厚薄、升降、浮沉、补泻、六气。灵活运用五味配五脏、五行生克制化关系及虚则补其母、实则泻其子等法则。若病重药轻、病轻药重、病深治浅、病浅治深，虽方药无误，但仍难奏效，必须恰如其分，方能药到病除。所传《施今墨医疗经验集》《施今墨医案》《施今墨对药临床经验集》等著作，均系门人所辑。

十一、陈无咎

陈无咎（1884—1948 年），原名瑞梯，字揽登。民国后更名白，字无咎，号凤雏。世居义乌黄山，村旁有黄山溪流过，行医多以“黄溪”为号。陈氏是一位杰出的中医临床家、教育家，是医经学派的集大成者，同元代丹溪朱震亨、明代花溪虞天民，合称“义乌三溪”。陈氏论治脾胃病必宗《内经》，参以丹溪、花溪之学，并用以付诸实践；他重视西学，依靠扎实的西医基础知识，衷中参西，取长补短。对脾胃病的解剖病理、病因病机论述详尽，治疗上遵古而不泥古，立法新颖，自创验方。陈氏论治脾胃病观点独到，如以消食祛风法治噎膈，消磨食积法治胃痛，实肠虚胃法治反胃，清补并用法治胃胀，清胆和胃法治胆枯。并根据不同疾病的病机治法制订痛膈汤、驱寇方、通胃汤、缩胃饮、清胃饮及还胆汤等验方，治法理念独树一帜，遣方用药别具一格，对临床治疗类似脾胃病极具借鉴意义。著有《墨经悬解》《陈无咎医学八书》等著作。

十二、祝味菊

祝味菊（1884—1951 年），名积德，字味菊，祖籍山阴（今浙江绍兴）祝家桥。接受过中医、西医教育，是近代我国较早在理论和实践上提倡中西医结合的医家之一。其治病匠心独运，注重扶阳祛邪，无论是稚阳之体的小儿还是成人，为病无论寒热，治疗时都应注意顾护阳气。他说：“吾非嫉凉，亦非崇温，求真而已。”在临床上，祝氏善用附子，甚至在治疗脾胃病时也常以大量附子为主药，常可出奇制胜，屡起沉疴，故被称为“祝附子”。

祝氏著有《伤寒新义》《伤寒方解》《病理发挥》《诊断提纲》等书籍。

十三、金子久

金子久（1870—1921 年），名有恒，以字行，祖籍杭州，后迁居浙江桐乡县大麻村，清末民初医家。金氏自南宋以来，世代业医。金子久之父芝石，精儿科，亦治内科。他承家学，随父应诊。1915年在沪南慈善会施诊，医名大噪，晚年居乡里，四方求诊者众，遍及周边各省。慕名从学者亦达百余人。金氏治脾胃虚损杂证，主张以《金匮要略》为准则，吸取东垣、丹溪、景岳、喻昌、叶桂等诸家长处。强调四诊合参，尤重切脉，对诊皮肤、察咽喉有独到经验，重视脾胃，推崇“轻可去实”，方药清灵甘淡，讲究炮制，善用药引。运用调升降法治疗脘腹痛，其辨证用药思路缜密，用法精当，且有独到之处。

金氏医案语多俪体，被《清代名医医案精华》收录。著有《金子久医案》《和缓遗风》《问松堂医案》等书籍。

十四、颜芝馨

颜芝馨，生卒年不详，浙江鄞县人。晚清江浙名医张禾芬的入室弟子，生前悬壶于宁波市鼎新街。通文精医，长于内科，颇具盛名，行医以谨慎著称。取生平医治不效之症，详述始末。治病有常变二法，一般病宜用常法，以平稳和缓为主，若病轻药重，易伤真元。若遇重症危症，则须果断大胆用重剂取胜，始能起沉疴、挽垂危，若病重药轻，服之不但无效，反而贻误病机，使病情恶化，错失良机后，再用重剂则不及矣。

颜氏著有《温病条辨歌括》刊于世，另辑《志过集》一卷，但未见刊行。

十五、陈良夫

陈良夫（1868—1920年），名士楷，字良夫，号静庵，嘉善魏塘镇人。陈氏少怀大志，勤奋好学。清光绪十三年（1887年）中秀才，后弃儒习医，师从同县名医吴树人。吴授以祖师张希白、吴云峰等著作，陈良夫皆亲自抄录，朝夕诵读。更博览《内经》《难经》《伤寒论》《金匮要略》等经典著作，深得奥旨。对刘河间、李东垣、朱丹溪、张景岳四家学说，融会贯通。手录吴树人《延陵医案》，时时温习，探其精微。悬壶不久，名声日噪，嘉兴、平湖、金山、上海等地慕名求治者络绎不绝。陈氏精于切诊，长于时症，亦善调理，治疗杂病极重七情六气，对脾胃肝病更为擅长。陈氏对于泄泻的认识，在病因上突出湿邪，在病机上重视脾肾虚衰，并提出了“便薄不实，大多是脾虚湿盛”和“初泄伤脾，久泄伤肾”等观点，临床强调“祛湿即止泻，治脾不应，则应补肾，并着重调理脾胃功能”的治疗原则，用药能随症变化出入，积累了丰富的临证经验。陈氏行医30余年，名盛当时。其弟子有近30人，传其衣钵，有声于时。惜诊务繁忙，未暇著作，所遗《颍川医案》12 册系门人孙凤翔、陈昌年等随诊记录，整理而成，后由其子陈可南保留至今。其中部分医案收入秦伯未《清代名医医案精华》。1949 年后，中医学院教材亦采用陈良夫医案施教。时任浙江中医专科学校（现浙江医药高等专科学校）校长范耀雯为之题“国医导师”匾额。1981 年，浙江中医研究所与嘉善县卫生局合编的《近代名医学术经验选编——陈良夫专辑》一书，由人民卫生出版社出版。

十六、叶熙春

叶熙春（1881—1968 年），名其蓁，别署问苍山主人，浙江宁波人，后迁居钱塘（今杭州），幼随祖母居武林门外响水闸，为近代著名中医学家。叶氏博览群书，治学严谨，深得《内经》《难经》《伤寒论》《金匮要略》等经典医著奥旨，对金元明清诸家学说亦兼收并蓄，融会贯通。临证方面，叶氏经验丰富，精通内科、妇科，对外感时症、内伤虚劳、痰结饮留等均有独到之处。治疗胃病，叶氏亦能自出机杼，别具一格。治疗胃脘痛，他注重胃腑通降之性，重视脏腑的相互关联，强调气分血分之别。治呕吐，先辨外感内伤，继而辨证施治，分型立法，依法处方。治反胃，宗王冰、张洁古真火衰微之论，治以温脾暖肾法，药以附、桂、姜、萸之品。由此可见，叶氏诊治胃病，层次分明，章法清晰，理法方药颇具特色，堪为后学借鉴。1954 年，浙江省卫生厅整理总结他的临床经验，编印出版《叶熙春医案》。1986 年，又汇编出版《叶熙春专辑》。

十七、宋鞠舫

宋鞠舫（1893—1980 年），名汝桢，别号赋梅花馆主人，浙江湖州人。毕业于湖州府中学堂。从师学医，设诊行医，为吴兴中医公会主席、《吴兴医药》主编。1949 年以后在浙江省中医药研究所从事内科、儿科的临床研究和文献整理工作。为湖州市人大代表、市政协常委。宋氏诊治脾胃病时，认为察舌为望诊最重要的部分，他认为虽有“舌为心之苗”的说法，其实从察舌辨证而言，五脏六腑无所不含。根据他的个人经验，或以舌之前（尖）、中、后（根）三部分属三焦；或以舌尖属心，舌中属胃，舌根属肾，两旁属肝胆，四畔属脾。两者均可应用，但要参考问诊、闻诊和切诊而定，不能胶柱鼓瑟。

宋氏著有《闻波居诗集》《湖州十家医案》。

十八、史沛棠

史沛棠（1894—1965 年），名维清，浙江德清武康上柏人，出身中医世家。15 岁拜名医姚耕山为师，19 岁返乡开诊所。1914 年，因治疗时疫，声名鹊起。抗日战争时期，史氏迁居杭州法相巷创办六通中医疗养院。中华人民共和国成立后，史氏会同叶熙春等合资创办杭州广兴中医院（杭州市中医院前身）。历任浙江省中医药研究所所长、浙江省中医院院长等职。擅治内科杂病及妇科病。史氏认为脾胃为后天之本，容纳水谷，化生精微，则洒陈六腑而气至，和调五脏而血生，他说："所谓脾胃学说，要维持水谷之纳受，精微之输布，使血气得其所察，五脏得其所养。大凡病于寒者，法仲景之辛温；中气虚者，师东垣之升补火太过者，仿守真之苦降液不足者，宗天士之凉润。"以"补而不壅其胃，清而不伤其脾"为治疗大法。

著有《内经知要浅解》《灵素选读浅注》《伤寒论浅注》《金匮要略浅注》《五运六气括要》《内科诊治手册》《妇科诊治手册》《常用药物手册》等书籍。

十九、张硕甫

张硕甫（1897—1970 年），为名医金子久嫡传弟子，早期行医于临平、笕桥，抗战时迁居杭州。1952 年，应浙江名医叶熙春邀请，与史沛棠等共同发起创建杭州广兴中医院。先后调至杭州市红十字会医院、杭州市第一医院、杭州市干部休养所、杭州市中医院等单位，历任中医科主任、副院长等职，多次被评为省、市先进工作者，先后当选为杭州市人大代表和政协委员。临证 50 余年，擅长治疗内伤杂病，主张四诊合参，反对唯脉是从。为人治病，用药一丝不苟，尝谓医者仁术，身心性命攸关，临诊务必慎思明辨，切不可草率马虎。张氏认为，噎膈、反胃病位在胃，病机总属中虚气逆，临床喜用旋覆代赭汤治疗，并体会到若不建中而纯用降气，则虚者更虚，于病无益，强调补益中焦的重要性。他根据疾病的不同证候，处以相应治法。或滋阴养血，和胃通幽；或通阳散结，开上润下；或温中化饮，启膈开胃。法随证立，方依法出，灵活变通。然张氏一生忙于诊务，传世文字资料极少，有后学整理的《张硕甫医案》存世。

二十、周岐隐

周岐隐（1897—1968 年），字蔽泉，名利川，号岐隐，鄞县（今浙江宁波）

人，近现代医家。周氏世代业医，工诗善书，博学多通，勤于著述。精研仲景之学，多有建树，尤对古本《伤寒论》用力颇深。擅长内科杂病及脾胃病的诊治，用药以简、便、廉、验四字为原则。郑逸梅《散叶》云：“周岐隐邃于医理，常为病家借费，不浪用珍贵药物，药铺中人嗤之为草药郎中。”可见周氏之医德风范。曾编著《风劳臌膈四证医案选粹》，收中风类案、劳损类案、鼓胀水肿类案、噎膈类案等名家医案，对鼓胀、噎膈、反胃、呕吐、呃逆、干呕、嘈杂等病多有评述，并备有处方。

周氏著有《伤寒六经分经表》《伤寒汲古》等书籍。另外，他工诗能文，兼善书法，著有《太白山房文存》《诗存》《程翁诗抄》等著作。

二十一、周兰若

周兰若（1896—1963年），字兆生，亦字兆祯，浙江嘉兴人。他自幼熟读经、史、子、籍等儒家经典，20岁时即跟随当地名医朱鹿宾习医，对朱鹿宾的言传身教视若至宝，同时刻苦钻研清代柳宝诒的《柳选四家医案》，并有不少独到见解，还从《内经》《难经》等典籍入手，旁及明清诸家之作，悉心研究，历时九载，寒窗苦读，手不释卷，终融会贯通，成为朱鹿宾的高徒。周氏学业有成，悬壶济世后，多次治愈了拖延日久、别人难以治愈的宿疾沉疴，随即声名鹊起，前来求诊者门庭若市。周氏医德高尚，遇有贫病交加者，经常接济药费，使他们无后顾之忧。

周氏治学谨严，医术精湛，从事临床、医教工作40余年，积累了丰富经验。他辨治泄泻特色鲜明，如暑湿之泄，清温有别；食滞肠胃，消积导滞；脾虚受邪，扶脾祛邪；久泄责肾，温肾固涩。对痢疾辨治的分型分期较为明确，如对外感初痢，行逆流挽舟法；因寒湿、湿食或湿热所致者，用温中化湿、消食导滞、清化湿热之法；久痢不止者，当涩肠固脱；休息痢者，则扶元解毒。治疗胃脘痛寒湿困遏，当芳开疏利，食滞胃脘以导滞调中，饮邪干胃宜温胃通阳，木郁应抑木扶土，肝肾阴虚可乙癸同治，脾肾阳虚治以壮督温阳，络瘀深固，宗虫蚁搜剔……周氏治胃脘痛不拘泥于一方一药，而审证求因，辨证施治，权变于规矩之中。

周氏在临诊时若有所得，必一一记述，写成医话。对疗效显著的医案，逐年积累，装订成册。但由于忙于诊务，生前无暇著述，散佚的遗案甚丰，后经他的弟子整理，在江苏、浙江、湖北等医学杂志发表，直到1980年才有《周兰若医案》由嘉兴中医学会刊印内部发行。

二十二、吴涵秋

吴涵秋（1900—1979年），浙江宁波人。1916—1924年在宁波名医范文虎的诊所学习中医。1925—1941年在宁波开业行医，成为当地的伤寒病专家。1942—1953年在上海开设四明医院并任院长。1954—1960年任上海市第十人民医院院长兼第十一人民医院副院长，1960—1979年任曙光医院院长。吴氏善于辨证，辨证时抓主症后即用经方施治，用药灵活，风格独特，既善治伤寒病，又长于治湿病及对虚弱证的调理，擅用经方，治疗脾胃病及肝病常活用疏肝理气的四逆散，独创用二陈汤治癔病。吴氏受西医学影响，对中医学有所阐发，认为西医重视科学实验，不少理论可用于中医以补不足。主张中西合参，取长补短，发展中医学。吴氏先后带徒40余人，多有医名。

二十三、叶橘泉

叶橘泉（1896—1989年），浙江湖州人，中医药学家，中国科学院院士。叶橘泉早年拜师学医，4年后独立行医。1924年参加恽铁樵函授中医学校学习。1930年前往苏州开设诊所行医。他还曾任苏州国医研究院讲师、苏州国医专科学校方剂学和药物学教授。中华人民共和国成立后，他出任江苏省中医院院长。1955年当选中国科学院生物学地学部学部委员（院士）。1957年起，历任江苏省卫生厅副厅长、江苏省中医研究所所长、中国医学科学院江苏分院副院长、南京药学院副院长等职。此外，他还是中国农工民主党中央副主席，中国人民政治协商会议第三至七届全国委员会委员。

叶氏学宗仲景，他认为方证学是仲景学说的核心，对脾胃病的治疗须方证相应，在平时繁忙的临证之余，他整理发表了古今对痢疾的认识及经验药方、对胆石症辨证论治的体会等相关文章。叶橘泉是我国著名的中医药学家，也是提倡运用科学方法研究、继承、发扬中医药学的代表人物之一。他一生对学术研究孜孜不倦，著作颇丰，著有《现代实用中药》《近世内科中医处方集》《近世妇科中医处方集》《古方临床运用》《中医直觉诊断学》《本草推陈》《食物中药与处方》等书籍。其“勤求古训，博采众方”的治学态度和“实事求是，解放思想”的科学精神，值得我们学习。

二十四、魏长春

魏长春（1898—1987年），字文燿，浙江宁波慈城人，初学药业，继学中医，拜浙东名医颜芝馨为师，1918 年悬壶慈邑。从医 60 余年，临床学验俱丰，德术高尚精湛。专攻内伤杂病，擅长诊治消化系统疾病及急危重症，又长于治疗外感时病，誉满江南。魏氏对脾胃病的诊断辨证，尤其重视望诊，注意察看患者面容、舌象。在选方用药上，魏氏认为处方用药必须切合病证，有的放矢，他不仅能灵活运用古方，还善于创制新方，如蒲乳清胃汤、五花芍药汤等，均为疗效卓著的验方，有其自身特色。魏氏还十分重视脾胃病的预防善后，倡导饮食疗法，强调以饮食代替药物，多有经验之谈。

魏氏著有《慈溪魏氏验案类编初集》《魏长春医案》《魏长春临床经验选辑》《中医实践经验录》等书籍。

二十五、潘澄濂

潘澄濂（1910—1993 年），1929 年毕业于上海中医专门学校，后开始行医。中华人民共和国成立以后，历任浙江省中医药研究所副所长、所长，中华中医药学会第一、第二届理事和浙江中医药学会副会长，中国农工民主党中央第八届委员会常务委员和浙江省委员会第四、第五届副主任委员，中国人民政治协商会议第五、第六届全国委员会委员。潘氏长期从事中医临床与古籍的研究工作，对胃病、肝炎、肝硬化等病的诊治有独到之处。他擅长辨病与辨证相结合诊治脾胃病，这有利于探索病机，提高疗效。临证处方绝不拘泥于经方、时方，主张对证处方，灵活化裁。著有《伤寒论新解》《潘澄濂医论集》等书籍。

第三节　当代名家

当代浙江脾胃学派，是历史上的经典脾胃学说在当代延伸和发展的结果，亦是古代脾胃学派在当代的延续。大量的文献积累为脾胃学派医家的传承与创新提供了便利，时代的发展使学术交流更加便利，各种形式的学术交流使学派的学者能更好地汲取他人之所长，使学术体系更加完善。中华人民共和国成立以后，中医院校教育的蓬勃发展，特别是中医研究生教育的大规模发展，为浙派脾胃名家学术思想的传承提供了更多的渠道。伴随着中西医学之间的交流与渗透，以及脾胃病谱系的改变，涌现出了一批浙派中医脾胃名家，他们在全面总结和继承前人学说的基础上，积极探索脾胃学说在当代的拓展与应用，形成了鲜明的时代特色。

一、徐荣斋

徐荣斋（1911—1982 年），字国椿，晚年自号三补老人。浙江绍兴人，师从名医杨哲安、曹炳章。崇尚“读书破万卷，下笔如有神”，对中医经典著作，特别是《内经》有深入研究。对绍派伤寒有突出贡献，强调八纲辨证在伤寒辨证中的基础地位，以八纲解释六经，使辨证方法更加通俗易懂；重视辨病与辨证相结合，以法统方；丰富问诊、脉诊、舌诊等伤寒四诊方法；增加疾病的调护方法。著有《重订通俗伤寒论》《妇科知要》《〈内经〉精要汇编》，尤其是《〈内经〉精要汇编》，该书对脾胃病相关脏腑，如胃、小肠、大肠等的功能、症状等进行了系统整理和阐述。

二、吴士元

吴士元（1913—1994 年），字正绶，号秋光，自喻云山痴人，浙江兰溪人，为近代名医张山雷门生。兰溪县中西医联合医院（兰溪市中医院前身）首任院长，浙江省中医院首任中医科主任，浙江医院副院长。享受国务院政府特殊津贴，浙江中医学院（现浙江中医药大学）特邀顾问，浙江省首批授予的中医高级职称专家之一。

吴氏从事中医药工作65年，积累了丰富的临床经验。他认为治疗脾胃病首重审证求因，关键是调畅气机，须分清脾胃主次关系。偏于脾者，倡升发脾胃之阳，治以甘温升提，遵东恒温补法（脾阳学说）；偏于胃者，宜清润、通降，循叶天士清润之道（胃阴学说）。

三、钟一棠

钟一棠（1915—2016年），浙江宁波人，主任中医师。第一批全国老中医药专家学术经验继承工作指导老师，中华中医药学会终身理事、浙江省中医药学会副会长、宁波市中医药学会名誉会长、宁波市中医院创办人，中医世家钟氏内科的代表性传承人。

钟氏从医80载，被誉为“甬上中医泰斗”，以擅治疑难杂症闻名遐迩，从实践中总结出辨证入微，提纲挈领；调气补肾，治病之要；重视脾胃，着力升降润燥；理偏求和，相反相成；扶正固本，因势利导；遣方用药，贵在精简变通等学术观点。著有《中医内科病名义与诊断》《中西医内科病名对照参考》《中药学补充教材》《无我斋内科疾病证治》《诊余随笔》《中医热、血、痛、厥四大急症辨治》等书籍。

四、盛循卿

盛循卿（1917—1997年），浙江杭州人。曾任杭州市中医院院长。第一批全国老中医药专家学术经验继承工作指导老师。

盛氏师从杭州名中医杨仰山、安徽儒医汪清白，临诊善用仲景方，出入化裁，丰富发展了经方的临床应用，治疗内伤杂病强调“和法调之，以平为期”。注重脾胃气机，提出“治疗脾胃必先调理肝气，疏肝理气即调理脾胃气机”的观点。编著出版《中医临床手册》，发表“复方杀虫丸加瞿甘汤吞送治疗早期血吸虫病例报告”“糖尿病五十例治疗小结”“悬饮”“高热急诊医案”等论文。

五、朱承汉

朱承汉（1917—1990年），浙江湖州人。先后任湖州市东街联合诊所主任、湖州联合中医院副院长、湖州市政协副主席、中国农工民主党湖州市委员会主任委员、浙江省中医药学会副会长等职。

朱氏出身中医世家，幼年受家庭熏陶，14 岁随父学医，15 岁寄宿于宋鞠舫老师处，攻读国文、医史及《伤寒论》《金匮要略》。18 岁赴杭州考取了浙江中医专门学校三年级插班生。临证重视望问闻切和辨证施治，采用因病制宜指导临床，据各种疾病的不同病因病机，结合辨证法则有选择性地加以运用。根据病因病机的特点运用升降理论，结合脏腑辨证，立法用药。在脾胃病诊治中用药轻灵，疗效显著。编著著作或内部资料 20 余种，合计约 150 万字。如《中医妇科》《湖州十家医案》等，在省级刊物上发表论文 9 篇。

六、俞尚德

俞尚德（1919—2020 年），浙江诸暨人。主任中医师，第二批全国老中医药专家学术经验继承工作指导老师，浙江省名中医。

俞氏 1934 年拜上海名医蔡济平为师，从学侍诊 9 年。1947 年始在浙江杭州行医。20 世纪 50 年代初襄助儒医王邈达先生整理《伤寒论》。1955 年进入杭州市第一人民医院，组建中医科。1959 年调至杭州市第四人民医院，组建中医科，并任科主任等职。2010 年，经国家中医药管理局批准，首批全国名老中医药专家传承工作室（俞尚德工作室）正式成立，设于杭州市中医院脾胃病科。俞氏专攻消化系统疾病，享誉省内外，为中医脾胃病学之翘楚。其毕生精力主要用于钻研脾胃学说，倡导“审病－辨证－治病”的诊疗思维，结合西医学知识，对食管、胃、肠、肝、胆等病证，分阶段、有重点、连贯有序地进行了系列临床研究。创制了大批疗效确切的经验方，如俞氏补中生肌汤治疗消化性溃疡，俞氏溃结方和俞氏灌肠方治疗溃疡性结肠炎，俞氏利胆汤治疗急慢性胆囊炎等。俞氏先后在中西医学杂志上发表论文数十篇，并编撰出版了《消化系病症治》《俞氏中医消化病学》《中药不良反应防治》《〈内经知要〉选讲》等专著。

七、陆芷青

陆芷青（1918—2006 年），浙江温州人。先后任浙江中医药大学中医基础理论研究室主任、浙江中医药大学学术及学位委员会委员、浙江中医药学会理事等职。1982 年被评为浙江省名老中医，第一批全国老中医药专家学术经验继承工作指导老师。

陆氏出身中医世家，其父为浙南名医。陆氏幼承庭训，长侍诊侧，得其父面授亲传。1934年赴沪入当时的新中国医学院深造，得到陆渊雷、陆士谔、徐小圃、沈琢如、丁仲英等诸位名家的教诲。毕业后返乡受聘于普安医药局，继任温州市第一医院中医科主任。陆氏业医近60载，娴熟岐黄仲景之学，精于中医内科，善治时病及内科疑难杂症。他治脾胃病重在调其寒热，调其升降，顾其润燥，顺其气机，和其阴阳。著作及参编的书目有《王孟英医案点校评注》《医宗金鉴外科心法白话解》《医宗金鉴杂病心法白话解》《温病条辨白话解》等。

八、何任

何任（1921—2012年），字祈令，别署湛园，浙江杭州人，当代著名中医教育家、理论家、临床家。第一批全国老中医药专家学术经验继承工作指导老师，首届国务院政府特殊津贴获得者。2009年，被授予第一届“国医大师”称号。

何氏长于内科、妇科、肿瘤及各种疑难杂症的治疗。遇重病，常以经方取效；遇杂病、疑难病，则经方、时方选而用之。何氏在肿瘤的治疗上独创“不断扶正，适时祛邪，随证治之”的十二字原则，在临床上广泛运用。在胃病的诊治上秉承叶天士脾胃分治的理念，认为胃气以和降为顺，以通为用；其通降之法，并不局限于理气，亦有温散、甘润、滋阴、益气诸多法门，应根据实际情况灵活运用。此外，何氏精研仲景学说，独崇《金匮要略》。主要著作有《实用中医学》《医摘便览》《金匮要略通俗讲话》《金匮要略归纳表》《医宗金鉴四诊心法白话解》《金匮要略新解》《何任医案选》《金匮要略提要便读》《何任医论选》等。

九、杨少山

杨少山（1923—2020年），浙江余杭人，钱塘杨氏中医第三代传人，主任中医师，第二批全国老中医药专家学术经验继承工作指导老师，杭州市中医院中医内科主任医师。

杨氏世代业医，自幼随其父杨仰山习医，又得热病专家王泽民的精心指导，弱冠之年即悬壶于杭州，擅长内科疑难杂病的治疗，疗效显著。崇尚《脾胃论》，遵循“脾胃为后天之本”，遣方用药以顾护脾胃之气为原则，常以平和之品，消而化之，以轻去实；用药切中病机，“和”字为先，以理气和胃作为治疗胃病的基本方法，用药轻灵，清养脾胃，慎用苦寒。肿瘤治疗上善于病证合参，灵活运用经方，创立了“养肺阴，益中气”的治疗法则。肝病治疗上随证分治，先清后补，且将疏养并用和胃法贯穿于治疗的各个时期。在膏方调治上，主张清养补益脾胃，养阴抑阳综合治肾，强调“调精、益气、安神”三法。

此外，杨少山在各级核心期刊上发表了多篇学术论文并屡次获奖。

十、蔡鑫培

蔡鑫培（1924—2001年），浙江海盐人，曾任杭州市上城区人大代表，获“全国卫生健康系统先进工作者”称号。

蔡氏少时师从杭州名医陈绍裘先生，三年后尽得其传，遂悬壶杭城。1952年经推荐去卫生部北京进修学校师资班学习，翌年回杭筹建浙江省中医进修学校（即浙江中医药大学前身）并担任教学工作。1957年去南京中医学院深造并以优等生毕业。1958年继任教学工作。蔡氏临证50余年，医术精湛，活人无数，尤对肝病、肾病、心血管病及内科、妇科疑难杂症颇有研究，且疗效显著。蔡氏的学术特点：以中医为主，融合百家，法随证变，药味颇多，全面周详，突出主药，自成一家。在脾胃病的治疗上主张健脾扶正，该繁则繁，该简则简，细节上把握“湿、瘀、热”之轻重而各有不同，颇有造诣。曾对289种中药药理进行了实验研究，作了大量的实验记录，曾编写《中药研究讲义》及四种中医函授教材和自学指导书籍。

十一、吴颂康

吴颂康（1919—1992年），浙江杭州人。1934年高中毕业后进入浙江省中医专科学校，后因抗战爆发转学至上海新中国医学院插班就读。曾先后随上海名医朱鹤皋和杭州名医叶熙春学习。吴氏研制了治疗消化系统疾病的中成药“胃灵”并载入国家药典。对黄疸、慢性肝炎和水肿的治疗中重视消补结合，利水不忘顾本。他还善用虫类药和引经药。吴氏对《金匮要略》颇有研究，认为今之内科杂病都与《金匮要略》一脉相承而有所发展。他曾与浙江省名老中医杨继荪等共同整理《叶熙春医案》，又与马莲湘教授主编了《医宗金鉴内科白话解》，还编写了《实用中医内科学》《简易中医知识》等著作。

十二、蒋文照

蒋文照（1925—2008年），浙江嘉善人，浙江省名中医，首批全国老中医药专家学术经验继承工作指导老师。曾任浙江省中医药学会副秘书长、常务理事，浙江省中医基础理论研究会主任委员，浙江省中医药高级技术职称评审委员会委员。

1944年，蒋氏拜晚清御医陈莲舫之再传弟子嘉兴名医徐松全为师。从医60余年，潜心钻研医术，不仅继承了陈氏、徐氏学术之精华，还汲取各家之长，精勤不倦，学验俱丰，形成了独特的学术思想。在调治脾胃方面亦有独到之处：一是和脾胃，重在调补；二是理中州，不忘疏肝；三是疗杂病，必护胃气；四是善用药，轻灵见长；五是倡和法，综合调治。编写了《中国医学史》《内经》《中医诊断学》《金匮要略》《内科学》《妇科学》《儿科学》等自学教材和《温病条辨白话解》的部分内容，发表论文20余篇。2006年参加了国家中医药管理局“十五”国家科技攻关计划“名老中医学术思想、经验传承研究”课题。

十三、叶德铭

叶德铭（1928—1999年），浙江兰溪人，浙江中医学院教授、硕士研究生导师。曾先后任浙江中医学院金匮教研室主任、《浙江中医学院学报》主编等职。

叶氏早年跟随祖父叶宝珍习医，后随父亲叶永清临诊，熟读中医四大经典及后世诸家医著，打下了扎实的理论基础。弱冠之年即悬壶济世，在当地有“小派堰头先生”之称。1956年，入浙江中医学院进修，由于学习成绩优异，留校任教。叶氏在临床上继承了叶宝珍、叶永清的经验，擅长血证及疑难杂症的治疗。强调治气血以调脾胃，将血证的治疗概括为“一止二消三宁四养”。曾参加审校古医籍10余部，主编《张山雷医籍整理》，发表“自学如何深入”“温病证治几种通变法的体会”“从临证谈哮喘”“叶永清老中医治疗血证经验”等论文10余篇。

十四、葛琳仪

葛琳仪（1933— ），江苏吴县人，国医大师，主任中医师，教授，国务院政府特殊津贴专家，全国中医药杰出贡献奖获得者，浙江省首届“医师终身荣誉”称号获得者，浙江省首批国医名师。曾先后担任浙江省中医院院长、浙江中医学院（现浙江中医药大学）院长、浙江省名中医研究院院长等职。

葛氏1962年毕业于上海中医学院。求学期间，深得学院程门雪、王文东、乔仰先等先生器重，得其真传。擅长诊治消化系统疾病（慢性胃炎、消化性溃疡、消化道出血等）及呼吸系统疾病。在脾胃病的治疗上重视调畅脾胃气机，遵朱丹溪“气有余便是火，不足者是气虚”，提出现代脾胃病患者多属“本虚标实，虚实夹杂”之证，常以“正本清源，补虚泻实”为原则，以清疏、清化、清利除有余之气，以清养补足脾胃气阴之亏虚，擅长“辨体、辨病、辨证”三位一体，灵活施治。在治疗消化道疾病方面，早年研制的“止血一号”获得省级科学技术进步奖。

十五、陆拯

陆拯（1938— ），浙江湖州人，主任中医师，浙江省名中医，第二批全国老中医药专家学术经验继承工作指导老师，全国名老中医药专家陆拯传承工作室导师，享受国务院政府特殊津贴。历任《浙江中医杂志》社社长兼总编辑、浙江省中医药学会理事、浙江省中医基础理论研究会副主任委员。兼任浙江中医药大学教授、浙江省名中医研究院研究员、天津市中医药研究院中医传承工作室高级顾问、日本陆拯汉方医学研究会顾问。

陆拯在长期诊疗实践的基础上形成了“天癸－脏腑－毒证－气病－症状”五位一体的辨治体系，用于诊治脾胃病，包括天癸病四至辨证法、毒证四层辨证法、气病辨治法、五脏各科纲目法、症状辨治法等脾胃病的系列创新治法，以及天癸病专药、毒证专药、气病专药、生制异用、反佐配伍等脾胃病的特色用药体系。编著《陆拯临床医学丛书》，包括《新天癸论》《毒证论》《脾胃明理论》《中药临床生用与制用》《症状辨证与治疗》5本专著。

十六、周亨德

周亨德（1938— ），浙江宁波人，主任中医师，浙江省名中医，中华中医药学会脾胃病分会委员，浙江省中医药学会脾胃病分会首届主任委员。

周氏1964年毕业于上海中医学院，后一直从事中医临床、教学、科研工作。擅长消化系统疾病的治疗，特别强调健脾益气的重要性，重视治肝三十法，注重气机之升降出入及活血化瘀法的灵活运用，疗效显著。周氏认为治疗内湿证贵在“调”与“治”。“调”即控制饮食和足量饮水等基础治疗，控制饮食是从源头上杜绝了湿邪的产生，饮水利尿则使湿邪有了出路。“治”即运用中药汤剂治疗，通过中药配伍，使湿除而脾胃功能得以恢复，并防止疾病进展和传变。两者之间，调是“锦缎”，治则为“锦上之花”，不调则用药难收其效，不治则湿邪难以尽除。周氏论著有《中医胃肠病学》《实用中医消化病学》《实用中医内科手册》。

十七、王坤根

王坤根（1945—），江苏宜兴人，主任中医师，教授，博士研究生导师。首届全国名中医，首批浙江省国医名师，浙江省名中医，第四至第七批全国老中医药专家学术经验继承工作指导老师，王坤根全国名中医暨全国名老中医药专家传承工作室指导老师。国家中医药管理局“十一五”“十二五”重点学科、高水平中医药重点学科“中医脾胃病学”学术带头人。浙江省保健委员会干部医疗保健专家，浙江省名中医研究院副院长。

王氏出身于传统中医师承，1961 年师从受“新安医派”熏陶的范士彦老先生，后又得“孟河医派”传人袁昌益、浙派脾胃病大家俞尚德等先生指点，守正出新，因地制宜，逐步形成了自己的浙派中医特色。1979 年，他参加了旨在从集体所有制医疗机构和散在城乡的民间医生中选拔人才的全国招贤考试，以浙江省第一名的优异成绩脱颖而出，被选拔调入浙江省中医药研究所。1983 年，调入浙江省卫生厅中医处从事管理工作。1998 年，调入浙江中医学院担任副院长，兼浙江省中医院党委书记、院长。

王氏的学术观点主要可以概括为 4 部分：①精于辨证，法分三步。②阴阳为本，气血为纲。③脾胃分治，五脏同调。④治养结合，未病先防。他治疗脾胃病，主张顺其性而分治之，治脾宜健运升提，化万物以养百骸；治胃宜清润和降，通六腑以柔五脏。他非常重视五脏和脾胃之间的关系，提出“中土得运四旁安，四象既济中气转”“醒胃必先制肝”等观点。王氏有《现代中医保健丛书》《浙江中医临床名家王坤根》《首届全国名中医王坤根杏林传承录》等著作。

十八、连建伟

连建伟（1951— ），浙江嘉善人，浙江中医药大学教授、主任中医师、博士研究生导师。2001 年被评为“浙江省名中医”，2005 年被聘为浙江省干部医疗保健专家，2008 年被聘为浙江省文史研究馆馆员，2017 年被确定为首批浙江省国医名师。

1978 年 10 月，连氏以全国第一名的优异成绩考入北京中医学院中医研究生班，后在岳美中教授的指点下选择了方剂学，成为该院首届方剂学专业研究生，师从著名方剂学家王绵之教授。连氏创立脾胃论治十法，包括培土生金法、培土柔木法、柔木补土法、补脾养心法、温补脾肾法、调肝和胃法、清胆和胃法、滋补胃肾法、疑难杂病久病转治脾胃法、四肢清窍病调补脾胃法。他遣方用药常从肝、胆、脾、胃病之比例关系入手，辨证准确，用药精当，加减极为灵活，从脾胃论治他脏病的学术思想和临床经验值得继承。连氏著作等身，著有《连建伟中医传薪录》《历代名方精编》《连建伟国学精要讲稿》《连建伟金匮要略方论讲稿》《连建伟中医文集》等书籍。

十九、胡斌

胡斌（1939— ），浙江金华人，主任中医师、浙江省名中医、第三批全国老中医药专家学术经验继承工作指导老师、全国名老中医药专家传承工作室专家和浙江省名老中医药专家传承工作室专家、金华市中医脾胃病专科学术带头人。

胡氏1966年毕业于浙江中医学院，先后师从叶熙春、魏长春、朱承汉、朱惜民等名老中医。从事中医临床、教学和科研工作56年，学验俱丰，在中医脾、胃、肠疾病的诊治方面颇有造诣，学术上崇尚李东垣的《脾胃论》，重视“内伤脾胃，百病由生”之说。经过56年的临证实践，总结出中医药治疗脾胃病特有的学术思想，即通补兼顾不宜滞，脾胃宜利而恶滞；寒热并用，燥润相济求其平；中西汇通，西为中用；重视心理治疗，强调肝的疏泄条达；用药喜平淡轻和，顺应脾胃特性。发表学术论文30余篇，著作有《胡斌临床经验集》。

二十、郁加凡

郁加凡（1941— ），浙江宁波人，主任中医师，浙江省名中医，第三批全国老中医药专家学术经验继承工作指导老师，杭州市政协第四、第五届常务委员，杭州市中医院原院长。曾获“浙江省巾帼建功标兵”、浙江省“中医院建设贡献奖”和“杭州市中医药优秀管理干部”等荣誉。

郁氏从医50余载，师从国家级名中医盛循卿、吴士元，善将传统中医理论与现代科学技术融会贯通，结合心理疏导、饮食指导，治疗各种内科疑难杂症。临证过程中，她时常结合现代医疗技术（如胃镜和病理检查），探索中医治疗逆转中重度慢性萎缩性胃炎伴肠化生，防止恶变。

郁氏熟读经典，深受张仲景“顾护胃气”和李东垣《脾胃论》学术思想的影响，认为脾胃在人体生理、病理和疾病的治疗中占有重要地位，临证时要特别重视保护脾胃，使“本气充满，邪不易入”。同时，基于保护胃气的原则，用药轻灵平和，对药性峻烈、易伤脾胃之药，主张少用或不用。

结合慢性萎缩性胃炎反复发作、日久不愈的特点，提出脾胃虚弱是该病发病的基础，气机阻滞、胃失和降是主要病机及重要环节，血瘀是病情发生发展恶化的关键因素，贯穿于病程始终。郁氏基于胃、脾、肝的生理、病理及相互关系提出了“脾易虚、胃易伤（滞）、肝易郁”的发病特点及“脾宜健、胃宜和、肝宜疏”的治疗原则，提出了慢性萎缩性胃炎“脾胃肝三脏并治”的诊疗方案。除用药外，郁氏还常嘱咐患者注意饮食调摄和情志活动，加强锻炼，多与人沟通，避免情绪刺激，保持心情舒畅，则愈后不易复发。

郁氏主持多项省市级科研项目，获省市级奖项多项。

二十一、徐珊

徐珊（1956— ），浙江杭州人，浙江中医药大学教授，主任中医师，博士研究生导师，浙江省名中医，第四批全国老中医药专家学术经验继承工作指导老师，全国名老中医药专家传承工作室和浙江省名老中医专家传承工作室专家，国家中医药管理局重点学科中医诊断学学科带头人，首届浙江省高等学校教学名师，浙江省有突出贡献中青年专家。

徐氏从事临床工作50年，传承浙江名医蒋文照的学术思想和临证专长，把脾胃病作为专攻方向。临床以脾胃升降理论为指导，从调节脾胃气机升降入手治疗脾胃病；又十分重视“以和为贵”的学术思想，擅长运用调和脾胃法。具体表现为：一是和之要义，以平为期；二是中州调和，四方居安；三是平补缓攻，升降相和；四是法随证变，治在和合。研究成果“慢性胃炎气阴两虚证候学研究”“慢性胃炎脾虚证胃黏膜蛋白质表达的相关性研究”“萎缩性胃炎脾虚证实验鼠细胞凋亡调控基因蛋白的表达”获浙江省科学技术进步奖三等奖，“乐胃饮对实验性FD胃肠动力及应激能力的干预”“肠易激综合征兔模型的建立及乐胃饮的干预”获浙江省科学技术进步奖二等奖。

二十二、钦丹萍

钦丹萍（1962— ），浙江湖州长兴人，浙江中医药大学附属第一医院消化内科教授，主任中医师，博士研究生导师。浙江省杏林工程领军人才，浙江省名中医，第七批全国老中医药专家学术经验继承工作指导老师。

钦氏曾任第二、第三届浙江省中医药学会脾胃病分会主任委员，现任浙江省中医药学会脾胃病分会名誉主任委员、中华中医药学会脾胃病分会常务委员、中国民族医药学会脾胃病分会副会长、世界中医药学会联合会消化病分会常务委员、中国医师协会中西医结合消化病分会常务委员、中国中西医结合雷公藤研究会委员等学术职务；同时，为国家自然科学基金项目评审专家、国家药物评审专家、中医或中西医结合消化疾病共识意见专家，参与起草制定多项专家共识意见；为长三角（浙江、江苏、上海、安徽）脾胃病学术论坛的发起人。任脾胃病专业著作《中华脾胃病学》副主编兼办公室主任。获2021年中华中医药学会科学技术奖·学术著作奖一等奖及浙江省科学技术进步奖、浙江省中医药科学技术奖等多项奖励。

钦氏师从脾胃病大家李乾构教授，从事中西医结合医、教、研工作30余年，主要致力于消化道黏膜炎症的治疗研究，承担了多个国家自然科学基金项目及省级重点科研项目。其行医名言为“在现代医学的管理框架中，努力践行中医药”。2018年被评为第七批浙江省名中医，并成立钦丹萍名老中医工作室，目前共有成员10余名，主要学术继承人：陈春凤、李珍、魏霞、潘俊娣、杨新艳、杨强、岑刚、方斯玮等，主编《脾胃病历代名言与药对阐微》《炎症性肠病中西医如是说》等著作。

二十三、张永华

张永华（1961— ），浙江湖州长兴人，杭州市中医院主任中医师、博士研究生导师、浙江省名中医。为第一批全国优秀中医临床人才，享受国务院政府特殊津贴。曾先后担任浙江省中西医结合医院副院长、杭州市第七人民医院院长、杭州市中医院院长。兼任世界中医药学会联合会睡眠医学专业委员会副会长、中国睡眠研究会中医专业委员会副主任委员、中华中医药学会内科分会常务委员。

张氏提出，大凡中医治病，必须抓住“重阴阳、顾脾胃、调情志”这一总纲。另外，他特别强调形神合一、身心同治的形神一体观，认为很多脾胃病的发生发展与情志不遂有密切关系。基于中医学“形神一体观”及对情志的调节，他创立了情志辨证体系，并和八纲辨证、脏腑辨证等互参互用。情志辨证体系强调患者既往的先天情志体质和当下所表现出来的情志状态是疾病病机的重要反映，精准的情志辨识有利于准确把握疾病病机。当运用情志辨证体系治疗脾胃病时，只要患有脾胃病的同时存在情绪问题，就需要抓住“喜、怒、忧、思、悲、恐、惊”七情的症状进行辨治。通过对情志的辨证，达到心身同治的目的。临床上很多难治性的脾胃病及其他疑难杂症都通过调理情绪和睡眠，使治疗效果得到显著提高。

二十四、王邦才

王邦才（1962— ），浙江宁波人，浙江中医药大学硕士研究生导师，主任中医师，第七批全国老中医药专家学术经验继承工作指导老师，全国优秀中医临床人才，浙江省名中医，宁波市卫生名医，首批宁波市名中医，宁波市领军人才，宁波市突出贡献专家。现任世界中医药学会联合会消化病分会常务理事，中华中医药学会脾胃病分会、肝病分会、名中医研究分会常务委员，浙江省中医药学会脾胃病分会、肝病分会、经典与传承分会、学术流派与名老中医传承分会副主任委员，宁波市中医药学会常务理事。

王氏 1982 年毕业于浙江医科大学宁波分校。从事中医临床、教学、科研工作近 40 年，他深爱中医药事业，擅长治疗脾胃、肝胆疾病及内科疑难杂证。他熟读中医经典著作，临证注重辨证，用药轻灵。强调中医医生应既能熟练正确运用中医理论辨证施治，又能掌握和使用现代诊断技术，以最优的治疗方案为患者解除病痛。做到西医诊断明确，中医辨证准确，辨证与辨病、辨体结合。学术上提出“凡病宜通，创立通法；病证结合，融通中西；双向调节，反激逆从”等观点。为浙江省王邦才名老中医传承工作室负责人，浙江省重点专科、宁波市重点学科脾胃病科的项目负责人及学术带头人。先后获省市级科技成果奖 5 项，在各级核心期刊上发表学术论文近百篇，出版著作 7 部。

二十五、王建康

王建康（1959— ），浙江奉化人，宁波市中医院主任中医师，浙江中医药大学兼职教授，浙江省名中医研究院研究员。第六批全国老中医药专家学术经验继承工作指导老师，首届全国优秀中医临床人才。浙江省名中医，浙江省中医临床技术骨干，浙江省中医“杏林之星”，浙江省萎缩性胃炎重点中医学科学术带头人，浙江省劳动模范。宁波市名中医，宁波市白求恩式医务工作者，宁波市优秀专业技术人员。曾任宁波市奉化区卫生局副局长、奉化区中医医院院长。兼任中华中医药学会内经学分会委员，中华中医药学会仲景学说分会委员，浙江省中医药学会风湿病专业委员会副主任委员，浙江省中医药学会内科分会委员，浙江省中西医结合学会消化专业委员会委员，宁波市卫技系列高级职务任职资格评审委员会委员，宁波市卫技中医副高任职资格评审委员会委员，宁波市中医药学会副会长，宁波市中医药学会内科专业委员会主任委员，宁波市中西医结合学会常务理事，奉化区科学技术协会副主席，奉化区名医、杰出人才，奉化区突出贡献科技人员，奉化区卫生系统优秀院长。

王氏行医40余年，学贯中西，学验俱丰，尤为重视研究《内经》《伤寒论》《金匮要略》等中医经典著作，并将其融会贯通于临床。突出整体观念和三因制宜，借鉴循证医学和精准医学，运用中医哲学思维、辨证论治及气化理论指导治疗各类内科疑难杂症，积累了用益气除萎汤治疗萎缩性胃炎、滋肾健脾法治疗慢性乙肝、祛风化痰通窍法治疗内伤眩晕等经验。发表学术论文150余篇，编著《慢性萎缩性胃炎中西医结合治疗》等学术著作10部，完成“萎缩性胃炎中医病理特点临床研究”等省级科研课题5项。获评中华中医药学会科学技术奖——学术著作将三等奖1项，浙江省中医药科学技术奖三等奖3项，宁波市自然科学优秀论文奖3项。

二十六、王晖

王晖（1941— ），浙江宁波慈溪人，主任中医师，第三批全国老中医药专家学术经验继承工作指导老师，第二批全国名老中医药专家传承工作室建设项目指导老师，第二批浙江省国医名师，浙江省名中医，享受国务院政府特殊津贴。曾任中华中医药学会理事、浙江省中医药学会副会长、浙江省名中医研究院副院长、宁波市中医药学会会长、宁波市医师协会副会长、宁波市中医院院长等职。曾获首届“中医药传承特别贡献奖”、浙江省中医药先进工作者、宁波市“医师终身成就奖”等荣誉。

王氏1967年毕业于浙江中医学院中医学专业，从事中医临床工作50余年，中医理论功底深厚，学验俱丰，对《内经》气化理论和辨证施治研究颇深，提出气化失常为人体百病之先和诸病之根、调理气机是疾病治疗的根本大法等观点。创建了糖尿病4期辨治模式，制定了相应的诊疗规范，将“四期辨证”及“五脏五体辨证”应用于糖尿病的未病先防、既病防变的治疗中，取得了较好疗效。擅长运用中医药治疗糖尿病、更年期综合征、眩晕综合征、湿温病、情志病、脾胃病、肿瘤等多种内科杂病，疗效显著，在省内外享有盛誉。研究成果获浙江省中医药科技创新奖三等奖3项，浙江省科学技术进步奖三等奖1项、浙江省中医药科学技术奖二等奖1项。发表学术论文百余篇，出版专著8部。

二十七、张国梁

张国梁（1962— ），浙江宁波人，医学硕士，舟山医院主任中医师，首届舟山市名中医，浙江省名中医，冯昌汉全国名老中医药专家传承工作室负责人，浙江省张国梁名老中医传承工作室指导专家。

张氏从事中医、中西医结合临床工作近40年。1984年毕业于浙江中医学院中医专业，1990毕业于广州中医学院伤寒论专业，先后师从国内伤寒名家熊曼琪教授、孙义荣主任，长期跟诊第三批全国老中医药专家学术经验继承工作指导老师、浙江省名中医冯昌汉主任，负责总结其学术思想和临证经验。通过不断学习、探索和感悟，逐步形成了自己“西医辨病，中医辨证，病证结合；辨证为纲，求机为目，纲举目张；先抓主症，再审舌脉，四诊合参；凭证选方，方证相对，损益有度”的临证特色和“糖尿病以脾气虚为本，勿忘行气活血；结肠炎不乏寒热错杂，亦须重视肝郁；外感病显六经见证，首选方证对应；肺结节习用分证论治，不囿于抗癌解毒；新冠肺疫湿毒为患，可法先证而治”等学术观点。于国内核心期刊发表论文20余篇，主编专著《冯昌汉临证医集》（中国科学技术出版社），参编专著4部，主持承担厅（市）级课题5项，获省级中医药科技创新奖二等奖、三等奖各1项，授权新型实用专利1项。

二十八、马伟明

马伟明（1957— ），浙江余姚人，主任中医师，浙江省名中医，第六批全国基层名老中医药专家，全国基层名老中医药专家传承工作室建设项目专家。历任中华中医药学会内科分会委员、浙江省中医药学会脾胃病分会常务委员、宁波市中医药学会副会长、余姚市中医药学会会长等职。

马氏师从第四批全国老中医药专家学术经验继承工作指导老师王晖，对传统医学既有传承又有创新，注重气病学的研究，提出“治病必言气”，将治气贯穿所有疾病治疗的始终，同时强调调治中焦为治气之首要，根据脾胃一表一里、相辅相成的生理病理特点，提出“和法为先、和法为常”的观点。对功能性消化不良合并肠易激综合征的诊治，提出“紧握肝脾失调病机，调肝理脾为要，兼顾胃肠，平调寒热，治气贯穿疾病治疗始终”的观点。参编《企业家常见病中医药防治指南》《护肤养颜中药》等著作。

二十九、林上助

林上助（1959— ），浙江温州苍南人。温州市中医院主任中医师，消化内科学科带头人，浙江省名中医，全国首批优秀中医临床人才。

林氏幼时受父辈影响，立志学习中医。1975 年，高中毕业后开始拜师学中医。1977 年，如愿考入浙江中医学院。1982 年大学毕业后一直从事临床一线工作。1985 年，在温州医学院附属第一医院进修深造，习西医之精华应用于临床。2004 年，经全国统考，被遴选为全国优秀中医临床人才培养对象，其间得到了邓铁涛、王绵之、王永炎等中医大家的言传身教，经过 3 年的学习，在理论上有了更深的造诣，在医术上更上一层楼。多年来，林氏在理论上博采广收，深得医理之精髓，在临床应用上摭拾众说，参以己见，提倡辨证论治，重视中医脾胃升降理论，创制了许多行之有效的方剂。对治疗脾胃病有独到的见解，提出“分型辨治，治标求本，急则治标，缓则治本，不可一味以健脾益气之药”的观点；临证注重黏膜微观辨证，分型论治，顾护正气，少用甚至不用滋腻类、矿石类、虫类药物。

林氏在国家级及省级刊物上发表论文 40 余篇，主编《中医升降理论及临床应用》《中药用量与作用的关系刍谈》，参编《简效秘方大全》《男科经方手册》等著作。主持或参与多项省市级课题研究。

三十、叶人

叶人（1968— ），浙江温州人，温州医科大学附属第一医院主任中医师，硕士研究生导师，中医临床教研室主任，温州市名中医，浙江省中青年临床名中医，浙江省名中医，第三批全国老中医药专家学术经验继承人（师承蔡慎初），第三批全国优秀中医药临床人才。

叶氏 1990 年毕业于浙江中医学院中医学专业，从事中医内科临床、教学与科研工作 30 余年。师从蔡慎初、程志清、程锦国、范永升、连建伟、孙光荣等名医，擅长从中焦论治中医内科疾病，尤擅脾胃病的治疗，主张二少阳同治，清解胆郁，畅达三焦。

在国内外期刊发表学术论文 80 余篇，主编《上下交损，当治其中——蔡慎初从中焦论治疾病经验》（中国中医药出版社），参编著作 2 部。参与多项省部级、厅局级课题并获奖。2021 年 12 月，“叶人名老中医专家传承工作室”获浙江省中医药管理局资助建设。主要学术继承人：单卓程、方媚媚、叶婉纯、邹海洲、黄佳杰、周时更等。

三十一、陈伟

陈伟（1965— ），浙江东阳人，主任中医师，硕士研究生导师，浙江省名中医。曾任衢州市中医医院院长、党委书记，衢州市中医药学会会长。

陈氏1988年7月毕业于浙江中医学院中医系，得到浙江省中医院中医内科陈意教授口传面授，又曾跟师浙江大学医学院附属第一医院姒健敏教授学习西医消化病学和内镜技术。曾在医院急诊科任住院医师，又管理过内科病房，具有深厚的内科疾病诊疗功底。在脾胃病临证方面，形成了“四诊合参，独重舌诊；法尚东垣，健运为本；立足整体，治兼他脏；中西互参，病证同辨；因势利导，三因制宜；防治并举，多法合施；久病不愈，痰毒论治；遣药宗‘衡’，相反相成”的特点。善于运用治未病理论及“未病先防、内养外避，已病早治、防微杜渐，既病防变、截断病势，瘥后防复、寓养于治”的防治原则治疗疾病，注重顺应脾胃生理特性。参编《鼻炎中医特性疗法》《古今中医消化病辨治精要》《初级卫技人员继续医学教育实用手册》等著作。

三十二、徐甦

徐甦（1963— ），浙江湖州吴兴区人，主任中医师，曾任湖州市中医院大内科兼急诊科主任、内镜中心主任，2015被评为湖州市名中医，2021年被评为浙江省名中医。

徐氏出生于医学世家，父亲徐恩源毕生从事临床工作，潜心研究医学理论，学贯中西，誉满湖城。徐氏自幼受父亲言传身教，立志从医。1979年考入浙江中医学院中医系，系统学习中医理论及西医基础知识。1984年毕业后随吴士彦、顾瑞麟、顾兆雄等湖州中医名家学习。2001年完成苏州大学临床医学专业研究生课程进修班学业。工作40年来，他恪守孙思邈医德之训，时温经典，深耕临床，精勤不倦，治病救人，颇有心得。善治内科杂病，尤精于脾胃病的诊疗。他治病处方，师古而不泥古，精于辨别疾病的标本主次，既长于辨证论治，也善用专方专药。在脾胃病的治疗上重视通降，顺应脾胃的生理功能；针对内科疑难杂病则注重顾护脾胃，轻剂缓图，补充正气，以起沉疴。学术上提倡摒弃门户偏见，主张中西互参，西为中用，丰富中医临床内容。2017年成立工作室，进行学术传承，且与医院脾胃病科病房、内镜中心组成学术团队，提升医疗、教学、科研能力。发表论文近20篇。

第五章 浙派中医脾胃病著作概览

脾胃学说，是中医药学伟大宝库中的一块瑰宝。其滥觞于《内经》，书中不仅系统论述了脾胃病生理、病理、诊断和治法，而且把脾胃的重要性提升到“有胃气则生，无气则死”的高度。至《伤寒杂病论》，对脾胃病的临床表现有了详细记载，并且创制了理中汤、黄芪建中汤、半夏泻心汤、四逆散、乌梅丸、小柴胡汤及其类方等众多方剂，因疗效确切，至今仍广泛应用。到“金元四大家”之一的李东垣，倡导脾胃气机升降浮沉和元气学说，一部《脾胃论》，使脾胃学说成为中医学的一大流派，历千年而不衰，被奉为治疗内伤杂病的圭臬，足见脾胃理论与治法对临床工作的重要性。

东垣之后，浙派中医也有大量脾胃病相关学术著作出现，更加完善了脾胃学说，推动了中医脾胃病学术的进步和临床诊治水平的提高，如《丹溪心法》首立嘈杂、痛泻病名，首次称哕为呃;《医学正传》首创器械灌肠及肠溶剂;《明医杂著》创新发展了脾阴虚说等。中华人民共和国成立以来，特别是近30年来，随着中西医学的飞速发展，中医脾胃病学的研究又达到了一个全新的高度。特别是中华中医药学会脾胃病分会组织编写的《中华脾胃病学》获中华中医药学会科学技术奖·学术著作奖一等奖，代表了当代脾胃病中医临床诊治研究的水平。为进一步总结浙派中医对中医脾胃病学术的贡献，浙派中医系列丛书编委会组织相关脾胃病专家，按照论著影响范围较广、对脾胃病学术的发展有重大影响、主要编写人员为浙江籍的入选条件，遴选出古今十一部著作进行总结。相信通过浙派中医脾胃病著作的概览，可以使大家领略浙派中医脾胃病学术的魅力。

第一节 《丹溪心法》

一、版本概况

《丹溪心法》由元代朱震亨所著，明代程充校订，刊于1481年。该书共5卷（一作3卷），为一部综合性医书。此书并非朱丹溪自撰，而是由他的学生根据朱氏的学术经验和平素讲述的内容编撰而成。但当时并无刊本问世，明景泰年间（1450—1456年），先由杨林玉收集本书流传的遗稿予以刊行；明成化初年，王季献在原书内容的基础上增加了附方，重刊于西蜀。这些刊本在篇目、编次及所增设的内容上都存在一些问题，其中较为突出的是原著内容和后世增加的内容相混淆，难以鉴别，并有取材于其他医著的方剂和药物，或有与朱氏治病宗旨不符的情况。鉴于此，为了尽可能恢复原著的面貌，程充参阅自己的有关著作及朱氏曾孙朱贤的家传本，并结合己见予以删订校正，即后世的通行本。

二、学术概要

《丹溪心法》中对杂病的论治见解独到，其中对胃病的辨治有独特经验。其中论述胃病的有呕吐、恶心、咳逆、反胃、吞酸、嗳气、痞、嘈杂、伤食、胃风等篇章。

1. 脾胃病多从痰论治

气、血、痰、郁乃朱丹溪辨治杂病的纲领，其中痰的重要性更为突出，诚如程充所云："朱丹溪治病，以痰为重。"朱丹溪明确指出："痰之为物，随气升降，无处不到。"痰邪可产生积聚于身体各处，导致多种疾病。他曾说"百病多有兼痰者"。在《丹溪心法》所讨论的病证中，认为因痰为病者超过半数。这一特点在脾胃病的辨治中体现得尤为突出。其中主要又分为两类：其一，以痰为主因的疾病，如嘈杂、嗳气与伤食。对于嘈杂，朱丹溪指出，嘈杂是痰因火动，治痰为先；对于嗳气，朱丹溪指出，嗳气，胃中有火有痰。其二，痰为脾胃病诸病因中重要的一种，如呕吐、恶心、呃逆（哕）、反胃、痞等皆可由痰引起。对于呕吐，朱丹溪论曰："胃中有热，膈上有痰者。""有痰膈中焦食不得下者……有胃中有火与痰而呕者。"对于痞证，曰："有饮食痰积，不能施化为痞者。""脉缓，有痰而痞，加半夏、黄连。"朱丹溪辨治脾胃病虽然强调痰邪致病，但他并非只执一端。而是严格遵循辨证论治的原则。如在《丹溪心法·呕吐》中，他对其他医家只执一端的陋习提出了批评，并且详细对呕吐进行了辨证，如"呕吐，朱奉议以半夏、橘皮、生姜为主。刘河间谓呕者，火气炎上。此特一端耳，有痰膈中焦食不得下者，有气逆者，有寒气郁于胃口者，有食滞心肺之分，而新食不得下而反出者，有胃中有火与痰而呕者"。可谓辨证周详。根据辨证的结果，朱丹溪采用针对性的治法。其治疗胃病有温、吐、补、清、消、反佐、饮食调养等多种方法。如采用理中汤加丁香汤温胃散寒、降逆止呕，治疗中脘停寒所导致的呕吐，为温法的应用；辨治胃病还妙用反佐法，如《丹溪心法·吞酸》曰："吞酸者，湿热郁积于肝而出，伏于肺胃之间……宜用炒吴茱萸顺其性而折之，此反佐之法也。"朱丹溪在反佐法的运用中，尚采用热药冷服的方法，体现了他灵活而细腻的变通思维，如用理中加丁香汤治疗"中脘停寒，喜辛物，入口即吐"之证，对于此方效果不佳者，言："不效，或以二陈汤加丁香十粒，并须冷服，盖冷遇冷则相入，庶不吐出。"

2. 首立嘈杂、痛泄证名，首次称"哕"为"呃"

朱丹溪论述脾胃病病名的成就，当首推其确立"嘈杂"一证名。考嘈杂证名，始见于《丹溪心法》。朱丹溪立嘈杂一证，认为痰湿、气郁、食积、热邪皆是致病原因，言："嘈杂，是痰因火动，治痰为先。"又说："食郁有热，（炒）山栀子、（姜炒）黄连不可无……嘈杂若湿痰气郁，不喜食，三补丸加苍术、倍香附子。"不仅确立嘈杂之证名，而且对其进行了详细辨治。朱丹溪创立嘈杂这一证名，被后世所认可，使得这一重要脾胃病的辨治有名可循。另外，朱丹溪在前人论泄泻的基础上，首次提出了"痛泄"一名。在《丹溪心法》中用炒白术、炒芍药、炒陈皮、防风主治脾虚肝强之痛泄，此方即为后世所谓的痛泻要方。还有关于"呃逆"一证，《内经》及宋以前均称为"哕"，至朱丹溪首次称其为"呃"，明代以后统称为"呃逆"。

3. 重视顾护胃气，创立名方

《丹溪心法》中对于多数病证的治疗，均体现了朱丹溪重视保护胃气的思想。如“小胃丹治膈上痰热，风痰湿痰，肩膊诸痛，能损胃气，食积痰实者用之，不宜多”。无疑任何一种胃病均存在着或轻或重的胃气损伤，所以在胃病的治疗中须注意顾护胃气。朱丹溪辨治胃病尤其重视保护胃气，这主要体现在他在药物治疗的同时还注重进行饮食调养。如治疗反胃，指出切不可用香燥之药，若服之必死，宜薄滋味。在吞酸的论治中曰：“必用粝食蔬菜自养……仍教以粝食蔬菜自养即安。”另外，朱丹溪创立了许多治疗脾胃病的名方，如左金丸清肝泻火，降逆止呕，主治肝火犯胃所引起的嘈杂、吞酸、胃痛等病，成为后世清热止酸之名方；保和丸消食和胃，主治一切食积，更是消食化积的代表方剂；越鞠丸行气解郁，治疗气、血、痰、火、湿、食各种郁结导致的胃痛、吞酸、恶心呕吐及饮食不消等疾患，为解郁之名方。

4. 注意因时因人制宜

朱丹溪辨治脾胃病亦特别注意根据季节时令、患者体质的不同而采用针对性的药物和治法。如“吞酸者，湿热郁积于肝而出，伏于肺胃之间……二陈汤加茱萸、黄连各炒，随时令迭其位，使苍术、茯苓为辅佐，冬月倍茱萸，夏月倍黄连”。因冬季严寒，故倍吴茱萸之温以暖胃；夏月酷暑，故倍黄连之寒凉以清火。朱丹溪还注意根据患者体质而采取因人治宜的治法，对于肥人多加化痰祛湿之药，对于瘦人则加用清火之品。如《丹溪心法·痞证》曰：“如肥人心下痞者，乃是实痰，宜苍术、半夏、砂仁、茯苓、滑石；如瘦人心下痞者，乃是郁热在中焦，亦枳实、黄连、葛根、升麻。”

三、医论撷萃

《丹溪心法·吞酸》：吞酸者，湿热郁积于肝而出，伏于肺胃之间，必用食菜蔬自养。宜用炒吴茱萸，顺其性而苍术、茯苓为辅佐。冬月倍茱萸，夏月倍黄连，汤浸炊饼，丸如小丸吞之。仍教以食蔬菜自养，即安。

《丹溪心法·呕吐》：凡有声有物，谓之呕吐；有声无物，谓之哕。胃中有热、膈上有痰者，二陈汤加炒山栀、黄连、生姜；有久病呕者，胃虚不纳谷也，用人参、生姜、黄芪、白术、香附之类。呕吐，朱奉议以半夏、橘皮、生姜为主。刘河间谓呕者，火气炎上，此特一端耳。有痰膈中焦，食不得下者；有气逆者；有寒气郁于胃口者；有食滞心肺之分，而新食不得下而反出者；有胃中有火与痰而呕者。呕吐药，忌栝蒌、杏仁、桃仁、萝卜子、山栀，皆要作吐，丸药带香药行散，不妨。注船大吐，渴饮水者即死，童便饮之，最妙。

《丹溪心法·反胃》：反胃大约有四，血虚、气虚、有热、有痰兼病。必用童便、韭汁、竹沥、牛羊乳、生姜汁。气虚，入四君子汤，右手脉无力；血虚，入四物汤加童便，左手脉无力。切不可用香燥之药若服之必死，宜薄滋味。治反胃，用黄连三钱，生姜汁浸，炒山楂肉二钱，保和丸二钱，为末，糊丸如麻子大，胭脂为衣，人参汤入竹沥再煎一沸，下六十丸。有痰，二陈汤为主，寸关脉沉或伏而大；有气结，宜开滞导气之药，寸关脉沉而涩；有内虚阴火上炎而反胃者，作阴火治之。

第二节 《医学正传》

一、版本概况

《医学正传》由义乌虞抟撰于明正德十年（1515年）。此书首列“医学成问”51条，以申明前人“言不尽意之义”（见凡例）。次分述临床各科常见病证，以证分门，每门先论证，后脉法，再方治。所述诸证，总论以《内经》要旨为提纲，证治以朱丹溪学术经验为本。脉法取自《脉经》，伤寒、内伤、小儿病分别宗法张仲景、李杲和钱乙。该书的嘉靖版本，附有日本人延寿玄朔的跋，谓此书“承丹溪先生之遗流而述作之书也，一溪翁信之贵之，故予为门下生讲读之”，可见日本对此书的重视。中华人民共和国成立后有排印本。

二、学术概要

《医学正传》中记载了霍乱、泄泻、痢、呕吐、噎膈、嘈杂、嗳气、吞酸、痞满、胃脘痛、腹痛、秘结、三消等脾胃病的临证经验，医论和验案也处处体现了其顾护脾胃的临证特点。通过总结和继承金元时期的脾胃学说，虞抟发展并完善了丹溪学派的脾胃病辨治体系。

1. 倡补脾胃之阳以生阴血

《医学正传》继承了《内经》的脾胃之说，并在金元时期各家学说的基础上，提出“土为一身之主，土平则诸脏平矣”的观点。同时，虞抟还提出阴阳一体之学说，即“在人身则该乎一体而论，非真气为阳而血为阴也”。认为人体内阴阳是互根的，气血之中还可分阴阳，并对“孤阳不生，独阴不长”等理论进行了阐释。在此基础上，虞抟接受李东垣“阳旺则阴生”的观点，提出“用四君子汤以补气中之阴，血虚者须以参芪补之”等观点，总结了补阳益阴、益气固脱等治疗之法，驳斥了所谓血虚、产后不能用参芪温补的错误见解，阐明了在阴血虚弱、气虚血脱及阴虚阳浮发热等证中运用甘温补气法的理论依据，同时扩大了丹溪所说的“阴不足”中“阴”之范围，并形成了补气生阴学说。

2. 崇培脾胃之气以复升降

《医学正传》言“人肖天地，常欲令胃气温而升浮，而行春夏生发之令”，引《内经》言“清气在下，则生飧泄”，指出“清气一升，则浊气随降”“脾胃之气不升，则上脘不通，谷气不行，内伤之病作矣”等观点。强调脾胃气机升降为内脏疾病产生的主要根源。且认为参芪等补药味厚而滞，无柴胡之升提不得行于经络肌表而发挥滋补作用，故而“宜以升柴二特用酒炒，更加附子以行参芪之气，及引升柴直抵下焦，引清气上升而浊气下降，则服参芪等补药不致满闷矣”。脾胃气机升降顺则病无以生。

3. 补述嘈杂证候以明辨治

“嘈杂”是朱丹溪首创之证，虽然提出病因病机为食郁有热而致“痰因火动”，并说明了治疗之法，但对其主要症状并未作详细描述。虞抟对此进行了较全面的概括，言：“夫嘈杂之为证也，似饥非饥，似痛非痛，而有懊憹不自宁之状是也。”治疗方法则在收录丹溪之法外，提出以胆南星、半夏、橘红之类以消其痰，黄芩、黄连、栀子、石膏、知母以降其火，苍术、白术、芍药以健脾行湿，壮其本元。又收录了三圣丸（白术、黄连、橘红）、术连丸（白术、黄连）、软石膏丸（胆南星、半夏、栀子、香附、软石膏）、曲术丸等作为治疗方剂，使嘈杂证的病因病机、临床表现及治疗方法均得到了补充和完善。

4. 秘结发病以肾立论，首创器械灌肠及肠溶剂

对于便秘，虞抟根据《内经》“北方黑色，入通于肾，开窍于二阴，藏精于肾”的论述，以肾立论。认为肾主五液，肾实则津液充足，而大便滋润，肾虚则津液枯竭而大便燥结。究其发病原因，多责之于饮食失节和房劳过度，指出“房劳过度，饮食失节，或恣饮酒浆，过食辛热，饮食之火起于脾胃，淫欲之火起于命门，以致火盛水亏，津液不生，故传导失常，渐成结燥之证”。认为临床上便秘有风燥、热燥之分；有阳结、阴结、气结之别；尚有年老营血不充，津液枯涸，或因失血津液暴竭之虚秘。凡此之类，皆责之于肾。鉴于肾恶燥的生理特点，对于便秘之论治，虞抟集多年临证之经验，在阳结者散之、阴结者温之的基础上，提出“治燥者润之”的大法，药用当归、桃仁、火麻仁、郁李仁之类。强调“多服补血生津之剂，助其真阴，固其根本，庶无再结之患”。此即虞抟“治秘以润为要”学术思想的根本所在。他所常用的方剂如润燥汤、润肠丸、活血润燥丸、润肠汤、润体丸等，无不以润为要，以润为先。所用剂型以丸剂居多，以蜜炼丸“取其润燥以助传导之势，故结散而疏通也”。虞抟在“治燥以润为要”思想的指导下，处方遣药多平和，避免损伤胃气，从而加重便秘。认为秘结尽管有虚有风，或湿或火或寒，或津液不足，或气结不利，当慎用巴豆、牵牛子、芒硝等峻利之品攻下。

虞抟在临证中勤于实践，大胆创新，对于便秘之治疗，首创器械灌肠及肠溶剂，为解除患者痛苦作出了卓越的贡献，实开器械灌肠及肠溶剂应用之先河。《医学正传》中有这样一则医案：一小儿因出痘大便秘结不通，肛门连大肠不胜其痛，叫号声达四邻外，前医先后用皂角末和蜜导煎法，服大小承气汤、枳实导滞丸、香油、备急丸皆不效。虞氏令侍婢口含香油，以小竹筒一个套入肛门，以油吹入肛内。过半时许，病者自云其油入肠内，如蚯蚓渐渐上行。再过片刻许，下黑粪一二升止，困睡而安。对年老胃气虚弱，火热便秘之证，特制肠溶剂而取效。又如曾治一五旬妇，形瘦食少，便结腹痛，六脉沉伏而结涩，先予四物汤加桃仁、麻仁、煨大黄等药数服，反增满闷；继服枳实导滞丸及备急大黄丸等，下咽片刻即吐出。认为此乃胃气虚而不能久留性速之药耳。随以备急大黄丸以黄蜡包之，又一细针穿一窍，令服三丸。其意在于以蜡匮之，制其不犯胃气，故得出幽门达大小肠取效也。次日，下燥屎一升许。继以四物汤加减煎汤，送服润肠丸。调理月余，大便如常，饮食进而平安。

三、医论撷萃

《医学正传·痞满》:《内经》曰备化之纪，其病痞。又曰太阴所至，为积饮痞膈。夫痞满之证，东垣论之详矣。谓太阴湿土主壅塞，乃土来心下为痞满也。伤寒下之太早，亦为痞满，乃寒伤荣血而然。心主血，邪入于本，故为心下痞。仲景以泻心汤，用黄连泻心下之土邪，功效甚速。非止伤寒为然，至于酒积杂病，下之太过，亦作痞满，盖下多则亡阴也。亡阴者，谓脾胃水谷之阴亡也。故胸中之气，因虚而下陷于心之分野，故心下痞。宜升胃气，以血药兼之。若全用利气之药导之，则痞尤甚。痞甚而复下之，气愈下降，必变为中满鼓胀，皆非其治也。又有虚实之异，如实痞大便秘者，浓朴、枳实主之。虚痞大便利者，芍药、陈皮主之。如饮食所伤而为痞满者，宜消导其胸中窒塞之气。上逆兀兀欲吐者，则宜吐之，所谓在上者因而越之是也。学人宜详究焉。案：山头沈三十一丈，年三十余，身材肥盛，夏秋间因官差丈量田地辛苦，至冬间得痞满证，两胁气攻，胸中饱闷，不能卧，欲成胀满证。历数医者，皆与疏气耗散之药，皆不效。十一月初旬，召予延医，两手关前皆浮洪而弦涩，两关后脉皆沉伏。予曰此膈上有稠痰，脾土之气敦阜，肝木郁而不伸，当用吐法，木郁达之之理也。奈何值冬月降沉之令，未可行此法，且先与豁痰疏肝气，泻脾胃敦阜之气。用平胃散加半夏、茯苓、青皮、川芎、龙胆草、香附、砂仁、柴胡、黄连、栝蒌子等药，病退之十有三四。待次年二月初旬，为行倒仓法，平安。

《医学正传·嘈杂嗳气》:《内经》曰胃为水谷之海，无物不受。若夫湿面鱼腥，水果生冷，以及烹饪调和，黏滑难化等物，恣食无节，朝伤暮损，而成清痰稠饮，滞于中宫。故谓嘈杂嗳气，吞酸痞满，甚则为反胃膈噎，即此之由也。夫嘈杂之为证也，似饥不饥，似痛不痛，而有懊侬不自宁之状者是也。其证或兼嗳气，或兼痞满，或兼恶心，渐至胃脘作痛，乃痰火之为患也。治法以南星、半夏、橘红之类，以消其痰。芩、连、栀子、石膏、知母之类，以降其火。苍术、白术、芍药之类，以健脾行湿，壮其本元。又当忌口节欲，无有不安者也。

《医学正传·吞酸》:若久吞酸不已，则不宜温，宜以寒药治之，后以凉药调之，结散热去则气和矣。所以中酸不宜食黏滑油腻者，谓能令气郁不通畅，如食物在器复盖，热而自酸。宜食菜蔬，能令气之通利也。曰寒曰热，于斯明矣，学人详之。

第三节 《医学纲目》

一、版本概况

《医学纲目》由明代萧山楼英著，刊于明嘉靖四十四年（1565 年）。书凡四十卷，卷一至卷九为阴阳脏腑部，为总论性质（分述诊法、治法、虚实、寒热、刺灸等）；卷十至卷二十九为脏腑病证各部；卷三十至卷三十三为伤寒部，兼论温病、瘟疫等；卷三十四至卷三十九为妇人、小儿部；卷四十为运气部。

二、学术概要

楼英钻研医学“废餐忘寝三十年”，经博览群书并结合其自身临证经验而编成《医学纲目》。此书有纲有目，繁而有理，是中医学史上的一部重要著作，更成为李时珍编纂《本草纲目》的重要参考书目之一。《医学纲目》中有关治疗脾胃病的很多思维和方法出自丹溪学说，尤其是丹溪顾护脾胃的思想，并结合痰这一病理产物，形成独具特色的体系。

1. 开创中医内科辨治先河

在《医学纲目》脾胃部的部分，楼英先介绍了疾病的相关病机和主要证候，或引经据典，或引用先贤的相关论述，详细阐述脾胃病形成的原因及治疗方法，并将很多适合治疗该类疾病的方剂和药物列于下方。另外，脾胃部包括了很多疾病，不仅纳入了与消化功能有关的疾病，如伤食、痞、腹痛、呕吐、膈气等，而且纳入了因脾胃功能失常而引起的相关疾病，如消瘅、黄疸、水胀、关格、积块、癥瘕等，而且有一些奇病列于章节的最后。纳入相关脾胃病的顺序是按疾病的特点，即从表到里、从上到下、从气到血、从实到虚的顺序进行介绍。其中还涉及了大量的妇科病，如胎前伤食、胎前渴、产后发黄、产后大小便不通，可以说该书开创了中医内科辨治的先河。此外，楼英也十分关注相似疾病的鉴别。对于同一疾病不同状态下的用药，亦引经据典作了鉴别。如“呕家多服生姜，乃呕吐之圣药也。气逆者必散之，故以生姜为主。吐者太阳也，太阳多血少气，故有物无声，乃血病也。有食入则吐，有食已则吐，以陈皮去自主之”。更难能可贵的是，书中提出了鉴别的内容，如“吐酸与吞酸不同，吐酸是吐出酸水如醋，平时津液随上升之气郁积而成积，成积既久，湿中生热，故从木化，遂作酸味，非热而何……《素问》言热者，言其本也；东垣言寒者，言其末也”。“《内经》曰：诸逆冲上，皆属于火。东垣谓火与元气不两立，又谓火，元气之贼也……人之阴气根据胃为养，胃土伤损，则木气侮之矣，此土败木贼也。阴为火所乘，不得内守，木挟相火乘之，故直冲清道而上。言胃弱者阴弱也，虚之甚也”。可以看到，经典的描述与后世不同医家对于同一概念或病因病机的解读并不完全一致，有时甚至相反。但在楼英的书中，则从不同的视角和层次来看待一个疾病的两个方面。

2. 重视丹溪学说，利用五行生克辨治

楼英的学术思想受丹溪学说的影响是十分深刻的。他大量借鉴丹溪的思想，比如丹溪擅长利用五行生克的思路来辨治脾胃病，因此注重五行生克对于疾病治疗的意义。《医学纲目》中引用丹溪的医案也是如此。如“徐兄，口干，小便数。春末得之，夏来求治。诊其两手，左涩，右略数而不弦……此由饮食厚生热，谓之痰热。禁其厚味，宜降火以清金，抑肝以补脾。用三消丸十粒；左金、阿魏丸各五粒，以姜汤吞下，一日六次”。丹溪认为口干是因脾之津液不能上泛，因其平日饮食滋味厚重，厚则易生痰热，热一方面阻碍了金沉降的特性，另一方面过度助长了木向上的温性，因而木生火，煎熬津液而加重了中焦的痰热，更阻碍了脾的运化功能，导致脾之津液的转输障碍而出现口渴。丹溪嘱其禁厚味，给出了“降火清金，抑肝补脾”的治疗方法，及左金丸、阿魏丸等具体方剂。这是丹溪常用的治疗疾病的一种思维模式，从书中可以看出楼英充分借鉴吸收了这种思维方式，并在临证中加以验证。例如，楼英引用丹溪的另一个医案，“一女子，二十余，许婚后夫远出，二年不归。女子病重不食，困卧如痴……予思之，此气结病也，药不能治，得怒可解。予往激其怒，掌其面三，且责以不得有外思。女果大怒而哭，待其哭一二时许，令其父母解之。进药二帖，即欲食矣……一月余其夫果归，病得痊愈”。这也是利用五行生克关系治疗疾病的典型医案，显示丹溪运用情志治疗疾病更有特色。怒胜思，用木克土的方式来治疗女子因思夫而不思饮食、日渐消瘦的状态，足见丹溪灵活运用五行生克之理于临证中，也看出了楼英对此思维方式有所运用和体会。

3. 疑难病从痰论治

对于很多涉及脾胃的疑难病证，尤其是脾胃积块、癥瘕一类的病证，楼英更善从痰的角度辨治。如无论是痞证、久泄久痢，还是大小便不通、水胀等外在表现相异的疾病，他辨治的思维是一致的，只不过在面对疾病病情轻重不同的情况时，要有灵活的变通。在《医学纲目》脾胃部有260多处关于“痰”的论述，足见楼英对于痰的理解极为深入。如“治痰病化为水气传变，水谷不能食”“此必太阴分有积痰，肺气壅郁，不能下降，大肠虚而作泄，当治上焦”“积痰在肺，肺为大肠之脏，宜大肠之不固也，当与澄其源而流自清”等。同时，从痰的角度给出治法，这表明楼英对从痰论治的思考是在临证中反复验证过的。在痰病的辨治中，楼英指出首先必顾护人体正气，或施以丸药，或加入生姜和砂糖，或用芪、术之类，或服药吐后以清粥调养。痰病的形成是个日积月累的过程，去除这个病理产物也不是一蹴而就的，即使将痰排出，也要及时顾护正气。所以楼英在脾胃部的开篇就提到了《内经》的原文“大毒治病，十去其六；小毒治病，十去其七；常毒治病，十去其八；无毒治病，十去其九，不可过之”。可见他在去除邪气的同时注意不伤正气，也是深刻领会经典要旨的。此外，在正气的顾护方面，脾胃中土显得尤为重要。如他提到，“苍术性燥气烈，行湿解表，甚为有功……亦是决烈耗散之剂，实无补土之利。经谓土气太过曰敦阜，亦能为病。况胃为水谷之海，多气多血，故因其病也用之，以泻有余之气，使之平耳。又须察其挟寒气、得寒物者，而后投之。胃气和平，便须却药”。这段话揭示了很多脾胃病，或本身不是脾胃病，但病因病机属于脾胃问题疾病的治疗原则和方法。楼英在吸收经典之说的同时，旁采诸家之长，将脾胃病和与脾胃功能损伤有关的疾病进行整理归纳，同时在丹溪气血五行的辨治基础上，结合痰这一病因病机，形成了独特的辨证体系。

三、医论撷萃

《医学纲目·泄泻滞下》：若不受湿则不痢，故须用白术。是以圣人立法：若四时下痢，于芍药、白术内，春加防风；夏加黄芩；秋加浓朴；冬加桂、附。然更详外证寒热处之。如里急后重，须加大黄；如身困倦，须用白术；若自汗逆冷，气息微，加桂、附以温之；如或后重脓血稠黏，虽在盛冬，于温药内亦加大黄。

《医学纲目·哕》：上吐利后哕，即丹溪治赵立道与陈择仁二人哕，皆于滞下得之之类，六脉大豁，用参、术而愈是也。予长兄九月得滞下，每夜五十余行，呕逆，食不下。五六日后加呃逆，与丁香一粒噙之立止。但少时又至，遂用黄连泻心汤加竹茹饮之，呃虽少止，滞下未安。如此者十余日，遂空心用御米壳些少涩其滑；日间用参、术、陈皮之类补其虚。自服御米壳之后，呃声渐轻，滞下亦收而安。

《医学纲目·内伤饮食》：亦有宜吐者，《素问·阴阳应象大论》云在上者因而越之，瓜蒂散之属主之。然而不可过剂，过则反伤肠胃。盖先因饮食自伤，又加之以药过，故肠胃复伤而气不能化，食愈难消矣，渐至羸困。故《素问·五常政大论》云大毒治病，十去其六；小毒治病，十去其七；常毒治病，十去其八；无毒治病，十去其九。不可过之。此圣人之深戒也。

第四节 《医家四要》

一、版本概况

《医家四要》由清代程曦、江诚、雷大震著。成书于清光绪十年（1884年），四卷，雷氏养鹤山房藏版。又收于《雷氏慎修堂医书三种》而为其一种。本书以脉、病、方、药四要为纲，辑录历代医书，分门别类整理而成。卷一“脉诀入门”，论四诊及人体生理功能；卷二“病机约论”，分72论，论述时病、内科杂病、妇科病的病因、病机和治则；卷三“方歌别类”，按病分类，选择效方300余首；卷四“药赋新编”，以韵文记述300余味药的性能功用。该书为中医入门读物。中华人民共和国成立后有排印本。

二、学术概要

《医家四要》由清代雪丰之徒程曦、江诚及其子雷大震同著。该书对雷丰平日读书、师徒授受的内容进行了归纳总结，又是根据临床需要分门别类、条分缕析的精华读本。书中包含了雷氏医家对脉、病、方、药的诠释、理解、体悟、发挥。《医家四要》是中医的入门之书，也是提高临床能力的必备之书。

1. 内伤脾胃须辨有余不足

雷氏医家认为，六淫邪气、劳逸过度、饮食失节、精神刺激、药物损伤等多种原因，均可损伤脾胃之气，导致内伤脾胃的发生。临证时，在补脾益胃的过程中，须注意虚实夹杂的存在，扶正不忘祛邪。故《医家四要》指出：然有内伤而夹食者，此不足中之有余也，治以消导为主，补脾为佐；又有内伤而夹寒者，此亦不足之有余也，治以温散为主，补气为佐；又有内伤而犯欲者，此不足中之不足也，治以十全大补汤为主。

2. 辨病辨证不忘审症识因

医者既要把握疾病发生的一般规律和个体发病过程中的证候特征，同时也要注重缓解患者主要不适的症状及发病的原因，即病、证、症、因相互兼顾。辨病施治在长期医疗实践中积累了针对某些病的具有一定专属性的有效方药，可以提高方药的针对性和适用性。如《医家四要》中认为，口内生疮是脾经之热炽，“口者，脾之外候也。口内生疮糜烂，乃脾经之蕴热，名曰口糜是也，宜用泻黄散治之”。痞满由脾倦不能输化，以致积食、积痰留于中脘而成之证，宜用枳实消痞丸。辨证论治以疾病当时的综合反应状态为调节要点，综合考虑证候病机中的病因、病位、病性、病势等诸要素，从整体上把握病证。如治胃脘痛，“气痛者，因大怒抑郁，及七情之气作痛，宜香苏饮及七气汤”。“食痛者，食积而痛，嗳腐吞酸，脘中懑闷，宜平胃散加神曲、山楂”。审症论治通过抓主症，在繁杂的临床现象中迅速厘清思路，确定治疗的主攻方向，是一种简便易行、执简驭繁的临床思维，宜于确定主攻方向，增强治疗针对性。如《医家四要》记载，呕吐哕“皆属胃气上逆使然，更宜审症治之。如恶心者，伤胃也，宜用六君子汤；干呕者，气逆也，宜用二陈汤加生姜治之；吐蛔虫者，得冷也，宜用椒梅连理汤；吐清水者，胃虚也，宜用香砂六君子汤；苦水者胆热也，酸水者肝热也，均宜左金丸”。病因则是疾病形成的源头，有时病因不去，源头不断，疾病难愈。审因论治是直接针对病因的治疗，在辨证、辨病治疗难以取得疗效时，往往需要审因治疗。如《医家四要》中记载，吐血之因有三：一曰热伤，宜以清热为主；二曰劳伤，宜以理损为主；三曰努伤，初宜破逐为主，日久亦宜理损为主。

3. 分层论治尽显雷氏特色

分层论治为雷氏医家所推崇，分层论治主要是根据患者体质的变化而分别对其疾病在脏、在腑、在经、在络、在气、在血、在阴、在阳、属寒、属热、属虚、属实之不同，进行分层论治的一种方法。起到从疾病的整体去论治，从常法中找到变法的作用。如《医家四要》中指出，痢疾之病，在气在血的临床症状不同，如“痢疾之病，多因湿气夹食而致。伤于气分，痢下白色；伤于血分，痢下赤色；气血两伤，赤白相杂而下也”。泄泻之病，治当分其新久，“新则治邪为君，健脾为佐；久则补脾为君，升提为佐”。呃逆之病，当分寒热论治，胃寒而呃者，治以丁香柿蒂汤，胃热而呃者，治以橘皮竹茹汤。

4. 尊崇丹溪，必参郁结治之

《丹溪心法》曰：“气血冲和，百病不生。一有怫郁，诸病生焉。”或郁久而生病，或病久而生郁，当升不得升，当降不得降，当变化不得变化，此为传化失常。故凡治病，必参郁结治之。并指出“郁”的病机为气血津液运化失常，在体内郁结阻滞。朱丹溪的弟子戴元礼释曰：“郁者，结聚而不得发越也。当升者不升，当降者不降，当变化者不得变化也。此为传化失常，六郁之病见矣。”雷氏医家极其尊崇丹溪“必参郁结治之”的观点，如《医家四要》在“诸证莫离乎四因”的论述中指出“四因者，气血痰食是也”。在“四因”理论基础上，还提出“更参解郁治之，药品不繁，每多中病”。可见，脾胃病的发生发展多与气机升降失常、郁结不畅有关，临证治疗须重视调节气机，顺应脾升胃降之性，以防气、血、湿、火、痰、食郁结中焦。如认为胸中满闷不舒谓之痞满，其由脾倦不能运化，以致积食、积痰留于中脘而成痞满之证，宜用枳实消痞丸。并指出痰盛者，加橘红、白芥子；食盛者，加山楂、槟榔。必使脾土复强，气机通利，则痰不生，而食不停，其痞满自除。

三、医论撷萃

《医家四要·病机约论·痢因湿气及受积停》：痢疾之病，多因湿气夹食而致。伤于气分，痢下白色；伤于血分，痢下赤色；气血两伤，赤白相杂而下也。河间论，专言湿热，后人已驳之矣。其实湿热、湿寒，皆能致痢，须分疗之。因湿热而痢者，里急后重，忽思饮，饮亦不多，忽思食，食亦乏味，小便热涩，痢下赤色，或淡红焦黄，脉来濡数之象，宜以芍药汤去肉桂加银花治之；因寒湿而痢者，腹绵痛而后坠，胸痞闷而不渴，不思谷食，小便清白，或微黄，痢下色白，或如豆汁，脉来迟缓之象，亦宜芍药汤去芩、连加苍、朴治之。倘呕逆不食，为噤口痢也，宜以人参败毒散加黄连、陈仓米、石莲肉治之。

《医家四要·病机约论·呕吐哕胃气逆而不降》：经曰诸逆冲上，皆属于火；诸呕吐酸，皆属于热。后贤分有物有声为呕，有物无声为吐，有声无物为哕，皆属胃气上逆使然，更宜审症治之。如恶心者，伤胃也，宜用六君子汤；干呕者，气逆也，宜用二陈汤加生姜治之；吐蛔虫者，得冷也，宜用椒梅连理汤；吐清水者，胃虚也，宜用香砂六君子汤；苦水者胆热也，酸水者肝热也，均宜左金丸。凡呕吐、哕之症，面色青，指甲黑，中痛不止，肢厥不回，皆难治也。

《医家四要·病机约论·泄泻症脾气伤而不升》：泄泻之病，所感不同，或因风寒暑湿所触，或因痰食内停，扰动乎脾，脾气不升，下陷而为泄泻。治当分其新久，审其原因。新则治邪为君，健脾为佐；久则补脾为君，升提为佐。更当辨证用药，确然有效。如泻下青色，腹痛脉弦者，因风也，宜痛泻要方加葛根、羌活。泻下白色，小便清澈，腹痛肢凉，脉沉迟细者，因寒也，宜理中汤加附子、肉桂。口渴烦躁，脉虚身热而泻者，因暑也，宜天水散加扁豆、黄连。泻下稀水，或尘腐色，腹不痛，身体重，倦怠无力，脉沉而缓者，因湿也，宜胃苓汤加木香、枳壳。泻下不化，得泻则宽，胸膈饱闷，恶闻食气，因食也，宜平胃散加神曲、山楂。泻下或多或少，或泻或不泻，或如鱼冻者，因痰也，宜二陈汤加木香、厚朴。泻下过多，小水不利者，法当分利，小水长则大便实也，宜五苓散加车前子。如久泻者，此法当禁，若浪用之，必损其阴。大抵脾胃之气，上升为生长之令，下降为收藏之令，凡泄泻日久，皆由脾胃之气下陷也，宜补中益气汤。又有每夜子时后五更前作泻者，乃肾虚也，宜四神丸。

第五节 《明医杂著》

一、版本概况

《明医杂著》为明代慈溪王纶著，成书于明弘治十五年（1502年），刊于明嘉靖二十八年（1549年），全书共六卷。卷一至卷三为医论及杂病证治，包括发热、痨瘵、泄泻、痢疾、咳嗽、痰饮等内科病，以及妇科病和五官科疾病等的辨证施治；卷四专论风证；卷五论儿科病证治；卷六为附方。书内每卷基本都附有医案。后薛己将此书重新整理，附医案，内容也颇有发挥。中华人民共和国成立后有排印本。

二、学术概要

1. 灵活运用三因制宜

三因制宜是中医整体观的体现，是一种因势利导治疗疾病的思维方式，是基于天人相应理论的具体治法。三因制宜的治法在《明医杂著》中体现非常明显。因时制宜中的时不单指具体的时间变化，也涵盖了季节、天文、气候等自然环境的变化。王纶在治疗泄泻时，就夏秋之间泄泻与寒月泄泻加以区别用药治疗。因地制宜指的是不同地区，因其方位、气候变化不同，地势、地形、水质、土质、饮食特点等不同会影响人体，导致不同疾病的产生，有时同一疾病也会出现不同的证候特点，治疗方法亦不相同。《明医杂著·异法方宜论》专门回答了为何居住在不同地区的人不能常服同一类食物，如东南地区可常服椒、姜等辛燥之品，西北之人却不可，因"东南之域，下卑湿热，其人腠理疏通，汗液妄泄，阳气内虚，故宜食椒、姜辛热之物，以助其阳也；西北之域，高陵风寒，其人腠理致密，汗液内固，阳气充实，不宜食椒、姜辛热之物，反盖其阳也"。因人制宜指的是根据不同的年龄、性别、体质之人应采用不同的治法，此治法的应用在《明医杂著》中不胜枚举。在《明医杂著·化痰丸论》中言："内附子若素畏寒饮食者，尤宜用；若素喜寒饮食者，以肉桂或炮姜代之亦可，但世所鲜用耳。"王纶不仅继承了《内经》的学术思想，更将其灵活运用，再融入自己之所学，取得了较好的疗效。

2. 创新发展脾阴虚说

王纶医术博采众家之长，不拘泥古方今方和医家派系，治疗内科杂病虽主宗朱丹溪，亦结合李东垣的学术思想。王纶在《明医杂著·枳术丸论》中言："人之一身，脾胃为主。胃阳主气，脾阴主血……近世论治脾胃者，不分阴阳气血，而率皆理胃所用之药，又皆辛温燥热助火消阴之剂，遂致胃火益旺，脾阴愈伤……脾脏渐绝，而死期迫矣。"在微观层面上，将脾胃分阴阳，认为胃主气，脾主血，气血之病治法大不相同，故脾胃应分治；在宏观层面上，结合《内经》中"天人相应"的理论，认为"土旺四季，寒热温凉各随其时，岂可偏用辛热之剂哉，今举枳术丸方，立加减法于后"。区别于当时诸多医家单一治法用药，不随波逐流，在吸收东垣思想后对调理脾胃有所创新发挥，创加减枳术丸，随时随症加减用药。朱丹溪为"滋阴派"代表，主张"阳长有余，阴常不足"，治疗以养阴降火为主，用药偏苦寒，以降火为养阴之法，明代前期许多医家继承并采纳了丹溪学说，如戴元礼、王履、刘纯等人，王纶亦如此，认为阴不足是咳血、吐血之因。《明医杂著·补阴丸论》言："人之一身，阴常不足，阳常有余。况节欲者少，过欲者多……而痨瘵、咳嗽、咯血、吐血等症作矣。"重视补阴，在朱丹溪已立名方大补阴丸的基础上加以创新，因不同年龄层次肾水之不同而创加减补阴丸。王纶不仅继承了丹溪学说，主张"重养阴降火"，更融合了李东垣重视脾胃的思想，临证不独重用苦寒药降火养阴，而重温化养阴，滋水制火，更用甘温之品补中益气。其脾胃阴阳、脾胃分治的论述创新发展了脾阴虚说，对后世脾阴学说的发展有一定影响。

3. 精心遣方用药，反对滥用峻补

王纶在治疗脾胃病时谨守病机，精于遣方用药，善于化裁。他对很多病证，都先列通治的主方，后详述加减法，便于读者掌握应用。如治疗泄泻，主方为白术、茯苓、白芍、陈皮、甘草，随泄泻的性质和临床兼证予以加减，其中治久泻肠胃虚滑不禁，以泄泻主方加肉豆蔻、诃子皮、赤石脂、木香、干姜，配伍严密，确有良效。又如治痢疾，主方为黄芩、黄连、白芍、木香、枳壳、甘草、槟榔；血痢相当于阿米巴痢疾，则以治痢主方加当归、川芎、生地黄、桃仁、槐花，如久治不愈，去槟榔、枳壳，减黄芩、黄连用量，加阿胶珠、侧柏叶、白术、黑姜、陈皮。王纶所处的时代为明景泰至正德年间，宋代有《太平惠民和剂局方》《太平圣惠方》《圣济总录》等官方组织编纂的书籍，其中收录许多成药制剂，且多丸剂、散剂，简便效廉，在民间被诸多医家广泛使用，尤其是《太平惠民和剂局方》一书，在宋、金、元数百年间流行甚广，直至其传播受朱丹溪所著《局方发挥》的影响，元、明、清三代仍多次刊刻，书中用药多重用辛燥之品，后世医家受其影响颇深。但《名医杂著》中用药种类灵活多变，反对滥用人参、黄芪等峻补之品，认为治病不应照搬前人之法，按图索骥，并不为时代所局限，且谈论不守病机、滥用峻补之品时措辞严厉，亦为警醒后世医家。《明医杂著·饮食劳倦》载虽东垣认为饮食劳倦是不足之证，方用补中益气汤治之，以补益为主，但提出损有余补不足，而不是一味补益，言："饮食受伤而留滞不化，则有余矣，有余者泻之；伤饥失饱致损脾胃，非有积滞，则不足矣，不足者补之。"《明医杂著·枳术丸论》言："殊不知脾胃属土属湿，位居长夏，故湿热之病十居八九，况土旺四季，寒热温凉各随其时，岂可偏用辛热之剂哉。"

三、医论撷萃

《明医杂著·饮食劳倦》：东垣论饮食劳倦为内伤不足之证，治用补中益气汤。《医经溯洄集》中又论不足之中，又当分别饮食伤为有余、劳倦伤为不足，予谓伤饮食而留积不化，以致宿食郁热，热发于外，此为有余之症，法当消导，东垣自有枳术丸等治法具于饮食门矣。其补中益气方论，却谓人因伤饥失饱，致损脾胃，非有积者也，故只宜用补药。盖脾胃全赖饮食之养，今因饥饱不时，失其所养，则脾胃虚矣。又脾主四肢，若劳力辛苦伤其四肢，则根本竭矣。或专因饮食不调，或专因劳力过度，或饮食不调之后加之劳力，或劳力过度之后继以不调，故皆谓之内伤元气不足之症，而宜用补药也。但须于此四者之间，审察明白，为略加减，则无不效矣。愚按饮食劳倦颇同而理异也。王安道先生曰：劳倦伤、饮食伤二者，虽俱为内伤，不可混而为一。夫饮食受伤而留滞不化，则有余矣，有余者泻之；伤饥失饱致损脾胃，非有积滞，则不足矣，不足者补之。如东垣枳术丸之类，虽曰消导，固有补益于其间，然亦施于不甚伤者耳，原非以为通行之药也。盖停滞之物，非枳术丸之力所能去者。若泥于消导而弗知变，则不善用前人之意矣。

《明医杂著·枳术丸论》：人之一身，脾胃为主。胃阳主气，脾阴主血，胃司受纳，脾司运化，一纳一运，化生精气，津液上升，糟粕下降，斯无病矣。

人唯饮食不节，起居不时，损伤脾胃。胃损则不能纳，脾损则不能化，脾胃俱损，纳化皆难，元气斯弱，百邪易侵，而饱闷、痞积、关格、吐逆、腹痛、泄痢等症作矣。况人与饮食，岂能一一节调，一或有伤，脾胃便损，饮食减常，元气渐矣。故洁古制枳木之丸，东垣发脾胃之论，使人常以调理脾胃为主，后人称为医中王道，有旨哉！近世论治脾胃者，不分阴阳气血，而率皆理胃所用之药，又皆辛温燥热助火消阴之剂，逆致胃火益旺，阴愈伤，清纯中和之气，变为燥热，胃脘干枯，大肠燥结，脾脏渐绝，而死期迫矣。殊不知，脾胃属土属湿，位居长夏，故湿热之病十居八九，况土旺四季，寒热温凉各随其时，岂可偏用辛热之剂哉！今举枳术丸方，立加减法于后。

《明医杂著·泄泻》：泄本属湿，然多因饮食不节，致伤脾胃而作。须看时令，分寒热、新久而治。治法补脾消食、利小便。亦有升提下陷之气，用风药以胜湿，亦有久泄肠胃虚滑不禁者，宜收涩之。

第六节 《邵兰荪医案》

一、版本概况

《邵兰荪医案》为清代绍兴邵兰荪著。邵氏生前无著述存世，其殁后，后人据其处方集整理成《邵兰荪医案》，共有六种：一为曹炳章辑本，计四卷，收入《中国医学大成》；二为裘吉生辑本，计一卷，收入《珍本医书集成》；三为周毅修辑《邵兰荪医案》，计一卷，为手稿本；四为林之愚辑本，计五卷，为手稿本；五为邵氏女婿孙懿人辑本，共二十一册，为手稿本；六为潘国贤所辑之《邵兰荪医案》一册，为浙江中医学院油印本。

二、学术概要

邵兰荪（1864—1922年），浙江绍兴人，近代著名医家。邵氏医术精湛，然一生忙于诊务，无暇著作，故无专著传世。曹炳章先生钦佩其学识经验，“征求绍兴城乡各病家治愈留存方案，积十余年之久”，精选二百余则医案，编为四卷本《邵兰荪医案》。由此，后学才可一睹邵氏临证之风采。书中有关脾胃病的医案颇多，涉及呕恶、噎膈、嘈杂、脘闷、胃痛、胁痛、黄疸、腹痛、泄泻、痢疾等病证。

1. 顺应脾胃特性

脾胃居中焦，为气血生化之源，互为表里，二者之间存在气血、升降、燥润、寒热、虚实等方面相反相成的生理性质，故脾胃病每易形成交互错杂之证。邵氏深谙此理，脾胃病的治疗须顺应脾胃特性。首先，“治中焦如衡，非平不安”，用药多轻灵。邵兰荪治疗脾胃病药量大多集中在一钱至四钱，仅用数分之药者亦屡见不鲜。如祛湿类的车前草常用三分，豆蔻常用八分，砂仁常用八分等；行气类的佛手花常用八分，广木香常用五～七分，沉香常用五分等；温里类的干姜常用两分，淡附片常用八分等。正如绍派伤寒另一位代表医家何廉臣所说：“余素心谨慎，制方选药，大旨以轻清灵稳为主。”其次，用药注意调节气机升降，润燥相宜，虚实兼顾，寒热并调。如邵氏认为呕吐多因气机运行失常，上冲中脘所致。治疗总以气顺为主要目的。使病因得去，气机得顺，中脘得安，则呕恶自止。对于久病脱泄，邵氏主张涩补清利合用。久病体虚，脾肾亏损，阳气衰微，火不暖土，易致脱泄，张景岳认为“肾为胃之关，开窍于二阴，所以，二阴之开闭，皆肾脏之所注，今肾中阳气不足，则命门火衰，而阴寒独盛……令人洞泄不止也”。邵氏治脱泄不止，意守此法，并不一定要见肾阳不足先用固涩补虚，只要泄泻不止，或屡投方药不效者，皆以固涩补虚合用，兼以清利，以清余邪。在辨证施治的基础上，选用赤石脂、补骨脂、禹余粮、诃子炭、石榴皮、山楂炭、乌贼骨、肉果霜、乌梅、骨碎补等药，配合清利和中或清利平肝法。

2. 巧施引药

清代尤怡《医学读书记》云：“药无引使，则不通病所。”杨维仁在《医学阶梯》中言：“汤之有引，如舟之有楫。”遣药组方时，合理运用引药，能增强主方药效，起到事半功倍的效果。胃脘痛一病，《临证指南医案》说：“初病在经，久痛入络。”邵氏生平服膺叶天士，尽得其旨，故治疗胃脘痛，不论病之初久，常用路路通一味作为引药，缘其既能通经理气，又可活络行血，初久皆宜。路路通状为球形似蜂窝，孔窍满布，质硬体轻，《本草纲目拾遗》谓其“性大能通行十二经穴”，俾经通络活，气血调和，则疼痛可止。由此观之，邵氏将其用为引药不无道理。

3. 重视肝脾同治

肝脾同居中焦，关系十分密切，肝为藏血之脏，体阴而用阳，以血为体，以气为用，司疏泄条达之能，行调畅气机之功，肝之疏泄不及常影响到脾胃之升降。如《临证指南医案》言：“肝为起病之源，胃为传病之所。”邵氏深知此理，主张醒胃必先制肝，并立肝脾（胃）同治之法以兼顾标本，使肝脾（胃）相和。如呕吐较重者，或胃脘呕恶，或嗳气作吐，对饮食已有所影响，常引起食饮难下，或入胃易呕等症状。所记录的邵氏医案中，此型多责之于肝脏，肝郁气结，横逆犯胃，而致胃失和降，上逆作呕。治疗当肝胃同治，以苦辛通降为法。此法之意当承于叶天士之说，《临证指南医案·呕吐》云：“今观先生之治法，以泄肝安胃为纲领。用药以苦辛为主，以酸佐之。”邵氏喜用吴茱萸合炒黄连，取左金丸之意，以疏泄肝胃气机，降泄肝胃逆气，两药用量随病情而定。还常用刺猬皮治疗胃气上逆，宋代寇宗奭《本草衍义》谓“此物兼治胃逆，开胃气有功，从虫从胃有理焉”。另外，邵氏治疗泄泻也重视肝脾的作用，继承和发挥了叶天士“阳明胃土已虚，厥阴肝风振动”的久泻病机学说，创泻肝安土法，似甘以理胃，酸以制肝，方中每多人参、乌梅或芍药、甘草相配，然邵氏师其法而未尽其药。认为泄泻首用芳化渗利或祛风止泻而效不显著者，实因肝木乘土而横逆犯胃，必须清肝疏肝与和中分清并用。而在泄泻病中始终存在着木侮土的情况，所以，他在治疗时每多用清肝和中之法。药用黄连、吴茱萸、木蝴蝶、绿萼梅、玫瑰花、茉莉花、川楝子、生白芍、甘松等。

4. 用药重视炮制，喜用鲜品

邵氏十分重视药物的炮制，讲究通过药物炮制或配伍等手段以充分发挥药力，在《邵兰荪医案》中，常见的炮制药物如酒炒柴胡，酒性升散，可助柴胡升阳之功；川黄连合吴茱萸，两药相配本是左金丸的组成，寒热平调，辛开苦降，可清肝泻火，降逆止呕；酒炒川黄连可降低其苦寒之性，以防败胃；姜汁炙川黄连能增强其清胃止呕之功；仙半夏又名仙露半夏，为生半夏用甘草、五味子、青陈皮、枳壳、枳实、川芎、沉香等 14 味中药煎汁浸泡，待药汁吸干，再烘干入药者，仙半夏毒性低，理气化痰作用强；炒驴胶可克服阿胶滋腻碍胃之性；莱菔子炒后性缓，有香气，可避免生品内服而导致恶心的不良反应，长于消食。此外，邵氏还非常重视道地药材的使用，以确保药材的质量，处方中常见的道地用药如陈皮用新会陈皮，白术用江西术，浙贝母用象贝，山药用怀山药，木香用广木香，砂仁用阳春砂，郁金用广郁金，石斛用川石斛、黄草石斛或金钗石斛，黄连用川黄连等。中药历来就有干品和鲜品之分，鲜品与相应的干品比较而言，药性更加凉润，气味更加芳香醇正，药汁更加鲜纯，最能保持药品的天然功效。邵氏临证时常取一味或数味鲜药合入方中，常用鲜品如鲜芦根，既可清热生津，开胃止呕，又可清肺祛痰、利尿排脓；鲜竹茹既可清热化痰，又能除烦止呕；鲜石斛能益胃生津、滋阴清热；鲜地黄较干地黄而言清热凉血之功更甚；鲜佩兰、鲜藿香等取其芳香之性，有解暑、醒脾、化湿之功；鲜荷叶可解暑清热利湿，且能升发脾胃清阳之气，邵氏运用荷叶独具匠心，有时取一角，有时取半张，有时取整张，还有取荷叶边一圈者，其心思之细腻，实在令人叹服。

三、医案撷萃

《邵兰荪医案·脘痛》：安昌李（文彬），脘痛至极，口涌清水欲呕，脉弦，舌白，中心微黄，肢稍乍冷，宜厥阴阳明同治。（七月二十四日）干姜（二分），草蔻（一钱），降香（八分），瓦楞子（三钱，打吴茱萸三分拌炒），川连（八分），桂丁（四分），浓朴（一钱），仙半夏（钱半），谷芽（四钱），通草（钱半），玫瑰花（五朵），清煎三帖。（又）脘痛未除，呕恶已瘥，脉弦，肝横，舌浓嫩黄。宜疏泄厥阴为治。（七月二十七日）川楝子（三钱），枳实（钱半），栝蒌皮（三钱），郁李仁（三钱），延胡（二钱），炒谷芽（四钱），薤白（一钱），玫瑰花（五朵），草蔻（一钱），新会皮（钱半），浓朴（钱半），清煎三帖。（又）脘痛较减，脉弦，嗳气上逆，肝木未和。姑宜镇逆和胃为妥。（八月初四日）金沸花（三钱，包煎），川楝子（三钱），瓦楞子（四钱），炒谷芽（四钱），代赭石（三钱），延胡（二钱），薤白（一钱），鸡内金（三钱），仙半夏（钱半），新会皮（钱半），浓朴（钱半），清煎四帖。介按：肝气逆行犯胃，而清水泛溢作呕，胃脘痹痛。初方通阳泄浊，次则和胃平肝，终则参以镇逆之品，秩序不乱，故多奏效。

《邵兰荪医案·痢》：某，休息下痢，脉弦濡，跗浮脘闷，此湿热蕴蓄，宜和中清利。（三月十七日）秦艽（钱半），藿梗（二钱），炒枳壳（钱半），猪苓（钱半），浓朴（一钱），原滑石（四钱），青木香（七分），泽泻（三钱），大腹皮（三钱），冬瓜皮（三钱），新会皮（钱半），清煎三帖。（又）休息下痢，圊而不爽，脉涩滞，胃钝，湿热犹存，舌微白。宜和中清利（三月二十日）藿梗（二钱），左金丸（八分），川楝子（三钱），大腹皮（三钱），滑石（四钱），炒枳壳（钱半），赤苓（三钱），石莲子（三钱），浓朴（一钱），广木香（七分），新会皮（钱半），清煎三帖。介按：休息痢疾，多由病患贪食油腻，或由医者早投滋阴，以致湿热留恋，滞而不去。兹因湿热久蓄，伤及脾脏中气，中气一伤，则脾不能为胃行其津液，津液郁滞，则不能下润于大肠，所以圊而不爽。初方从藿朴胃苓汤加减，次则参用平肝和胃。此后尚须参用补气之品，庶奏桴鼓之应。

《邵兰荪医案·泄泻》：遗风王，舌浓黄滑，便泻不化，脉弦濡，小便不利，此属湿热。脘闷，宜和中清利。（六月初八日）藿香梗（二钱），焦六曲（四钱），蜜银花（二钱），猪苓（钱半），原滑石（四钱），炒川连（七分），扁豆衣（三钱），通草（钱半），川朴（一钱），省头草（三钱），新会皮（钱半），（引）荷叶（一角），二帖。介按：湿胜便泻而小便不利，治以清利湿热。又佐消食扶脾，确是双方兼顾之疗法。

第七节 《景岳全书》

一、版本概况

《景岳全书》系明代绍兴张介宾著。撰于明天启四年（1624 年）。全书共 64 卷，100 多万字，分传忠录、脉神章、伤寒典、杂证谟、妇人规、小儿则、麻疹论、痘疹诠、外科钤、本草正、新方、古方等篇。择取诸家精要，对辨证论治进行了系统分析，充分阐述张介宾“阳非有余，真阴不足”的学说和经验。治法以温补为主，创制新方两卷。立论和治法有独到之处。中华人民共和国成立后有影印本。

二、学术概要

《景岳全书》是记录张介宾丰富治病经验和学术成就的一部综合性著作。书中首创“补、和、攻、散、寒、热、固、因”的方药八阵分类新法。《景岳全书》中的“新方八阵”载新方 186 首，是他将一生之临床心得、处方体会、用药特长熔于一炉的结晶。并且在其著作中充分体现了重视脾胃的思想。

1. 脾胃虚弱是疾病发生的根本

张介宾认为“脾胃之气所关于人生者不小……人之胃气即土气也，万物无土皆不可”。所以，他十分重视脾胃对机体生理功能的重要作用。并在《景岳全书·杂证谟》中言：“盖以脾胃属土，为水谷之海，凡五脏生成，唯此是赖者。”“内伤脾胃，百病由生”是脾胃学说的基本发病观，虽是由李东垣提出的，但张介宾同样认为，脾胃之气不足会引发各种疾病。如他在《景岳全书·杂证谟》中言：“大抵脾胃虚弱，阳气不能生长……五脏之气不生。”从病理角度阐明了脾土在五脏中的重要地位。他还对李东垣“脾胃之气既伤，而元气亦不能充，此诸病之所由生也”的观点十分赞同，称其为“东垣独得之见也”。由此可见，张介宾认为脾胃虚弱是脾胃病的根本病机。他认为只有脾胃功能正常才可化生充足的元气，抵御各种病邪的侵袭，而一旦脾胃虚弱则百病丛生，张氏曰：“脏腑、声音、脉候、形体，无不皆有胃气，胃气若失，便是凶候……故凡欲察病者，必须先察胃气，凡欲治病者，必须常顾胃气，胃气无损，诸可无虑。”另外，张介宾还认为凡是临证治病，只要见不到实证者，便当兼补；只要见不到火热证者，便当兼温，以温补脾胃之气。所以，张介宾认为脾胃虚损是疾病的根本病机。

2. 温补脾胃不忘养阴

《景岳全书·新方八阵略》云：“善补阳者，必于阴中求阳，则阳得阴助而生化无穷。”张氏认为阴不能没有阳，阳不能没有阴，物生于阳而成于阴，故阴阳二气不能有所偏，不偏则气和而生，偏则气乖而死。因此，调治脾胃虚弱，亦须兼顾阴阳和谐。阴精为阳气化生之基础，于大队补阳药中加以滋阴养血之品，不仅可以使阳气化生有源，而且可防止久病正虚，补益不成，反生火热。如其治疗胃脘痛多在用温补药物的同时，加用补阴药物，如偏于甘温补阴之熟地黄、当归等，偏于甘平养阴之山药、酸枣仁等，以及甘寒补阴的药如白芍、石斛等。其“阴中求阳”的阴阳互济理论与治疗大法，使其立方用药时扶阳不忘补阴，补阴不离扶阳。另外，在治疗脾胃病时，脾阴与脾阳应并重，不能顾此失彼。张氏在遣方用药时十分注意脾阴与脾阳的协调统一，滋脾阴不忘助脾运化，健脾阳不忘补阴生气，在张氏创制的新方中都体现了这一点。张氏滋养脾阴所用的药物以熟地黄、山药、麦冬、当归、芍药、石斛等为主。脾阳是脾主运化的动力，因此凡是能补益脾阳的药物皆可助脾运化，脾喜燥而恶湿，补脾阳的药多为辛温或甘温之品，符合脾喜燥恶湿的特性。张氏在临证中常用的补益脾阳药物有人参、干姜、甘草、扁豆、白术、黄芪等。从以上可以看出，张氏治疗脾胃病多从温补的角度入手。但也并非一味温补，而是多种方法并存，有是证用是药，很好地体现了中医辨证论治的思想。

3. 调和五脏以安脾胃

《景岳全书·杂证谟》云：“脾为土脏，灌溉四旁，是以五脏中皆有脾气，而脾胃中亦有五脏之气，此其互为相使…… 故善治脾者，能调五脏，即所以治脾胃也。”因此，在治疗脾胃病时，应放眼五脏，注意调理脾胃与其他四脏的关系，用药不拘泥于脾胃之药。即“故善治脾者，能调五脏，即所以治脾胃也；能治脾胃，而使食进胃强，即所以安五脏也”。“是以脾胃受伤，但使能去伤脾者，即俱是脾胃之药”。正如《景岳全书·郁证》云：“若思郁者……思则气结，结于心而伤于脾也。及其既甚，则上连肺胃而为咳喘，为失血，为膈噎，为呕吐。”

4. 制方用药注意升降

张介宾论治脾胃病重视气机升降理论的运用，《景岳全书·先君吐法记》中言：“盖天地不息之机，总唯升降二气，升本乎阳，生长之道也；降本乎阴，消亡之道也。”张氏认为临床用药得效迅速，得益于升降之理，故《景岳全书·升阳散火辨》中曰：“余之立方处治，宜抑者则直从乎降，宜举者则直从乎升，所以见效速而绝无耽延之患。”在张氏创制的新方中最能体现调节气机升降的代表方是和胃饮。和胃饮是针对寒湿伤及脾胃，导致脾胃升降失常而产生的吐泻、呕恶、胀满、腹痛等症而创制。方中陈皮辛、苦，性温，能理气健脾、燥湿化痰；厚朴辛、苦，性温，可行气消积、燥湿除满、降逆平喘。陈皮偏于健脾升清，厚朴偏于和胃降逆，因此这两味药配伍共奏调和脾胃、升清降浊之功效、再配伍干姜、炙甘草温补脾胃之气，全方共奏温补脾胃、调中祛湿之效，恰对寒湿伤脾，气机失常的病机。

5. 调摄养生顾护脾胃

张介宾提出“人以水谷为本，故脾胃为养生之本”“是以养生家必当以脾胃为先”的养生观点。张介宾认为，先天体质柔弱可以通过后天的调养得到改善，“先天之强者不可恃，恃者并失其强矣；后天之弱者当知慎，慎则人能胜天矣……后天培养者，寿者更寿；后天斫削者，夭者更夭”。由上可知，张氏认为人体的先天体质禀受于父母，是被动接受所形成的，而这种体质可以通过后天主动调养而改变，这种后天调养一方面是靠人自身的生活规律，另一方面主要是靠脾胃的功能。因此，人的寿命长短一方面取决于所禀受先天父母之精的多少，另一方面主要取决于后天的调慎与否。所以，张氏说：“所谓天定则能胜人，人定亦能胜天。”那么如何调养后天脾胃以起到滋养先天根本的作用和强身长寿的目的。张氏调养脾胃主要有饮食勿偏，饥饱、劳作适度，调畅情志等方法，以此来达到护脾胃养生的目的。如张氏所说：“寒凉之物最宜慎用，实所以防其微也……脾胃之伤于寒凉生冷者，又饮食嗜好之最易最多也……此得善养脾胃之道，所以便能致寿。”

三、医论撷萃

《景岳全书·饮食门》曰：凡饮食伤脾之证，有寒伤，有热伤，有暂病，有久病，有虚证，有实证。但热者、暂者、实者，人皆易知，而寒者、久者、虚者，人多不识。如今人以生冷瓜果致伤胃气，而为泻、为痢、为痛之类者，人犹以为火证，而治以寒凉者，是不识寒证也。有偶因停滞而为胀，为痛者，人皆知其实也，然脾胃强壮者，即滞亦易化，惟其不能化者，则最有中虚之证。故或以不食亦知饥，少食即作胀；或以无饥无饱，全然不思饮食；或以胃虚兼呕而腹满膨膨；或以火不生土而时食时吐；或中气不化，则胸喉若有所哽，而本非饮食之滞者；或因病致伤胃气，则久不思食，而本非中满之病者。且胃病于暂者多实，脾病于久者多虚。时医于此，无论邪正久暂，鲜有不用开胃消导等剂，是不知虚证也。盖脾胃之职，原以化食为能，今既不能化食，乃其所能者病，而尚可专意克伐以害其能乎？且凡欲治病，必须先藉胃气以为行药之主，若胃气实者，攻之则去，而疾常易愈，此以胃气强而药力易行也。胃气虚者，攻亦不去，此非药不去病也，以胃虚本弱，攻之则益弱，而药力愈不能行也。若久攻之，非惟药不能行，必致元气愈伤，病必愈甚，尽去其能，必于死矣。

《景岳全书·脾胃》曰：是以养生家必当以脾胃为先，而凡脾胃受伤之处，所不可不察也。盖脾胃之伤于外者，惟劳倦最能伤脾，脾伤则表里相通，而胃受其困者为甚。脾胃之伤于内者，惟思忧忿怒最为伤心，心伤则母子相关，而化源隔绝者为甚，此脾胃之伤于劳倦情志者，较之饮食寒暑为更多也。故经曰：二阳之病发于脾，有不得隐曲，女子不月，其传为风消，其传为息贲者，死不治。再此之外，则脾胃属土，惟火能生，故其本性则常恶寒喜暖，使非真有邪火，则寒凉之物最宜慎用，实所以防其微也……故凡欲察病者，必须先察胃气，凡欲治病者，必须常顾胃气，胃气无损，诸可无虑。

《景岳全书·呃逆》曰：凡杂证之呃，虽由气逆，然有兼寒者，有兼热者，有因食滞而逆者，有因气滞而逆者，有因中气虚而逆者，有因阴气竭而逆者，但察其因而治其气，自无不愈。若轻易之呃，或偶然之呃，气顺则已，本不必治；惟屡呃为患，及呃之甚者，必其气有大逆，或脾肾元气大有亏竭而然。然实呃不难治，而惟元气败竭者，乃最危之候也。

第八节 《三因极一病证方论》

一、版本概况

《三因极一病证方论》由宋代青田陈言著，刊于宋淳熙元年（1174 年）。医事之要，无出三因。本书首叙医学总论，并将三因（内因、外因、不内外因）作为论述的重点；总论后列述内、外、妇、儿各科病证，并附治疗方剂，其中有相当一部分方剂未见于宋以前的医学文献。本书的特点是将临床与三因相结合，故对研究中医病因学说和各科临床治疗均有参考价值。中华人民共和国成立后有排印本。

二、学术概要

《三因极一病证方论》（简称《三因方》）系我国第一部系统阐述中医病因学的专著，对后世病因学产生了很大影响。

1. 三因为纲认识疾病

《素问·调经论》将病因概括为阴阳两大类别。《金匮要略·脏腑经络先后病脉证》曰："千般疢难，不越三条。"在此病因学理论基础上，陈氏进一步发挥了三因理论，在《三因方》卷二、卷八中分列三因论、内所因论、外所因论等专篇讨论三因为病，指出"凡治病，先须识因，不知其因，病源无目。其因有三，曰内，曰外，曰不内外。以此三条，病源都尽"。而后详细论述了三因致病的特点，清晰简明地阐述了病因、致病特点及疾病的病理机转。此三因学说较《内经》之病因分为阴阳、内外两类，《金匮要略》之以疾病的病理传变逆推病因的分类方法有较大飞跃，且对后世的临床辨证具有一定指导意义。陈氏以三因辨病，按因施治。他对便秘曾论述说："人或伤于风寒暑湿，热盛，发汗利小便，走枯津液，致肠胃燥涩，秘塞不通，皆外所因；或脏气不平，阴阳关格，亦使人大便不通，名曰脏结，皆内所因；或饮食燥热而成热中，胃气强涩，大便坚秘，小便频数，谓之脾约，属不内外因。既涉三因，亦当随其所因而治之，燥则润之，涩则滑之，秘则通之，约则缓之，各有成法。”此外，《三因方》还详细分析了便秘、吐血、滞下等多种疾病的内因、外因及不内外因证，并阐明了治疗方法。如滞下一证，《三因方·滞下三因证治》指出“病者滞下，人皆知赤为热，白为寒，而独不知纯下清血为风，下如豆羹汁为湿。夫六气之伤人，初无轻重，以暑热一气，燥湿同源，收而为四，则寒热风湿，不可偏废。古方云：风停于肤腠后，乘虚入客肠胃，或下瘀血，或下鲜血，注下无度，湿毒下如豆羹汁，皆外所因之明文也。古方有五泄，因脏气郁结，随其所发，便利脓血，作青黄赤白黑之不同者，即内所因也。又饮服冷热酒醴酰醢，纵情恣欲，房室劳逸，致损精血，肠胃枯涩，久积冷热，遂成毒痢，皆不内外因。治之，先推其岁运以平其外，察其郁结以调其内，审其所伤以治不内外，使条然明白，不至妄投也”。

2. 注意顾护胃气，创制新药

陈无择长期侨居温州，其医学思想和临床实践深受地域特征的影响。无论是医学理论，还是认病识证的观点，以及处方用药的习惯，都有温州地方特色。陈无择认为胃气是人身的根本，“正正气，却邪气”是医疗第一要义。他汲取前辈的临床经验，在藿香正气散、不换金正气散的基础上增添药物，创制了温胃消痰、进食下气的养胃汤，药由厚朴（姜制炒）、藿香（去梗）、半夏（汤洗 7 次）、茯苓各一两，人参、炙甘草、附子（泡去皮脐）、橘皮各三分，草果（去皮）、白术各半两组成。此方一出，风行一时。他创制施用养胃汤的一个重要因素即地理环境，温州依山傍海，冬无严寒，夏少酷暑，四季湿润，湿之为患尤多，故不畏其燥而适于应用除湿理气的平胃散、正气散和养胃汤之类。

3. 注重七情致病因素

《三因方》对七情进行了系统深入的研究，明确提出“七情”一词，并规范为“喜、怒、忧、思、悲、恐、惊”七种情志，七情是内所因。情志活动本属于一种正常的生理表现，对于同样一种刺激，不同的人会产生不同的心理效应，而是否致病，根本上取决于个体心理素质的差异，因此七情无疑是引起疾病的内因。如《三因方·泄泻叙论》云：“喜则散，怒则激，忧则聚，惊则动，脏气隔绝，精神夺散，必致溏泄，皆内所因。”认为喜乐太过、忧郁恼怒、精神紧张皆可影响脏腑之气，导致脏腑之气耗散或气机升降出入失调，而导致泄泻的发生。又如《三因方·五膈证治》云："病有五膈者，胸中气结，津液不通，饮食不下，羸瘦短气，名忧膈；中脘实满，噎则醋心，饮食不消，大便不利，名曰思膈；胸胁逆满，噎塞不通，呕则筋急，恶闻食臭，名曰怒膈；五心烦热，口舌生疮，四肢倦重，身常发热，胸痹引背，不能多食，名曰喜膈；心腹胀满，咳嗽气逆，腹下若冷，雷鸣绕脐，痛不能食，名曰恐膈。此皆五情失度，动气伤神，致阴阳不和，结于胸膈之间，病在膻中之下，故名五膈；若在咽嗌，即名五噎。治之，五病同法。"陈氏对七情学说从病机、分类、辨证、诊断、治疗及精神卫生等方面均有详细阐述。他认为，"七情者，喜怒忧思悲恐惊也。若将获得宜，怡然安泰，役冒非理，百疴生焉。"

三、医论撷萃

《三因方·泄泻叙论》：方书所载泻利，与《经》中所谓洞泄、飧泄、溏泄、溢泄、濡泄、水谷注下等其实一也，仍所因有内外不内外差殊耳。《经》云：寒甚为泄；春伤风，夏飧泄。论云：热湿之气，久客肠胃，滑而利下，皆外所因。喜则散，怒则激，忧则聚，惊则动，脏气隔绝，精神夺散，必致溏泄，皆内所因。其如饮食生冷，劳逸所伤，此不内外因。以此类推，随证主治，则不失其病源。

《三因方·秘结证治》：夫胃、大小肠、膀胱者，仓廪之本，营之居也，名曰器，能化糟粕转味入出者也。人或伤于风寒暑湿，热盛，发汗利小便，走枯津液，致肠胃燥涩，秘塞不通，皆外所因；或脏气不平，阴阳关格，亦使人大便不通，名曰脏结，皆内所因；或饮食燥热而成热中，胃气强涩，大便坚秘，小便频数，谓之脾约，属不内外因。既涉三因，亦当随其所因而治之，燥则润之，涩则滑之，秘则通之，约则缓之，各有成法。

《三因方·五噎证治》：夫五噎者，即气噎、忧噎、劳噎、思噎、食噎。虽五种不同，皆以气为主。所谓气噎者，心悸，上下不通，噫哕不彻，胸背痛。忧噎者，遇天阴寒，手足厥冷，不能自温。劳噎者，气上膈，胁下支满，胸中填塞，攻背疼痛。思噎者，心怔悸，喜忘，目视慌慌。食噎者，食无多少，胸中苦寒疼痛，不得喘息。皆由喜怒不常，忧思过度，恐虑无时，郁而生涎，涎与气搏，升而不降，逆害饮食，与五膈同，但此在咽嗌，故名五噎。

第九节《证治要诀》

一、版本概况

《证治要诀》为明代浦江戴思恭著。全书分为十二卷，作者以朱丹溪学说为本，集《内经》《难经》直至宋元诸家学术经验，参以个人的心得见解，论述多种内科杂病和疮疡、妇科、五官科等常见病证的证治，分诸中、诸伤、诸气、诸血、诸痛、诸嗽、诸热、寒热、大小腑、虚损、拾遗、疮毒、妇人十三门，分门列证，先论病因，再叙病源，依据征象，分析病证，最后介绍治法。全书叙述简要，条理清楚。但在论述病因和治疗方药方面，或过于笼统。1955年商务印书馆将此书与戴氏《证治要诀类方》合刊出版，书名为《秘传证治要诀及类方》。现存多种明清刻本。

二、学术概要

《历代名医列传》记载："当时游丹溪之口者，弟子颇多，唯元礼父子最得其传。"戴思恭协助其师整理《金匮钩玄》，并著有《推求师意》（1443年成书，汪机编录）、《秘传证治要诀及类方》（含《证治要诀》《证治要诀类方》，约1441年成书）等著作。戴思恭对丹溪之学进行了整理、归纳、提炼、丰富，并在临证中运用发挥。

1. 治痰须实脾顺气

戴思恭在诸证辨治中，尤以痰证论治最为后世所认可。一般情况下，"或饮食不谨，或外伤六淫，或内感七情，或食味过厚，皆致谷气不升资发，荣卫先郁滞而成膈热，故津液不行，易于攒聚，因气成积，积气成痰"。"痰"是由于津液积聚日久而成，"盖停既久，未有不为痰。多因气道闭塞，津液不通"，导致多种疾病的发生。在此基础上，戴思恭提出痰"生于六经"的观点，认为

"痰饮因太阴湿土之化生，生于脾胃，宁不生于六经乎"。其论及脾胃运化水谷精微，输布一身津液，津液可注于经脉，部分化生成血。经脉以胃气为本，经脉中津液与血液的运化也有赖于六经之气平和，方可滋养周身。若经脉运化不利，则积聚不行，水盛与血互结，停痰瘀血滞于经脉，而害于人体。戴思恭在朱丹溪痰证论的基础上，明确提出"凡人之病，皆痰为邪"的观点。他主张治痰以实脾燥湿为本，顺气为先。这是根据脾虚生痰的病机所设立的，是治痰求本的体现。他推崇朱丹溪"善治痰者，不治痰而治气"的观点，认为气顺则一身之津液随之而顺，"若不疏决沟渠，而欲澄治已壅之水，而使之清，无是理也"，强调"各随攸利所治"。此外，将痰证按病因、病位分类，提出"可表者汗之，可下者利之，滞者寻之，郁者扬之，热者寒之，寒者温之，塞者通之，虚者补而养之"。

2. 泄泻从湿治有多法

对泄泻的治疗，历代医家多从湿论治，并有"治湿不利小便，非其治也"的说法。而戴氏则在丹溪理论的启发下提出了"泄泻从湿治有多法"的观点，给后人提供了更开阔的治疗思路，对泄泻的临床治疗有重要参考意义。戴氏在《证治要诀》中从寒、热、暑、湿、脾气虚、食积、伤酒等方面论治泄泻，并归纳总结了"补养而愈""调和脾湿""升举而安""燥湿而后除""寒凉而愈"等多种治法。如在《证治要诀·溏泄》中云："有脾气久虚不受饮食者，食毕即肠鸣腹急，尽下所食物，才方宽快，不食则无事，俗名录食泻。经年累月，宜快脾丸下二五粒。"指出对正虚为主的泄泻当用补养的方法治疗。又言："湿泄，由坐卧湿处，以致湿气伤脾，土不克水，梅雨阴久，多有此病。宜除湿汤，吞戊己丸佐以胃苓汤，重者宜术附汤。如其人本不甚泻，每日两三次鸭溏，此脾家不燥。常服平胃散自愈。缘内有苍术，可以燥脾。"正如丹溪所说的"泻水多者，仍用五苓散"，即用健脾利湿的方法止泻，药如茯苓、白术、白芍之属。又言："五虚者，死。脉细脾寒，少气，前后泄痢，饮食不入，原是冷泻，因泻而烦躁，饮水转饮转泻者，参附汤、理中汤，加茯苓、黄连，名连理汤，用之多有奇功。"即"有宜升举而安者"，用补中益气升阳的方法治疗因中气下陷导致的泄泻。

3. 治痢当以顺气开胃为先

戴氏指出痢疾是因先有胃肠气滞造成内有积，积滞日久而成，他在《证治要诀》开篇即强调治痢总则，谓："当以顺气为先，须当开胃，故谓无饱死痢病也。"具体如何顺气开胃，戴氏补充道："凡治痢须先逐去积滞。"积滞去除三五日后，自可兜涩，不管痢色赤白，皆可用水煮木香丸、水煮木香饮、真人养脏汤等治之。若痢久，赤痢加黑豆一小撮或黄连一钱，白痢加干姜一钱。戴思恭之前已有诸多医家提出不能以痢色之赤白而辨寒热，但未深入阐述辨别寒热之法。《证治要诀·痢》中提供了两种辨别寒热的思路：一种是根据患者手足的温度来判断，即“手足和暖”为阳证，“手足厥冷”为阴证。另一种是根据下血颜色的鲜红与晦暗来判断，即“血色鲜红”者为热证，“色暗如瘀”者为寒证。此外，戴氏认为休息痢的成因主要有两种：一是初患痢疾时过早使用兜涩之药，致使肠胃内积滞未去除干净，遂反复发作；另一种是患痢疾病愈后，未正确调理脾胃，脾胃功能未恢复，稍感外邪又反复发作。针对第一种情况，治疗须以去积为主；第二种情况，可用四君子汤加陈皮、木香，送服驻车丸。

三、医论撷萃

《秘传证治要诀及类方·痞塞》：诸痞塞及噎膈，乃是痰为气所激而上，气又为痰所膈而滞，痰与气搏，不能流通，并宜用二陈汤，加枳实缩砂仁各半钱，木香一钱，或五膈宽中散。应诸痞塞胀满，胸膈不利，或气上逆，或腹疼痛，并宜木香流气饮。应膈上诸般冷气，不问痞塞，及疼痛，且与姜汁一二盏痰饮尤宜。邪气作痞，宜用疏剂，若气不顺，逆上为痞，此乃虚痞。愈疏而痞愈作，宜于收补中，微有疏通之意，不可十分用香剂。古方载泻后膈痞，用理中，即此意也。因七气所伤，结滞成痰痞塞满闷，宜四七汤，或导痰汤，加木香半钱，或下来复丹。因冷气滞停中脘，痞塞，并可用挝脾汤，加丁香，或丁沉透膈汤。因伤食痞塞，见诸伤门。伤食证，气虚上逆，遂成痞塞而疼者，六磨饮，吞黑锡丹。

《秘传证治要诀及类方·痢》：痢疾古名滞下，以气滞成积，积成痢，治法当以顺气为先。须当开胃，故谓无饱死痢病也，痢疾不问赤白而知为冷热之证。若手足和暖，则为阳，先用粟壳饮，调五苓散。进感应丸若觉手足厥冷则为阴，当用暖剂，须常识此。凡痢初发，不问赤白，里急后重，频欲登圊，及去而所下无多。既起而腹内复急，宜用藿香正气散，加木香半钱，吞感应丸，或苏合香丸。

《秘传证治要诀及类方·不喜食》：脾运食而传于肺，脾气不足，故不喜食，宜启脾丸，煮朴丸。若脾虚而不进食者，当实脾，宜鹿茸橘皮煎丸。若脾冷甚而不进食者，理中汤，未效，附子理中汤，加砂仁半钱，或丁香煮散。心肾虚，致脾气不足以运者，鹿茸橘皮煎丸。脾上交于心，下交于肾者也。

第十节 《明医指掌》

一、版本概况

《明医指掌》为明代杭州皇甫中著。《中国医籍考》分别载录皇甫中《明医指掌图》及邵达《订补明医指掌》，据邵序及凡例可知，邵氏订补皇甫中原书而为现通行本。本书体例仿效吴恕《伤寒活人指掌图》，用歌赋、论述相结合的形式编成。卷一为病机赋、经络总抄及龚云林"药性歌"，卷二至卷七为内科杂病，卷八为五官、外科病证，卷九为妇人科，卷十为儿科病证。每证先列歌括，次载分论，再记脉法，并附成方，论方有颇多可取之处。

二、学术概要

《明医指掌》由明代医家皇甫中所撰。皇甫中，字云洲，生卒年代不详，仁和（今浙江杭州）人，三代业医，声名乡里。皇甫中秉承家业，一则治病活命，二则著书立说。其书遥宗《内经》等古典医籍，复仿仲景，博采古方，于历代名家之说弥不备采，且有变通。

1. 补土滋阴并重

金元时期的学术气氛比较活跃，各种不同的医学思想都有其生存的空间与土壤，于是逐渐形成了以刘河间、张从正、李东垣、朱丹溪为代表的"金元四大家"，从此也就有了医学流派，历史上有"儒之门户分于宋，医之门户分于金元"之说，其影响之深远，时至今日仍被津津乐道。皇甫中生活在明朝初年的浙江杭州，由于受到金元医家学术思想的影响，所以在《明医指掌》一书中处处体现出他对朱丹溪、李东垣等诸家学说的推崇。从书中反复引用李东垣、朱丹溪著作的原文来推断，皇甫氏似乎更加倾向于补土派和滋阴派，然而事实可能并非如此。在中医药数千年的发展历程中，无论医学流派如何发展和演变，每个时代的中医都尊奉经典理论。皇甫中就是其中的典型代表，在他的著作中汇集了经典理论和各家学说，尽管引用朱丹溪、李东垣之论较多，但还是比较公正的，并不是像有人所说的那样，他是丹溪学派的传人。在丹溪滋阴学说大行其道的年代，他能做到这样不盲从、不偏不倚也是非常难能可贵的。在《明医指掌·杂科目证四》中，除实热、虚眼、障翳等章节外，还有“养阳”篇，彰显了皇甫氏重视扶助阳气的治疗思想。

2. 脾胃病证辨析详备

脾胃是后天之本、气血生化之源。自金元时期“补土派”兴起后，历代医家都非常重视脾胃，皇甫中也不例外，通观《明医指掌》全书，脾胃证型位列脏腑兼证之首，充分反映了他对脾胃的重视程度。他在《明医指掌》中对脾胃病证不仅辨析详备，而且方药齐全，几乎就是李东垣《脾胃论》的翻版，他强调：“劳形过食中州损，怠惰贪眠面色焦。土不营运生痞胀，食难克化肉潜消。脾胃既病如何疗，要适寒温饮食调。”他也非常强调脾胃生化气血，滋养脉络、四肢百骸、五脏六腑等。他将脾胃病分为脾胃不和、脾胃虚损、脾胃停食、脾胃虚寒、脾胃伏火、脾胃中湿六种类型，既有充分的理论依据，又有实际的指导意义。随着时代的发展和科学的进步，人类疾病谱也在悄然发生着改变，但是，中医脾胃病的辨证分型似乎很难跳出原有窠臼。例如治脾胃不和的第一方“治中汤”就颇有特点，它原本出自唐代孙思邈《备急千金要方》的同名方（由人参、炙甘草、干姜、白术组成），后被《太平惠民和剂局方》收录，但方名未变，增加了陈皮、青皮两味药。明清时期很多医书均有引录此方，比较有影响的是《景岳全书》，其中一句点睛之笔为“如呕加半夏”，似乎更应该引起后世的高度重视。半夏能降逆止呕，但“治脾胃病必用半夏调理气机”的观点则未必都会认可。关于半夏善治脾胃病，虽然历代医家皆有论述，但只有黄元御对半夏的阐述最合法度，影响至深，言：“下冲逆而除咳嗽，降浊阴而止呕吐，排决水饮，清涤涎沫，开胸膈胀塞，消咽喉肿痛，平头上之眩晕，泻心下之痞满，善调反胃，妙安惊悸。”特别值得一提的是，皇甫氏在治脾胃病时，恰恰应用了含有半夏的二陈汤、枳缩二陈汤、枳桔二陈汤等方剂，其用意似与黄元御的理论不谋而合。

3. 倡导论病析机

在《明医指掌》每个病证的“歌”下紧接着就是“论”病，对该病证的病因病机进行详细分析。如《明医指掌·泄泻》曰：“夫人之泄泻，乃水湿所为也。由脾土受湿则不能渗泄，致伤阑门，元气不能分别水谷，并入大肠而成泻。故小便涩而大便反快，肠鸣腹痛之候。王叔和所谓：湿多成五泄，肠走若雷奔是也。古云：治湿不利小便，非其治也。故世俗治泄泻多用淡渗之剂利其小便，利而不已，则以燥剂兜涩之，此一偏之治也。殊不知泻虽生于湿，亦有夹风、寒、热、虚、实之不同。如飧泄者，湿兼于风也，故完谷不化，肠鸣脉弦之候。肠垢者，湿兼于火，所下稠黏垢秽，小水赤涩，脉数之候。鸭溏者，湿兼于寒，故所下澄澈清冷，如鸭粪，小便清白，脉迟之候。濡泻者，湿自甚也，故所下多水，小便不利，肠鸣辘辘有声，脉沉缓之候。脾肾泻，虚也，故朝泻暮已，久而神悴肉削。滑泄者，湿胜气脱，所下不禁，大孔如竹筒之候。”诸如此类的论病析机颇多。需要指出的是，尽管作者惜墨如金，但是每于需要阐发学术理念之时则不惜笔墨，这主要体现在《明医指掌》的按语部分。书中按语约有10余处，有“按”“谨按”“达按”3种标识。这部分内容对病证病机的阐发、辨证的钩玄、方剂配伍的论述颇见功力。如在泄泻一节的歌、论之后，有一段“谨按”。就体量而言，这段按语已经与这一病证的“论”相当，但是由于其内容写得十分精彩，颇能羽翼其论，有画龙点睛之妙。首先是从症状表现上区分“泄”与“泻”。“泄者，大便溏清；泻者，大便直下”。然后以小便的“利”与“不利”区别治法，“若小便短少，当利小便以分其水。若小便自利，不必再利，唯实脾而已”。而后从具体的证候表现确定辨治法度，特别提出“完谷不化者，以火治”这一反常的思维，而后又进一步进行了解读，“盖脾火和缓，自能化谷，今脾已虚，真火不炽，而邪火得以客之，火性急速，不及传化而自出矣”。再论及“火而不化”和“寒而不化”的区别要点，即“视小便之赤与不赤”，最后又论及几种泄泻的辨识。整个论述条分缕析、丝丝入扣。

4. 经方、时方、验方兼收

考察一部医书的学术成就如何，关键是要看它的理法方药是否能一致，这也是最能反映出作者辨证论治真实水平的地方。《明医指掌》的歌论部分对医理的阐述堪称上乘，引经据典，条分缕析，向我们展示了一个教科书式的模板，其后的分类细说也具有现代中医内科学之雏形。尤为难能可贵的是，书中所收录的数百首处方，或出于经典，或来自名家，基本上都是经得起实践检验的方剂。由于皇甫中是一名具有丰富临床经验的医生，所以他对每个病证后所收录处方的审核把关也很严苛，既崇经方，又不薄时方，只要是他认为对证而有效的处方，就一并纳入，为其所用。同时，如果是较为错综复杂的病证，他也会创制经验方，以备参考借鉴。如治血瘀腹痛的通经散，其组方思路是气行则血行，故以陈皮、甘遂配合当归尾、川芎、红花、桃仁，旨在活血定痛。再如治湿热痰气的中和丸（苍术、黄芩、半夏、香附），方中苍术燥湿运脾，与半夏配伍重在治生痰之源，也体现了其重视脾胃的用药特点。

三、医论撷萃

《明医指掌·泄泻》：泄者，大便溏清，泻者，大便直下，略有轻重，总是脾虚。若小便短少，当利小便以分其水。若小便自利，不必再利，唯实脾而已。若口渴求饮，须滋津液，不可纯用燥脾之药，亦不可纯用利小便之剂也。若粪中有积如稠脓，须消化为上。粪深黄秽臭者，以热治；青白者，以寒治；完谷不化者，以火治。夫火能消谷，今反以不化为火者，何也？盖脾火和缓，自能化谷，今脾已虚，真火不炽，而邪火得以客之，火性急速，不及传化而自出矣。然亦有寒而不化者，何以别之？视小便之赤与不赤耳。才进饮食，少顷即泻出者，为气虚不能收摄，名曰直肠，患者多死。痛一阵，泄一阵，泄复涩滞者，火也。痛一阵，泄一阵，泄后觉通快者，食也。腹中绞痛，下无时者，气、食交并也。腹中觉冷，隐隐微痛，下如稠饮者，痰也。

《明医指掌·痢疾》：痢之初作时，须先服大剂消血化积之药，浮动其根，次服下剂，荡涤肠垢，旋为调补，以收全功。然又必分在气在血：白者伤于气；赤者伤于血；赤白混杂者，气血俱伤。若无赤白，唯见黄色稠浊者，以食积治。后重者，以火治。杂下散血者，以伤治。凡初痢皆属于热，宜凉解。

《明医指掌·脾胃证》：夫脾为仓廪之官，胃为水谷之海。然胃主司纳，脾主消导，一表一里，一纳一消，营运不息，生化气血，滋荣脉络，四肢百骸，五脏六腑皆借此以生养。故四时皆以胃气为本，如易之坤浓载物，德合无疆，故万物资生于坤元也。《脾胃论》云：人之脾胃盛，则多食而不伤，过时而不饥。脾胃衰，则多食而伤，少食而瘦，过时而饥，此脾胃盛衰可见也。不善摄生者，饮食不节，寒暑不调，喜怒失常，劳役无度，未有不损其脾胃者也。经云：饮食劳倦则伤脾胃。脾土既伤，不能输运，则气血精神由此而日亏，脏腑脉络由此而日损，肌肉形体因此而日削。故有怠惰嗜卧，四肢无力，面色萎黄，食亦消瘅，肿满泄痢之病生焉。经云：三损损于肌肉，肌肉消瘦，饮食不能为肌肤。故损其脾者，调其饮食，适其寒温，此调理脾胃之良法也。

第六章 浙派中医脾胃病诊疗特色

第一节　验方及中药

一、民间验方

验方一般多指民间的处方，不一定是古代医书上的流传方，多缺乏论证，但在临床应用时却有独特的疗效。中国历史上也有医家收集整理验方，如唐代孙思邈《备急千金要方》和《千金翼方》等。同样，在浙江民间也流传着多种验方，包括治疗脾胃病的验方与药物，清代钱塘（今浙江杭州）人赵学敏的《串雅全书》、海盐人吴仪洛的《成方切用》都记载了治疗脾胃病的相关验方。中华人民共和国成立后，为挖掘民间验方，在各级政府的带领下，也开展了群众献方及各种形式整理收集验方的工作，留下了宝贵的历史资料。现以浙江地区的脾胃病验方为对象，依照已有整理出版的书籍为依托，选择清代赵学敏的《串雅全书》、1959年由浙江省卫生厅编写并由上海科学技术出版社出版的《浙江中医秘方验方集》、1970年由浙江省革命委员会生产指挥组卫生局编写并由浙江人民出版社出版的《浙江中草药单方验方选编》、2013年由朱德明主编并由浙江人民出版社出版的《浙江医药通史》中的验方，按脾胃疾病病名整理如下。

（一）《串雅全书》

1. 泄泻

（1）分水神丹：白术一两，车前子五钱，煎汤服之，立效。治水泻。

（2）截泻丸：黄丹飞过，枯矾、黄蜡各一两，石榴皮八钱（炒）。将蜡熔化小铜杓内，再以丹、矾等三味研细末投入，乘热为丸如绿豆大，空心服五丸。红痢清茶下，白痢姜汤下。治一切久泻，诸药无效，服此自愈。

（3）宁和堂暖脐膏：孕妇忌贴。香油一斤，或用麻油，生姜一斤，片，黄丹飞过半斤，熬膏摊布贴脐上，或用红药丸。治水泻白痢神效。

附红药丸方：硫黄三钱，母丁香一钱，麝香三分，加独蒜数枚捣如泥，再入前三味，研匀，和丸如桐子大，以飞过朱砂为衣。

又方：母丁香四粒，土木鳖一个，麝香一分。研末唾津，为丸如芡实大，纳脐中，外用膏药贴之。渝小儿痢尤验。

按：此方治夏秋霍乱转筋，及一切受寒腹痛极效。予尝以红药丸方加肉桂一钱为散，每用二三分置脐眼上，用寻常膏药盖之。其症之重者，更以艾火安于膏药面上之，或以热茶壶熨之，神效非常。

（4）水泻贴：木鳖仁五个，丁香五个，麝香一分。上研末，米汤调作膏纳脐中贴之，外以膏药护住。

2. 痢疾

（1）铁刷丸：百草霜三钱，金墨一钱，半夏七分，巴豆煮十四粒，研匀。黄蜡三钱，同香油化开，和成丸剂。量大小每服三五丸，或四五十丸，姜汤下。此方热证忌用。治一切痢下，初起服之，如神。

（2）变通丸：黄连二两，吴茱萸二两，汤泡七次，同炒拣出，各自为末，粟米饭丸如梧子大，分贮，每服三十丸。治赤白痢，日夜无度及肠风下血。赤痢用黄连丸十五粒，甘草汤下；白痢用茱黄丸十五粒，干姜汤下；赤白痢各用十五丸，米汤下。

按：白未必皆寒，干姜宜酌用。

（3）治痢初起方：白萝卜二三斤，洗净连皮放石臼内，捣碎绞取浓汁。如十岁以内小儿，每日吃一饭碗，大人每日吃二三饭碗，俱要吃冷不见火。忌荤腥杂味，并治疫痢如神。不问男妇、室女、妊娠、小儿，皆治之。

（4）痢疾噤口贴：木鳖仁六个，研泥分作二份用，面烧饼一个，切作两半，只用半饼，作一窍纳药在内。上以饼乘热覆在病人脐上，一时再换半个热饼，其痢即止，遂思饮食。

（5）药梅：治痢疾。木香、木通、黄芩、紫苏、砂仁、薄荷各一斤，青梅十斤，火酒十斤，端午日入瓶内，封固，月可用，只吃两个即愈。

（6）火门串：蛤粉一钱，熟大黄三分，木通一钱，丁香一对为末。作一服。治一切腹泻，红白痢疾。

3. 噎膈

（1）通关散：牙皂三钱，巴豆仁二十一粒，大枳壳一个，去瓤、子、皮膜将牙皂切片、巴豆二味入枳壳内合住，线切紧，分为数次，晒干切片，共为细末，加沉香一钱，白滚汤送下如神。治关膈不通，反胃噎膈。

（2）开结串：木香一两二钱，大黄二两，青皮二两，枯矾二两，荸荠醋炒二两，白术二两，枳实二两，南星二两，大牙皂二两，半夏二两，黑丑晒为头末半斤，白丑同上半斤。以上十二味为细末，姜汁面糊为丸。每服二三钱，白汤送下，或姜汤、温酒下。噎膈反胃，胀满癥瘕，黄疸水臌。

4. 鼓胀

（1）截臌方：武林邵氏传一单方，以治气膨水膨，神效非凡。方用大西瓜一枚，阳春砂仁四两，独头蒜四十九枚。先将西瓜蒂边开一孔，用瓢挖出瓜瓤，只留沿皮无子者，将砂仁及蒜装入，仍用蒂盖好，用酒坛泥以陈酒化开，涂于瓜上令遍，约厚一寸为度。即于泥地上挖一小坑，用砖将瓜阁空，以炭火煅之，须四周均灼，约煅半日息火，待其自冷。次日打开，取出瓜炭及药研细，瓷瓶贮之。每服二三钱，丝瓜络二钱，煎汤调服。忌盐一月。百发百中，洵奇方也。每煅一瓜，约用炭二十斤为准。

又方：白茅根一两，赤小豆一两，煎汁频饮，溺畅胀消。

（2）虫臌方：小腹作痛，四肢浮胀，面色带红点，如虫蚀之象，眼下无卧蚕，有微肿之形，此是虫臌也。雷丸三钱，当归一两，鳖甲一两（醋炙），地栗粉二两，鲜者取汁一茶瓯，神曲三钱，茯苓三钱，车前子五钱，白矾三钱，煎服。

（3）血臌方：跌闪而血瘀不散，或忧郁而结血不行，或风邪而血蓄不达，遂至因循时日，留在腹中，致成血臌。饮食入胃不变精血，反去助邪，久则胀，胀则臌。水蛭三钱。炒黑大约一两，炒黑取末用三钱，当归二两，雷丸、红花、枳实、白芍、牛膝各三钱，桃仁四十粒，去皮尖，捣碎，煎服。服后下血斗余，再服血尽，自愈。

按：此方水蛭一味，太觉猛峻。且此物虽经煅研，见水复活，患臌之人，正气必虚，脏腑必弱，如果贻害，岂非大患。不若改用夜明砂为妥。蚊之吮血，不减蛭虫，夜明砂乃食蚊而化者也，《本草》称其能下死胎，则其能攻蓄血明矣。

（4）臌胀取水贴：真轻粉二两，巴豆四两，生硫黄一钱，加麝更妙，同研成饼，先以白帛一片铺脐上，以药饼放外上，用绵绑住，约人行五六里，自能泻下黄水，待至二五度，除去药，温粥补之。久患隔日取，日一饼，可治二三十人。病愈后，忌饮凉水。

（5）黄疸取水贴：大鲫鱼一个，为背者连目鳞骨俱捣烂，上加麝香三分，同鱼熟，捣成饼，再加麝香二分，人居饼中间，贴在脐上，将荷叶二三层贴饼上，用布缚，不及周时出黄水即消，永不再发。

（6）郁金丸：广木香六分，大茴四钱，雄黄四两，沉香六分 郁金一两二钱，乳香、巴霜、五灵脂各一两二钱，为末，米醋糊丸，桐子大，朱砂为衣。壮人七粒，弱人五粒，陈酒送下。治膨胀。

（7）治臌胀仙方：生大黄一两，甘菊一两，黑丑、白丑头末，各一两，共末和匀，用红糖十两，将水拌成膏，作八服，白滚汤调服。服完药，必大小七八次，胀即消。忌盐二十一日。

（8）消胀验方：沉香一钱，木香二钱，砂仁二钱，卜子五钱，甘遂二钱，槟榔二钱，陈皮三钱，川朴五钱，大黄三钱，楂肉五钱，枳壳三钱，芫花二钱，大戟二钱，为细末。每服三钱，清汤下。此方逐水消胀，神速神效。施之壮实者，老小虚弱忌用。

5. 积聚

（1）隔食汤：米、麦、豆、鸡肫皮等少许等量，放锅里炒焦，加水煎煮成汤（汤剂量与中药量相近），温服。

（2）截黄丸：青矾四两，煅成赤珠子，当归四两，酒酵浸七日，焙，百草霜三两，为末以浸药酒，打糊丸如梧子大，每服五丸至七丸，温汤下。治脾积黄肿。

（3）酒积方：年久者饮酒即痛及吐。桃奴不拘多少，为末，酒服三钱，其效如神。

又方：天南星一斤，土坑烧赤，沃酒一斗入坑，放南星，盆覆泥固济，一夜取出，酒和水洗净，切片焙干为末，入朱砂一两，姜汁面糊丸如梧子大，每服五十丸，姜汤下。

（4）痞积方：陈核桃烧灰存性。如患痞者，小儿每岁服一厘，十岁以上只可服一分，不得多服，大人亦只服一分。滚汤调服。须秤准分两，不可多少。服至二三日，便泻黑粪，十日以后必出鼻血一次，患者勿惧，此是药验也。必待黑粪变为黄粪，痞渐消散，然后停药。

按：痞积症小儿为多。此方初起为宜，如日久者，不若华阴李孝廉方为妥善。

方用大枣百枚去核，以生军切如枣核大，塞于枣内，用面裹好煨熟，捣为丸如蚕豆大，每服七丸，日再服，神效。

（5）八仙串：除一切虫积、食积、痰积、气积、血积、寒积、水饮。一服如神，湖海之士，非此不行，珍秘不泄，乃串药中最王道而响者。干漆炒令烟尽，五钱，丁香三钱，广木香五钱，檀香五钱，槟榔五钱，防己一两，黑丑取头末，三两，白丑取头末，二两，黑、白丑头末和匀，分一半生用，一半炒熟用，楝树根皮为末一两。楝树须要白皮而生子者用之，无子者不用。上为细末。每服三钱，小儿减半，砂糖泡汤送下。孕妇勿服。

（6）五色串：黑丑头末四两，槟榔二两，生大黄一两，木耳二两，上为细末。每服三钱，白汤送下。主治同前，除一切虫积、食积、痰积、气积、血积、寒积、水饮。下物有五色，故名。

（7）十面串：明矾三钱，朱砂二钱，血竭一钱，红曲四钱，儿茶二钱，神曲二钱，陈皮二钱，细辛一钱，川贝二钱，黑丑头末二两，白丑头末一两，槟榔一两，共为细末。乌药二两，煎汤去渣为丸，红曲为衣。每服二钱，姜汤送下。治小儿肚大腹胀，消痞去积。

（8）牛榔串：黑丑头末、槟榔等分为末，不见火。每服三钱，白汤送下。泻三次即止。除积食腹胀。

（9）三仙串：生大黄八两，干姜八两，巴豆带壳一斤，取仁压去油，上为细末，蜜丸，绿豆大。每服三丸，白汤送下。治停食胸满、泻痢、积食。

（10）七转万应丸：芜荑四钱，黑白丑头末四两，槟榔三两，大黄三两，木香四钱，雷丸三两，锅灰三钱，使君子肉五钱，鹤虱五钱，上药为细末，葱白汤露一宿治丸，如黍米大。每服四钱，仍以葱白汤露一宿，早晨温酒送下。下虫后，即以温粥补之。治五积六聚、虫积作痛。

（11）追虫取积丸：广木香、鸡心槟榔、芜荑、锅灰各一两，生大黄三两，生黑丑头末十两，使君子肉二两，为末。先将牙皂一两五钱、向南楝树根皮二两，水煎浓汁为丸，绿豆大，沉香为衣。每服三四十丸，空心砂糖汤送下，行止如前。追虫取积，经验神效。

（12）雷公串：巴霜一钱，滑石二钱，姜黄三钱，为末，大水泛为丸。每服八分，空心冷姜汤送下。腹内痞如连炮，即解黄水，四五次愈。消胀满积聚。

（13）脐虫方：腹中如铁石，脐中水出，旋变作虫，行绕匝身，痒难忍，拨扫不尽。苍术浓煎汤浴之，仍以苍术末、麝香少许，水调服。

（14）千秋散：食积疳劳，肚大青筋，吐泻软弱，一切皆效。山楂八两，陈皮八两，木香二两，瓦楞子煅一两，胡连三钱，砂仁三钱，鸡肫皮炙焦，一两为细末。每服二匙，看儿大小加减。呕吐，姜汤下。泄泻，清汤下。伤食，麦芽汤下。腹肚热痛，黑栀汤下。潮热，柴胡汤下。腹肚冷痛，吴茱萸汤下。

饮食不通，米汤下。白痢，砂糖汤下。专治小儿一切杂症。赤痢，蜜汤下。

疟疾，鹤虱汤下。虫积，苦楝树根皮汤下。伤寒，紫苏汤下。伤风，薄荷汤下。疳积，黄连汤下。食积，神曲汤下。一切杂症，白汤送下。

（15）宽性如意丹：白信五厘，巴霜二分，雄黄、白芷各一钱，母丁香五分，上为细末，红枣肉捣，为丸，如桐子大。每服大人二丸，小儿一丸，白汤送下。治寒痰、食积，反胃噎膈，水泄肚疼，心痛等症。

6. 痧胀腹痛

痧胀腹痛方：凡夏月多患此症，因感受风寒暑湿之气，或因接触疫气、秽浊之邪，阻塞于内，面色紫赤，腹痛难忍，如饮热汤便不可救，即温汤亦忌服。

如遇此症，速以生黄豆咀嚼咽下，立刻止痛。平常食生豆最引恶心，止有痧胀人食之，反觉甘甜，不知生腥气。此方既可疗病，且可辨证，真奇方也。

7. 诸证杂病

（1）去铃丸：大茴香二两，生姜连皮四两，同入坩器内，淹一周时，慢火炒之，入盐一两，为末，丸梧子大。每服三五十丸，空心盐酒下。治脾胃虚弱，小肠疝气。

（2）止呃方：刀豆子烧存性，白汤调服，立止。

（3）化痒汤：肠胃中觉痒，而无处扒搔者，乃火郁结不散也。天花粉、栀子炒、柴胡各三钱，白芍一两，甘草二钱，水煎服，即愈。

（二）《浙江中医秘方验方集·第一辑》

1. 痢疾

（1）白头翁三钱，广木香三钱，油当归三钱，川黄连五～八分，水煎分服，另用枳实导滞丸一钱吞服。忌荤腥、生冷及不易消化之食物。主治赤白痢疾。

按：本方用白头翁汤、香连丸加滋润补血的油当归，同时用枳实导滞丸化积导滞，处方很合规律。

（2）龙芽草即仙鹤草，一日量为干的五钱，鲜的加倍，煎汤，分数次服。主治赤痢。

按：龙芽草，本省有些地区称为龙芽肾，认为有补肾作用，如因劳动过度，以致肾气下坠，腰腹阵痛而下痢者，仙鹤草加红枣四枚，荔枝四枚，效更显。

（3）生川军二钱，炒泽泻二钱，槟榔一钱五分，枳实二钱，制厚朴八分，白头翁一钱五分，川黄连八分，广木香八分，焦神曲三钱，广陈皮一钱五分，赤茯苓三钱，白术一钱五分，水煎分服。主治赤白痢疾。

按：本方重在消化湿邪与积滞。

（4）仙鹤草八钱，花槟榔三钱打碎，煎服。小儿酌情减用。主治赤白痢疾。

（5）苍耳子根一两，加蜜同煎，以桔饼为引。主治痢疾。

按：苍耳子根，《苏沈良方》谓能补暖祛风，《本草纲目》中有"杀虫治疳"的记载，可能对虫痢有效。

（6）苍术三两，米泔水浸炒，枳壳二两，生熟大黄各一两五钱，陈皮五钱，甘草五钱，共研细末。如赤痢加灯心草三根，白痢加生姜三片，若赤白痢二味并用；每服六分，小儿减半，日服 3 ～ 4 次。水泻以饭汤冲服。主治赤白痢疾。

（7）青蒿二钱，广木香一钱，槟榔一钱五分，川黄连八分，厚朴一钱五分，生白芍二钱，青皮二钱，水煎服，儿童减半。忌刺激性食物。主治暑痢。

（8）臭椿皮一两，红糖一两，煎服。主治休息痢。

按：药味苦涩，久痢腹不痛的可用，初痢不可用。

（9）乌梅二两去核，诃子一两去核，鸦胆子一两去油壳，研末，水泛为丸，如绿豆大，每服五分。忌食生冷、不易消化及刺激性食物。主治休息痢。

按：本方除有鸦胆子（即苦参子）的治痢功效外，加以乌梅和诃子的收涩，对日久不愈的下痢，有较好作用。

（10）鸦胆子打去外壳，取鸦胆子仁装入胶囊，或龙眼肉或豆腐皮包裹，每次 10 ～ 20 粒，开水吞服，一日 3 次，并可另取用 20 粒，去皮；浸在 1% 的小苏打水中 2 小时，做留住灌肠，留住时间越长越好。主治不时反复、便下脓血的休息痢。

按：鸦胆子自《本草纲目拾遗》采入以后，即被广泛应用，现代医刊报道亦多。

（11）生鸡蛋一只，黄丹一钱，将鸡蛋开一小孔，把黄丹放入其中，用竹纸封好，放锅中蒸熟服，可连服 2 次。主治妊娠痢疾。

按：三因方治妊娠下痢疼痛，用乌鸡蛋一只，开孔，去白留黄，入铅丹五钱搅匀，泥裹煅干研末，每服二钱，米饮下。此方为"三因方"的变法。

2. 脘痛

（1）香白芷二钱，法半夏三钱，上药煎服。主治胃脘痛。

按：白芷、半夏为辛燥之品，其因中饮邪而发痛者适用。

（2）艾叶二两，鸡蛋一斤，加水适量，浓煎。鸡蛋同煮，蛋壳裂碎再煮，煮至汁干。每日1次，服用鸡蛋1～2只，当点心吃，吃时将蛋温热，连续服用2～3斤。

附注：此方曾经报纸介绍，两女孩服用有效，已两年未发，邻居传用均效。主治胃病吐酸脘痛。

（3）台乌药三钱，赤芍六钱，上药用豆腐渣洗后，放在饭罐内蒸过，再以水两碗煎至一碗，日1剂，连服3剂。主治肝胃气痛。

（4）姜半夏二钱，薤白头三钱，瓦楞子四钱，广陈皮一钱，瓜蒌子二钱，姜厚朴一钱，红山楂、六神曲各三钱，炙鸡内金一钱五分，川黄连八分，炙乳香、炙没药各二钱，水煎服。忌腻滞和硬物。主治肝胃气痛。

按：本方以瓜蒌薤白汤为主，配合小陷胸汤，既能通痹调气，又可化湿和胃，对湿滞气郁的胃痛有一定疗效。

（5）鲜鸡蛋壳八分半焙焦，五倍子一分半，研末，胃痛时吞服三至五钱。主治胃痛及胃酸过多。

按：五倍子一名文蛤。

（6）制香附二钱，刺猬皮一钱半，黄连七分，吴茱萸四分，沉香曲三钱，炙鸡内金二钱五分，生白芍一钱半。上药煎服，如肝热吴茱萸改三分，黄连改九分，加生姜汁一匙，甘蔗汁一匙。畏寒加干姜、附片。主治胃痛。

按：本方为调气疏肝之剂，对肝木乘土的肝胃气痛有一定疗效。

（7）瓦楞子五钱烧存性醋淬三次研末。上药吞服，每次一钱。主治九种心胃痛病。

按：瓦楞子有温中消食的作用，对胃痛呕吐酸水的甚良。

（8）杨梅一斤，盐一酒盅。将盐化水，浸杨梅1个月以上，每次吃杨梅6～7个。主治胃痛。

按：此方治胃酸缺乏症为宜，如胃痛而有呕泛酸水的，不适用。

（9）精肉四两，白蜜一两，加水煮透，只吃肉。主治胃痛。

按：此方适用于胃中虚的胃痛。

（10）金橘饼三个，烧酒一两，同置碗中，盖好，在饭锅上蒸熟，每晨服1次。主治胃痛。

按：此方治寒性胃痛适宜。

（11）制乳香、制没药各一钱五分，香附一钱，藿香一钱，厚朴一钱，石菖蒲八分，台乌药一钱，生甘草八分。煎服，如体热而燥之人加杏仁三钱，瓜蒌实三钱。主治胃气痛。

按：本方为理气化湿之剂，对脾湿不化、气机不利所致的胃痛有效。所谓体热而燥，指大便秘结或便下不畅的患者。

（12）老松香三钱，研末，热开水送吞。如脐下疼痛，服之无效。主治胃痛。

按：松香对因气郁而痛者有效，三钱用量可分次吞服。

3. 吐血

（1）花蕊石四钱，大蓟、小蓟各三钱，炒山栀炭四钱，大黄二钱，侧柏炭三钱，煎服。主治吐血。

按：本方清热祛瘀，适用于脉实便秘、血热火升的吐血。

（2）全当归二钱，红茜草二钱，白木香钱半，杜红花八分，茅根三钱，肺形草三钱，炙甘草一钱，龙牙草二钱，白梅花二钱，旋覆花一钱（包）。水煎，加童便 1 杯服。主治吐血。

按：方中龙牙草，又名仙鹤草。肺形草生于山阴日光不到之处，全草倒挂，叶的形态很象肺的脉络。此方止血而不留瘀，与一般寒凉止血药不同。

（3）白及，用羊的肺、肝、心同煮熟，日日吃（米饭调服亦效）。用碗盛清水吐血在内，浮者用肺，沉者用肝，半沉半浮者用心同煮。主治吐血不止。

按：白芨止血很有效，对肺结核亦有作用，见于医刊报道，用量三钱至一两。

（4）扁柏叶一两，大当归一支，扁柏煎汤。当归用冷开水洗净，用绍酒四两浸 2 小时，将当归、酒和入扁柏汤，武火煎滚，去罐盖；使酒气蒸发，再用文火熬几分钟服。主治吐血。

（5）百草霜五两，参三七一两，藕汁适量，将前二味研细后，以藕汁调丸。每服二钱，一日 3 次，淡盐汤或童便送服。主治吐血。

（6）鲜茅根、白莲子、红枣、马兰头各四两，煎服。主治一切血证。

按：因肺胃热盛，骤然吐血，不用莲子、红枣亦可。

（7）野藕四两，鲜生地二两，二味捣汁同饮之。主治吐血不止。

按：肺胃有火而狂吐血者，此方甚效。

（8）大蒜头一两，捣成泥，敷足心涌泉穴，如再服止血凉血方更佳。主治吐血。

（9）侧柏叶，浓煎，和童便常服。主治吐血。

按：侧柏叶即扁柏叶，鲜者用一至二两，干者用三至六两。

4. 呃逆

（1）乌梅一个，开口花椒七粒，将以上二味药煎服。主治呃逆。

按：乌梅下气柔肝，花椒散寒下气，气下而呃逆自止。

（2）人指甲，将指甲剪下，装在香烟内吸。主治呃逆。

按：此法经杭州市中医门诊部及其他医疗机构试用，确能立见应效。

（3）炒香附五钱，荔枝核五钱，煅存性，研细末，米饮调下。主治呃逆不止。

（4）丁香一钱，柿蒂五只，青皮一钱，陈皮一钱半，上药用水煎服。主治呃逆。

按：本方为丁香柿蒂散，见《证治准绳》，治寒呃有效。

（5）生姜汁半盅，蜂蜜四分之一盅，调匀热服。主治呃逆不止。

按：一盅指最小的酒盅，半盅相当于小半匙。

（6）带壳荔枝七个，焙干研末吞服。主治呃逆。

按：此方见于《杨氏提纲医方纂要》。

（7）陈皮半两，清水煎服。主治呃逆。

按：陈年橘皮，和胃化痰，可治寒呃。

（8）茶叶一撮，生姜三片，两物泡茶频饮。主治呃逆。

5. 鼓胀

（1）白芥子（炒）、莱菔子（炒）、苏子（炒）、车前子各三钱，草果仁一钱，水煎服。主治湿阻于中，痰结于上，升降不利，胸脘痞满之鼓胀。

（2）生香附二钱，蓬莪术八分，京三棱八分，干姜五分。煎服，渴加猪苓二钱，花粉二钱。主治腹部肿胀。

按：本方重在破积消滞，实证适用，虚证不宜。

（3）白芍、青皮、黑山栀、泽泻、丹皮、陈皮各二钱，水煎服。主治脘痛下及于脐，旁及于胁，郁结成鼓，可用景岳化肝煎。

（4）党参三钱，木瓜二钱，厚朴一钱，广陈皮一钱，降香八分，水煎服。主治气结于中，渐成鼓胀。

6. 黄疸

（1）茵陈，上药煎浓汤，每日吃为妙，忌荤腥鱼肉，饮食清淡，则能速愈。若腹中不快，加神曲、麦芽同煎；小便不利，加车前子；渴者用瓜蒌根打汁碗许。主治黄疸。

按：独味茵陈，三钱至一两，治疗黄疸，经各医院临床应用证实有效，已见各杂志报道。但无湿热，或由于蓄血而发黄者禁用。

（2）赤芍三钱，黄柏二钱，六神曲三钱，红花二钱，赤茯苓三钱，茵陈一钱，每日1剂，数剂见效，服至黄退为度。主治黄疸。

按：本方有利湿化瘀的作用。

（3）老丝瓜瓤，烧存性为末，每服二钱。主治食积黄疸。因面得病者面汤下，因酒得病者淡酒下。

按：本方见于《卫生易简方》。

（4）白术、猪苓、泽泻、茵陈、茯苓各一两，上为末，温开水调下五钱。主治黄疸，通身面目俱黄如金。

按：本方可一日服2次，上午、下午各服三钱，如一次服五钱，量太多。

（5）生南瓜蒂，捣烂绢包塞鼻孔，男左女右，又须令病者以布覆其两肩，待黄水流尽即愈。或以干南瓜蒂炙灰为末，以鼻嗅之，黄水流尽亦愈。主治黄疸通身发黄。

（6）槟榔、大腹皮、苍术、枳壳各二钱，炒莱菔子、制青矾、百草霜各一两，沉香一钱，以黑枣去核捣作丸。成人每次服二钱，未成年人减半。忌吃鱼、蛋，孕妇忌服。治多年黄疸，指甲皆黄。

7. 肠痈

（1）红藤、生薏苡仁、金银花、冬瓜仁各一两五钱，郁李仁六钱，牡丹皮、皂角刺各四钱，九节菖蒲、桃仁各一钱半，水煎分服。病势重者，药量可酌加。主治肠痈（阑尾炎）初起。

按：武汉市第二工人医院以此方试治急性阑尾炎7例，效果迅速；后改制为浓缩煎剂，治疗16例，同样有效。

（2）蜀红藤六钱，生锦纹三钱，生薏苡仁五钱，桃仁三钱，蒲公英四钱，煎服。主治肠痈（阑尾炎）。

（3）柴胡、枳实、赤芍、白芍、生甘草各一钱，桑寄生二钱，琥珀粉一钱，前六味煎汤，吞服琥珀粉，服2～3剂。主治肠痈（阑尾炎）尚未成脓者。

（4）猪大肠1根，牙皂二两，将牙皂装入肠内，文火煮烂服汤。本方名“代刀散”。治疗西医诊断为阑尾炎者多效。

（5）大黄五钱，牡丹皮三钱，冬瓜仁五钱，桃仁三钱，薏苡仁五钱，元明粉三钱（冲），败酱草五钱。水煎，分2次温服。主治肠痈。

（6）皂荚虫（俗称斗米虫）4条，焙干存性，研末，分4包，每日空腹时用黄酒吞服1包。服用期间忌食鱼、肉及海腥发物，服用后以下黑粪为验。主治慢性阑尾炎。

8. 便秘

（1）柏子仁一钱，每日清晨吞服1次。主治习惯性便秘。

按：柏子仁治老人虚秘更佳。

（2）明矾四两，清水十碗，蒸明矾，放在桶中，趁热熏2次。主治大便秘结。

（3）肉苁蓉一钱，积壳八分，当归一钱五分，牛膝一钱，泽泻一钱，胡麻三分，煎服。主治老年便秘。

按：老年人通便以宽肠润便为主；当归、肉苁蓉为君，枳壳、泽泻为臣，牛膝、胡麻为佐使，此方可常服之。

（4）郁李仁三钱，研细，开水送服。主治大便秘结，腹痛，内有积滞。服后1～2小时，腹部蠕动，肠鸣阵痛，此积滞下降之象，片刻其痛自止。

（5）番泻叶二钱，白蜜六钱。先将番泻叶煎成浓汁，滤去渣，调入白蜜，临睡前服。主治大便困难。

9. 便血

（1）柿饼煨炭、陈棕榈炭各二钱，研极细末，开水冲服。主治大便下血。

按：柿饼即柿干，有涩肠、消腹中宿血，止痔疮下血等作用，配合长于止血的陈棕榈炭，为治便血的有效验方。

（2）荸荠四两，陈酒二两，将荸荠去皮，磨细，用绢包绞取汁，再加入黄酒烫温，临睡时服。可连服7～8天。主治肠风便血，腹不痛者。

按：便血而腹痛者不宜服。

（3）鲜臭椿树根皮一两，煎汤服。主治大便下血。

按：椿根白皮长于收涩作用，《普济方》用治血痢下血，《儒门事亲》用治脏毒下血。

（4）槐米四两，南枣一斤，水适量，先煮槐米数沸，入南枣煮至水干，去槐米吃南枣，每日十余枚，当点心吃。主治肠风下血。

（5）缩砂仁末二钱，每晨空腹时服，用米饮热服，连服7天有效。主治大便下血。

（6）豆腐渣，锅内炒燥研末，每服三钱，紫血块用白糖汤下，血色鲜红用砂糖汤下，每日三服。主治肠风下血，不论粪前粪后皆效。

（三）《浙江中草药单方验方选编·第一辑》

1. 急性无黄疸型传染性肝炎

（1）紫金牛全草、茵陈蒿（棉茵陈）各一两，黄栀子二两，黄柏五钱，阔叶麦冬（金锁匙）一钱。水煎服。

（2）一包针、茵陈蒿（棉茵陈）各一两，红枣十枚。水煎服。

（3）麦芽、瓦松全草各一两，杨柳嫩枝三钱。水煎服。

（4）茵陈蒿（棉茵陈）五钱，过路黄全草、白英全草各四钱，水煎服。

（5）海金沙全草、胡颓子根、茵陈蒿（棉茵陈）各五钱，水煎服。

（6）摩来卷柏全草、凤尾蕨全草、乌韭全草、紫金牛全草、龙芽草全草各一两，水煎服。

（7）天胡荽全草、马蹄金鲜全草各一两，瘦猪肉四两。同煮熟，吃汤和肉。

（8）一枝黄花全草、六月雪根各一两，马蹄金全草、土茯苓根各五钱。水煎服。

（9）紫金牛全草、凤尾蕨全草、蒲公英全草、活血丹全草各一两。水煎服，日服一剂，15剂为一个疗程，连服两个疗程。

2. 急性黄疸型传染性肝炎

（1）紫金牛全草一两，红糖二两，红枣十枚。水煎服，日服1剂，连服1个月。

（2）苦爹菜根一两。水煎汁，加鸡肝或猪肝、红糖服。如加用一枝黄花全草、山栀根、萹蓄全草各一两，疗效更好。

（3）贯众根茎、凤尾蕨全草、马鞭草全草、摩来卷柏全草、乌韭全草各一两，水煎服。

（4）山蚂蝗（金腰带）鲜根四两，水煎加白糖服。忌食油、腥食物。

（5）黄栀子根一两，茜草根五钱。水煎服。

（6）黄毛耳草全草、大血藤、过路黄全草各二钱，虎杖根、海金沙全草、爵床全草、黄栀子根各三钱、卫矛四钱。水煎服。忌食酒、辛辣食物。

（7）茵陈蒿（棉茵陈）、紫金牛全草各五钱，虎杖根三钱。水煎服。

（8）六月雪根五钱，茵陈蒿（棉茵陈）一两，黄栀子三钱，大黄二钱。水煎服。

（9）地耳草全草二两，水煎服。

3. 慢性肝炎

（1）一包针全草五钱，虎杖根一两，马鞭草全草五钱，紫金牛全草一两，茵陈蒿（棉茵陈）八钱。水煎服。肝硬化可加龙芽草根二钱；腹水加西瓜皮二钱，腹水草全草五钱，地骷髅五钱；肝区疼痛加马蹄金全草一两。

（2）胡颓子根四两至一斤，大枣二两，白糖或红糖二两。水煎服，半个月为一个疗程。

（3）香茶菜根三两，胡颓子根二两，黄栀子根一两。水煎服。

（4）紫金牛全草五钱，龙芽草全草三钱，白英全草三钱，一包针全草五钱，马鞭草全草一两，茵陈蒿（棉茵陈）四钱。水煎服。

（5）紫金牛全草、六月雪根、虎杖根各一两，水煎服。

（6）地耳草全草二两，六月雪根一两，红枣十个。水煎服。

（7）六月雪根、过路黄全草各一两，水煎服。

（8）虎杖根、红枣各一两，水煎服。

（9）紫金牛全草、龙芽草全草、垂盆草全草、马鞭草全草、腹水草全草各一两，水煎服。

（10）佛甲草全草一两，黄栀子五钱。水煎服。

（11）黄毛耳草二两，六月雪一两。水煎服。

4. 痢疾

（1）凤尾蕨全草、水辣蓼全草各一两，马齿苋全草五钱，斑地锦全草二两。水煎服。

（2）水辣蓼根或全草一两。水煎服。

（3）斑地锦全草三两，石榴皮、水辣蓼全草各五钱，桉树叶、凤尾蕨全草各一两。水煎服。

（4）龙芽草全草五钱，臭椿皮、青葙全草各三钱，铁苋菜全草一两。水煎服。

（5）绿茶叶五钱，炒干研粉，加糖，分两次服。

（6）翻白草根、白茅根各二钱，爵床全草五钱。水煎服。

（7）枫香叶一至二两，蛇莓全草一两。先将枫香叶水煎浓汁，后加蛇莓（去花果）同煎服，或枫香叶单用亦可。

（8）铁苋菜全草二两，斑地锦全草、马齿苋全草、龙芽草全草各一两，水煎服。

（9）叶下珠全草、凤尾蕨全草各一两，爵床全草五钱。水煎加糖服。

（10）猕猴桃根二两，水煎服。

（11）野蚊子草（白花壶瓶草）全草一两，水煎服。

（12）铁苋菜全草一至二两，水煎服。

（13）黄堇全草一两，水煎汁，蜂蜜一两冲服。

（14）金锦香（天香炉）一两，水煎服。

（15）胡椒数粒，适用于小儿痢疾。每岁一粒，研成细粉，放在脐部，用胶布固定。

（16）大青叶一两，鳢肠全草五钱。水煎服。

（17）斑地锦全草、山楂根各一两，蛇莓全草二两。水煎服。

（18）生大蒜三至五瓣，捣烂开水送服。

5. 急性肠胃炎

（1）活血丹全草五钱，六月霜全草、长梗南五味子根皮各三钱。水煎服。

（2）竹叶椒根二两，水煎服。小孩可酌加生甘草。

（3）楤木根三至五两，长梗南五味子根皮、乌药、甘草各三钱。水煎服。出血加地榆、白及各三钱。

（4）薜荔藤五钱至一两。醋炒后，水煎服。

（5）水辣蓼全草三至五钱，大蒜三瓣。水辣蓼晒干，炒黄研粉，加大蒜捣烂开水冲服。

（6）斑地锦全草、铁苋菜全草、马齿苋全草各一两，水煎服。

（7）斑地锦全草三两，石榴皮、赤地利全草各五钱，水煎服。

（8）败酱（苦菜）全草四两，大血藤一两。水煎服。

6. 慢性肠胃炎

（1）黄毛耳草全草一两，龙芽草全草二钱。水煎服。

（2）长萼鸡眼草全草二两，凤尾蕨全草二两。任选一种，用黄酒水各半煎汤，加红糖二两冲服。

7. 消化不良

（1）野山楂、六月霜全草、长梗南五味子根皮、谷芽各三钱，陈皮、莱菔子各二钱。水煎服。主治食积脘痛，腹胀，呕吐，脾虚泄泻。

（2）老枣树皮焙焦研粉，每日服三至四钱，开水冲服。主治久泻不止。

（3）野山楂根一两，胡颓子根、六月雪根各五钱。水煎服。腹痛加长梗南五味子根皮三钱。主治腹泻。

（4）龙芽草全草、扶芳藤、络石藤、梵天花根各三两，红枣四个。水煎服。主治久泻不止。

（5）球子草全草。晒干研粉，每次一钱，开水送服。

8. 呕吐

（1）蚕茧十个，水煎汁，加鸡蛋一个蒸服。

（2）烂铁一块，加水两碗，煎汤一碗饮服。

（3）半夏二钱，生姜五钱，茯苓三钱。水煎服。主治顽固性呕吐。

9. 呃逆

（1）柿蒂三钱，水煎服。

（2）韭菜子二钱，焙干研粉，开水送服，每日2次。

10. 胃痛

（1）长梗南五味子根皮适量，云实茎中的虫（斗米虫）适量。共焙干研粉，每隔5天服一次，每次半调羹。

（2）徐长卿根五分至一钱，飞来鹤根二钱，长梗南五味根皮四分。焙干研粉吞服。

（3）小连翘全草三钱，水煎服。体差、胃弱、便溏者加红枣三枚；胃脘胀满、嗳气，加长梗南五味子根皮一钱半、乌药一钱半；大便不畅、胸闷，加瓜蒌皮三钱、薤白头一钱。有消化道出血史者应慎用。

（4）苦爹菜干根三至四钱，焙干研粉，分2次吞服。

（5）竹叶椒根皮，焙干研粉。每服一钱，开水送服，一天服2次。

（6）马兜铃根三钱，落新妇（全毛三七）五钱。焙干研粉，开水吞服，每次服二分，日服3次。

（7）牡荆子、紫苏子、糯米等量，混合炒熟研粉，加红糖适量拌匀。日服3次，每次一钱，饭后服。

（8）蒲公英鲜全草五斤，红枣三斤。鲜草洗净，同红枣共煮，枣熟后去皮、核和蒲公英渣，取液和枣肉文火熬膏。空腹服一至二调羹，每日数次。

（四）《浙江医药通史》

1. 肝炎方

茵陈、山栀、凤尾草、野荞麦等量煎服。连服1～2周可缓解，连服1个月可愈，治疗急性黄疸型肝炎效果佳。

2. 痢疾方

治痢用马齿苋、铁苋菜、野香椿，任选其一煎服，白痢加红糖，赤痢加白糖。又方：赤痢以白鸡冠花，白痢以赤鸡冠花，烧灰存性，酒下神验。并治赤白淋。

3. 小儿小肠气痛方

虎刺子实7粒煎服，或用节节草（即木贼草）煎服。

4. 隔食汤

米、麦、豆、鸡肫皮少许，等量放锅里炒焦，加水煎煮成汤（汤剂量与中药量相近），温服。

5. 竹叶熏法

凡大便不通，实结在肛门，而不得下。将烈火煮竹叶一锅，趁滚热倒入净桶内，上撒绿矾末一握，坐上熏之，即通。

6. 萝卜菜熏法

治同上，用烈火煮萝卜菜一锅，趁滚热倒入净桶内，上撒绿矾末一握，坐上熏之，亦通。如无萝卜菜，用青菜亦可。

7. 姜茶饮

生姜、陈细茶各三钱，浓煎。治赤白痢及寒热疟。

按：茶助阴，姜助阳，使寒热平调，并能消暑，解酒食毒。此方用之屡效，勿以平浅而忽之也。除生姜，加陈白梅，蜜水煎，名梅蜜饮，治热痢；除茶，加木香、肉蔻治冷痢，蜜最能治痢。

8. 蜡虫丸

芜荑、雷丸、桃仁、干漆（炒烟尽）、雄黄（微炒）、锡灰、皂角（炒烟尽）、槟榔、使君子等分，轻粉减半，细榧肉加倍，如虫积坚固者，加巴豆霜与轻粉同汤浸蒸饼，丸绿豆大。每服五七分，滚白汤下，陆续服之。治诸虫积胀痛、黄瘦等病。

9. 痧药丸（克痢痧）

明雄五钱水飞净，火硝四钱，白芷一两，北细辛四钱，枯矾二两，丁香三钱，荜茇三钱，菖蒲五钱，苍术五钱，牙皂五钱，地胡椒三钱。以上各药，研极细末，用丝箩筛过，加入梅片、麝香各五分，与各药和匀，用瓷瓶装贮，塞紧瓶口，勿使泄气。男左女右，以丹少许点入大眼角内，更以少许纳入脐中，以膏药封之，或以布扎之，药力可直达命门，病重多点一两次，再用姜汤送二三厘，见功更速，若初死无呼吸者，可用竹管将药吹入鼻孔咽喉。幼孩减半，孕妇忌服。

二、院内制剂

医疗机构中药制剂是指医疗机构根据本单位临床需要经批准而配制、自用的固定处方制剂，具有作用广泛、价格低廉、安全性较好等优点，是上市药品有益的补充。近年来，浙江陆续出台了《关于改革完善医疗机构中药制剂管理的若干实施意见》《关于支持中医药传承创新发展的实施意见》等一系列文件，鼓励和支持具有长期使用历史的名中医经验方、重大疫情防控用制剂的开发，鼓励县域医疗共同体、城市医疗集团集中配制中药制剂，优化医疗机构中药制剂调剂使用的条件和范围，支持医疗机构中药制剂纳入医保基金支付范围，鼓励中医制剂科技创新等，现将浙江省医疗机构中与治疗脾胃病相关的中药院内制剂组成及功能主治等列表如下（表1）。

表1　浙江省部分医疗机构院内制剂基本信息、组成、功能主治及禁忌

序号	制剂名称	剂型	规格	注册（备案）文号	医疗机构名称	组成	功效主治	禁忌
1	通便灌肠剂	合剂	100mL	浙药制字Z20100041	浙江省中医院	猪牙皂等	润肠通便导滞，用于手术前排便	无
2	清热健胃合剂	合剂	500mL	浙药制字Z20100281	杭州市红十字会医院	猫人参、白花蛇舌草、当归、赤芍、炒白芍、三七（粉）、乌梅、黄芪、甘草	清热益胃，益气活血。用于气虚血瘀所致的慢性萎缩性胃炎和肠上皮化生或异型细胞增生	无
3	胆胰合剂	合剂	500mL	浙药制字Z20100279	杭州市红十字会医院	虎杖、蒲公英、紫花地丁、青皮、木香、茵陈、大青叶	清热解毒，理气止痛。用于肝胆湿热引起的胆胰疾病	无

续表

序号	制剂名称	剂型	规格	注册（备案）文号	医疗机构名称	组成	功效主治	禁忌
4	清热益胃合剂	合剂	500mL	浙药制字Z20100280	杭州市红十字会医院	黄连、白花蛇舌草、乌梅、蒲公英、三七（粉）、炙甘草、炒白芍、黄芪、厚朴、丹参	清热益胃。用于慢性萎缩性胃炎及幽门螺杆菌阳性的慢性胃炎	无
5	健胃合剂	合剂	500mL	浙药制备字Z20200002000	杭州市红十字会医院	黄芪、蒲公英、麸炒白术、黄连、茯苓、香茶菜、薏苡仁、炒稻芽、麸炒枳壳、焦六神曲、无花果、炒鸡内金、佛手、甘草	益气健胃消痞。用于脾胃虚弱所致的慢性胃炎及功能性消化不良，症见上腹部不适、饱胀、疼痛、食欲不振、嗳气、反酸等	无
6	解毒软肝合剂	合剂	500mL	浙药制备字Z20200005000	杭州市红十字会医院	白花蛇舌草、党参、垂盆草、薏苡仁、板蓝根、焦山楂、叶下珠、海螵蛸、木瓜、蒸五味子、土茯苓、炙甘草、赤芍	清热化湿，健脾和胃。主治各类急慢性肝炎	无
7	消瘤胶囊	胶囊剂	每粒0.25g	浙药制字Z20100127	东阳市人民医院	骆驼蓬、穿心莲、仙鹤草、绞股蓝	清热解毒，消肿散结。用于各种消化道肿瘤的辅助治疗	无

续表

序号	制剂名称	剂型	规格	注册（备案）文号	医疗机构名称	组成	功效主治	禁忌
8	清热通腑合剂	合剂	500mL	浙药制字Z20100112	杭州市中医院	大黄、丹参、大血藤、川牛膝、厚朴、蒲公英、川芎	清热活血，理气通腑。用于热瘀所致的腑实证	无
9	泻浊解毒胶囊	胶囊剂	每粒0.35g	浙药制字Z2020007000	杭州市中医院	大黄	泻浊解毒，活血祛瘀。用于尿毒症、习惯性便秘、单纯性肥胖	无
10	补脾止泻散	散剂	每袋100g	浙药制字Z20100163	湖州市中医院	党参（炒）、白术（炒）、茯苓、山楂（炒）、神曲（焦）、鸡内金（炒）、山药、砂仁、薏苡仁（炒）、白扁豆（炒）、陈皮、榧子、使君子	健脾止泻，消积驱虫。用于小儿疳积、脾虚泄泻	外感风寒、风热、痰浊阻肺、咳嗽喘促者慎用
11	制军胶囊	胶囊剂	每粒0.4g	浙药制字Z20100164	湖州市中医院	大黄（制）	导滞通便。用于腹胀便秘	无
12	清热消食合剂	合剂	168mL	浙药制字Z20100175	湖州市中医院	连翘、青皮、山楂（炒）、槟榔（炒）、麦芽（炒）	清热、消食、导滞。用于饮食过度所致的脘腹胀满、纳呆便秘等症	无
13	复方止痛胶囊	胶囊剂	每粒0.35g	浙药制字Z20100174	湖州市中医院	三七、没药、延胡索（醋制）、青皮、檀香	活血止痛理气。用于胃脘痛、腹痛、胁肋痛等症	无

续表

序号	制剂名称	剂型	规格	注册（备案）文号	医疗机构名称	组成	功效主治	禁忌
14	肠肛舒口服液	汤剂	250mL	浙药制字Z20100236	金华市人民医院	赤芍、大黄、当归、槐角、黄芩、防风、蜂蜜	清热凉血，润肠通便。用于便秘痔疮	无
15	柔肝合剂	合剂	500mL	浙药制字Z20100148	丽水市中医院	莪术、生地黄、降香、当归、延胡索、三棱、红花、桃仁、旱莲草、玄参	用于各种肝硬化、肝脾肿大、肝癌及其他慢性肝病等	无
16	复方刺梨合剂	合剂	250mL	浙药制字Z20100038	浙江省台州医院	刺梨原汁、苍术	健脾燥湿，消食和胃。用于食积不化、胃脘胀满、泄泻等	
17	驱风合剂	汤剂	10mL	浙药制字Z20100096	浙江省台州医院	复方豆蔻酊、姜酊、陈皮酊、氯仿醑、蒸馏水	缓解胃肠气胀性绞痛。用于胃肠胀气不适	无

第二节　特色医技

特色医技及现代适宜技术是经过长期临床验证安全有效的中医诊疗技术，是中医药事业的重要组成部分，具有简、便、廉、验的特点，能有效治疗脾胃病，改善患者临床症状，在脾胃病的诊治中发挥了重要作用，值得参考借鉴。

一、针灸

（一）善用针灸治疗脾胃病的古代医家

1. 王执中

王执中著有《针灸资生经》，取《内经》“人以胃气为本”和《易经》“至哉坤元，万物资生”，寓有五行土能生万物之意，表明了他对脾胃为后天之本的重视。王氏“病穴相应学说”从临床实际出发，不拘泥于传统的腧穴理论，以受病处是穴为基点，是对《内经》“以痛为腧”经络腧穴理论的创新与发展，也是对孙思邈《备急千金要方》中“阿是穴”的进一步深化和应用。“按之酸痛是穴”是王氏医案的最大特色，每临证治疗取穴时，必思之、审之、推之、按之，按之若病者快然、酸痛即受病处是穴，取之灸之、针之，这一治疗特色贯穿始终。同时，王氏强调取穴因人而异，纠正了宋代以前的一些错误认识，提倡中指同身寸取穴法，并一直沿用至今。该法以患者本人中指第一、二指节横纹桡侧端间距离为一寸来取穴，适用于四肢直寸与背部横寸取穴。《针灸资生经》中记载“《下经》曰：岐伯以八分为一寸，缘人有长短肥瘦不同，取穴不准；扁鹊以手中指第一节为一寸，缘人有身长手短，身短手长，取穴亦不准；孙真人取大拇指节横纹为一寸亦有差互。今取男左女右手中指第二节内庭两横纹相去为一寸，自依此寸法，与人著灸疗病多愈冷以为准”。王氏注重并擅用灸法，其用灸特点可概括为：一是取穴少，一般 1 ～ 2 个穴位；二是壮数少，一般 3 ～ 7 壮。《针灸资生经》中对灸法的取穴、体位、灸感、顺序、补泻、灸量（艾灸大小）、禁忌、临床运用，以及对于灸后护理，如饮食调养、清洗灸疮、灸后促进灸疮化解等都进行了较为详细的介绍，可谓集宋之前艾灸治疗之大成，为灸法的操作、注意事项及理论体系的形成奠定了基础。王氏主张“针灸并重，针药兼施”，倡导针、灸、药相须为用，因病而宜，综合施治，言：“若针而不灸，灸而不针，非良医也；针灸而不药，药而不针灸，亦非良医也。”“灸固捷于药，若灸不得穴。又不如药相当者见效之速，且灸且药。”

王氏根据“以病同穴”提出腧穴病。《针灸资生经》记载：“胃俞，治胃寒腹胀、不嗜食、羸瘦。”“胃俞，主呕吐筋挛、食不下。”“中脘……凡脾疼不可忍。饮食全不进者，皆宜灸。”“凡饮食不思，心腹膨胀，面色萎黄，世谓之脾肾病者，宜灸中脘。”在临床上把呕吐、筋挛、食不下、腹胀一类的病证归为胃俞病，把饮食不思、面色萎黄、心腹膨胀一类的病证归为中脘病，若出现这类病证可灸胃俞穴或中脘穴，并可根据临床症状加减其他穴位，这种归纳总结腧穴的主治病证类似于方书中的“治病通用方”，是病用是方，随症加减之，便于针灸的应用、学习和传承。在脾胃病治疗方面，王氏还总结了“里急后重找大肠俞”等临床经验。《针灸资生经》中所载与脾胃有关的病证约 60 种，其中治疗脾胃病所记载的 432 频次的穴位中有 40 个穴位 63 频次明确提到了用艾灸作为治疗手段，频次占比为 14.6%，其中神阙被提及用艾灸的次数最多，达到 6 次，治疗脾胃病所选用的 153 个穴位中使用频次最高的是任脉的石门穴，达到 10 次，其他以脾俞、胃俞、足三里、中脘、神阙、天枢、三阴交、公孙等穴为主。

若不思饮食，可灸中脘健脾开胃，如《针灸资生经·腹部中行十五穴》载：“中脘居心蔽骨与脐之中……予尝苦脾痛，尝灸此穴，觉冷气从两胁下而上至灸处即散，此灸之功也。自后频灸之，亦每教人灸此。凡脾疼不可忍，饮食全不进者皆宜灸。”若泄痢，可灸神阙暖脾止泻，《针灸资生经·溏泄》云：“予尝患痹痛。既愈而溏利者久之，因灸脐中，遂不登溷，连三日灸之，三夕不登溷。若灸溏泄，脐中第一，三阴交等穴乃其次也。”《针灸资生经·虚损》云：“久冷伤惫脏腑，泄利不止，中风不省人事等疾，宜灸神阙。”若便秘，可隔药灸神阙，《针灸资生经·大便不通》云：“腹中有积，大便秘，巴豆肉为饼，置脐中，灸三壮，即通，神效。”关于便血，《针灸资生经·便血》记载：“到治下血不止，量脐心与脊平，于脊骨上灸七壮即止，如再发即再灸……予尝用此穴灸人肠风，皆除根本，神效无比，然亦须按骨突处酸痛方灸之，不痛则不灸也。”关于痢疾，《针灸资生经·大便不通》云：“复溜主肠便脓血，泄痢后重，腹痛如状……大冲、曲泉、主溏泄痢注下血……丹田、主泄痢不禁，小腹绞痛。关元、大溪主泄痢不止。脾俞主泄痢不食，食不生肌……中膂俞治肠冷赤白痢……膀胱俞疗泄痢腹痛。”另外，王氏对灸法调养脾胃、养生保健尤为重视，主张在无病时灸足三里、中脘、脾俞、胃俞、膏肓俞、神阙等穴培补元气、健身防病，《针灸资生经》中有“人年三十以上，若不灸三里，令气上冲目”“人须仰胃气为主也，然则欲全生者，宜灸胃脘”“灸讫后，令人阳气益盛”“必欲脾胃之壮，灸脾、胃俞等穴可也”等记载。

2. 滑寿

滑寿（约1304—1386年），字伯仁，一字伯休，晚号撄宁生，襄城（今河南襄城县）人，后迁仪真（今江苏仪征县），又迁余姚（今浙江余姚市），元末明初著名医家。他自幼聪明好学，善诗文，通经史诸家。先从京口名医王居中学医，研读《素问》《难经》，颇有心得，遂著成《读素问钞》和《难经本义》两书。后来又随东平高洞阳学习针法，遂对经络进行悉心研究，并取《内经》等书中有关经络、针灸的理论进行研究，著《十四经发挥》三卷。

滑寿在《十四经发挥》中把任督二脉与十二经脉并列，首次提出“十四经脉”名称，突出了任督二脉的地位；对《内经》的理论分类及经络腧穴都进行了深入研究，并在《素问》《灵枢》的基础上，通考腧穴657个，考正其阴阳之往来，推其骨孔之所驻会，详加训释。此外，滑寿还明确和肯定了经络与脏腑的关系，提出足太阴脾经“脾广三寸，长五寸，掩乎太仓，附着于脊之第十一椎”等观点，进一步说明了脏腑和经脉间的内在联系。

滑寿论腧穴不离经脉，论经脉不舍腧穴，这种腧穴与经脉密切结合的论述对于后世针灸学发展意义重大，《针灸聚英》《针灸大成》《灵枢经脉翼》《循经考穴编》等经络专书均以滑寿的《十四经发挥》为主要依据。滑寿将穴位纳入到经络中，论述了经络循行、流注次序、经脉病候，经脉的病候即腧穴的主治。《续名医类案》记载了一则滑寿治疗小儿泄泻的医案，“滑伯仁治胡元望之女，生始六月，病泄泻不已。与灸百会穴，愈”。

3. 高武

高武，生卒年月不详，号梅孤子，四明（今浙江鄞县）人，明代医家。幼好学，善骑射，曾北上考武举，不中而归。晚年悉心医术，著有《针灸聚英》《针灸节要》等书籍。高氏研究针灸强调要加深对中医基础理论与基本知识的了解，常引历代医家之学说以阐明医理，推崇东垣针灸学术思想并首创了“东垣针法”。东垣针法始终贯穿了“胃气为本”的学术观点，注重补益脾胃升发之气的处方特点。如在胃之合穴足三里的应用上，有“脾胃虚弱，感湿成痿，汗大泄，妨食，三里、气街以三棱针出血”“饮食失节及劳逸形质，阴火乘于坤土之中，至谷气、荣气、清气、胃气、元气不得上升……皆先由喜怒悲忧恐为五贼所伤，而后胃气不行，劳役饮食不节，继之则元气乃伤，当从胃合三里穴中推而扬之，以伸之气”“气在于肠胃者，取足太阴、阳明，不下者，取之三里”“胃病者，胃脘当心而痛，上支两胁，膈噎不通，饮食不下，取三里以补之”等论述。

高氏尤为重视足阳明胃经，引东垣之说“饮食劳倦，内伤脾胃，则胃脘之阳，不能升举，并心肺之气，陷入中焦”。又曰：“胃中元气盛，多食不伤，过时不饥，胃火盛，则多食善饥，能食而不便溏者，胃热善消，脾病不化也。”“脾胃不和，九窍不通。”

高氏还对针灸治疗脾胃病进行了归纳总结。《针灸聚英·杂病歌》中列举了较多脾胃病相关症状的针灸取穴。关于腹痛，书中云：“腹痛三里与内关，阴陵复溜太溪连，昆仑阴谷陷谷穴，太白中脘与行间，气海膈俞脾俞穴。”关于胃痛，书中曰：“胃痛太渊与鱼际，三里肾俞肺俞治。”关于不能食，书中言：“三焦俞兮大肠俞，食兮下咽有神功，不能食兮治胃俞，少商三里然谷宜，再及大肠膈俞穴。”关于不嗜食，书中云：“通前六穴皆常医，若不嗜食治中封，然谷内庭厉兑中，隐白阴陵泉上穴，脾俞胃俞小肠同。”关于腹胀，有“腹胀三里内庭中”的记载。关于食多身疲，有“食多身疲脾胃俞，脾寒二间与中渚，液门合谷商丘中，中封照海陷谷里，太溪至阴腰俞端”的记载。关于脾虚泄泻，有“脾病溏泄若不愈，此病须治三阴交，脾虚不便治商丘，三阴交灸三十休”的记载。关于下利，有“下利脉微涩，呕而汗出，必更衣，反小者，当温上，灸之，以消阴，小便自利，手中不冷，反发热，脉不至，灸少阴太溪穴”的记载。另外，还有关于胃热、胃寒、腹胀、肠鸣等疾病的歌诀，如“兼治三阴交乃止，乃若胃热治悬钟，胃寒有痰膈俞攻，脾虚腹胀谷不消，只治三里最为高”“肠鸣三里陷谷焚，公孙太白与章门，神阙胃俞三焦俞，三阴交兮与水分，肠鸣而泄神阙穴”等。这些歌诀足见高氏应用针灸治疗脾胃病的丰富经验及重视程度。

此外，高氏认为“针灸药皆医家分内之事”，赞同扁鹊“针灸药三者得兼”的观点。《针灸聚英》中也例举了许多针、灸、药兼施的治法。如杂病腹痛，“实痛宜刺泻之，太冲、三阴交、太白、太渊、大陵。邪客经络，药不能及者，宜灸气海、关元、中脘”。高氏亦注重灸疗，提出了“诊清脉证前提下，热证可灸”的观点。《针灸聚英·玉机微义》云:“若表见寒证……皆宜灸之，阳气陷故也；若身热恶热……皆热在外也……皆不宜灸也……是脉证相应也……是阴伏其阳也，虽面赤宜灸之，不可拘于面赤色而禁灸之也。”另外，《针灸聚英》还详细介绍了艾叶的特性及采集时间，艾绒的制作及保存方法，以及各医家关于灸疗的主张并提出了自己的观点，主张施灸“皆视其病之轻重而用之，不可泥一说，而不知其又有一说也”。认为在肌肉丰厚处艾炷可选大者，壮数可多；肌肉菲薄处则尽量小、少。并须适度而行，过大过多会使经气耗散，过小过少则达不到治疗效果。另外，施灸时还要因人而异、因时而异，酌情选择。如大人与小儿施灸有所不同，小儿若要灸，艾炷要如小麦粒大小，壮数应少。如“陷下不甚者，灸当从少；陷下甚者，灸当从多”“寒凉之月，火气衰，灸当从多；温暑之月，火气旺，灸当从少”。高氏认为发灸疮能达到更好的灸疗效果，并指出灸疮的发与不发与人体自身的经络气血多少有关，对气血不足的患者，可以于施灸前后煎四物汤以滋养气血帮助发灸疮。他同时还列举了几种发灸疮的方法，如用“生麻油渍之而发”“用皂角煎汤，候冷频点之而发”等。在贴灸疮方面，高氏认为用柳絮、竹膜、猫兔腹毛贴灸疮处，灸处干燥，患者容易感到疼痛，只须用白芷、乳香、当归、川芎等用香油另煎，贴膏药于灸处发灸疮即可。高氏还具体描述了灸疮新发时、退痂后、疮内黑烂、疮口疼痛等不同情况的处理方法。对于灸后饮食等禁忌，高氏认为，“当茹淡，使胃气和平，血气流通，疾病随艾气驱出。若浓味醉酗，则血气乱”。在艾灸足三里保健方面，高氏认为不能灸之太过，正如《针灸聚英》所言:“有人年少气弱，常于三里、气海灸之。节次约五七十壮，至年老热厥头痛，虽大寒犹喜风寒，痛愈恶暖处，见烟火，皆灸之过也。”

4. 杨继洲

杨继洲（约1522—1620年），名济时，明代三衢（今浙江衢州）人，明代著名针灸学家。杨氏世代为医，皆任太医院医官，著有《针灸大成》，创立了“十二字分次第手法”（包括爪切、持针、口温、进针、指循、爪摄、退针、搓针、捻针、留针、摇针、拔针）及“下手八法”（揣、爪、搓、弹、摇、扪、循、捻），这些手法大多为近代医家所沿用。杨氏针灸选穴少且精，在所记载的医案中，除一例用十三鬼穴外，所列穴名总共不超过30个，仅用一穴者9例，其余都只用2～3穴。此外，杨氏主张针灸药并用，并建议根据不同病因，选择不同的方法。《针灸大成·诸家得失策》载:“然而疾在肠胃，非药饵不能以济；在血脉，非针刺不能以及；在腠理，非熨焫不能以达，是针灸药者，医家之不可缺一者也。”认为针、灸、药各有所长，针刺长于行气，灸法长于散邪，汤药长于内治，故当针则针，当灸则灸，当药则药，应取长补短，不执于一端。

重视脾胃是杨氏诊疗思维的精髓。《针灸大成》中强调脾胃健则至顺，认为“脾胃乃一身之根蒂，五行之成基，万物之父母，安可不由其至健至顺哉？苟不至健至顺，则沉疴之咎必致矣”。并提倡以针灸调补脾胃，且杨氏喜用脾胃之募穴。其医案中选用最多的腧穴是足三里、中脘及章门。足三里是胃经合穴，是健脾和胃的要穴；章门、中脘分别是脾胃之募穴，是调理脾胃的主穴。中脘主健运中焦，可治胃痞、痫疾、痰气等，而治疮积、痢疾多用章门。如《针灸大成·腹痛胀满门》载“食不下，内关、鱼际、三里”“腹痛，内关、三里、阴谷、阴陵、复溜、太溪、昆仑、陷谷、行间、太白、中脘、气海、膈俞、脾俞、肾俞”等。《针灸大成·心脾胃门》言：“心痛食不化，中脘。”《针灸大成·肠痔大便门》云：“肠鸣，三里、陷谷、公孙、太白、章门、三阴交、水分、神阙、胃俞、三焦俞。”足见杨氏对脾胃募穴的重视。

在痰证的治疗上，杨氏仍植根于脾胃理论，以健脾为本。用药方面，杨氏多选用健脾化痰之剂，针刺亦多取足三里、中脘等穴。脾失健运则聚湿生痰，脾胃升降失调则脾不升清，胃不降浊，出现眩晕、头痛、恶心、呕吐等症状。中脘为胃之募穴，脾胃互为表里，故脾胃病取中脘可起到健脾和胃之功，且中脘为三焦之枢纽，可疏调气机。足三里为胃经下合穴，有健脾和胃、祛痰化湿之效。中脘升清、足三里降浊，二穴相伍，共奏健脾化痰、通调气机之功。《针灸大成·治症总要》也提到了痰饮停滞胸膈胃脘所致之头痛，如偏正头风刺风池、合谷、丝竹空不效者，因痰饮停滞胸膈，“可刺中脘，以疏其下疾，次针三里，泻去其风，后针前穴”。若头顶痛针刺不效者，“先取其痰，次取其风，自然有效。中脘、三里、风池、合谷”。《针灸大成》中记载了一则医案，“丁丑夏，锦衣张少泉公妇人，患痫证二十余载，曾经医数十，俱未验。来告予，诊其脉，知病入经络，故手足牵引，眼目黑瞀，入心则搐叫，须依理取穴，方保得痊。张公善书而知医，非常人也。悉听予言，取鸠尾、中脘，快其脾胃，取肩髃、曲池等穴，理其经络，疏其痰气，使气血流通，而痫自定矣。次日即平妥，然后以法制化痰健脾之药，每日与服”。张少泉公夫人患痫证日久，病入经络，故取鸠尾、中脘快其脾胃，取肩髃、曲池等穴理其经络，待痫定，然后予化痰健脾之药。因张夫人患痫病日久，正气衰而痰浊深著，针刺不足以治根，故予药物化痰健脾以治其根本。

在泄泻的治疗上，《针灸大成》认为泄泻外因为外感风寒及热病，饮食不节内因为脾胃失调，肝气乘脾，命门之火不能温煦脾阳。《针灸大成·针灸直指》云："脾热病者，先头重，颊痛，烦心，颜青欲呕，身热。热争则腰痛，不可用俯仰，腹满泄。"指出脾热病有腹胀满和泄泻的症状。《针灸大成·十二经脉歌》曰："太阴脾……所生病者舌亦痛，体重不食亦如之，烦心，心下仍急痛，泄水溏瘕寒疟随。"指出脾脏病变会导致泄泻发生。《针灸大成·足太阴经穴主治》也记载了脾病会导致呕吐和泄泻。《针灸大成·足阳明经穴主治》载："胃气不足，久泄利，食不化。"可见，脾胃的虚实均可导致泄泻发生。治疗应视具体情况而定，不同原因所致泄泻，选穴和治法亦有区别。《针灸大成·心脾胃门》对脾病所致泄泻采用三阴交治疗。《针灸大成·肠痔大便门》对饮食积滞导致的泄泻的针刺治疗取上廉、下廉。《针灸大成·足阳明经穴主治》言："脾胃虚弱，湿痿，汗泄，妨食，三里、气街出血，不愈，于上廉出血"。对于泄泻不止，辨证不同，选穴亦不同，《针灸大成·八脉图并治症穴》言："泄泻不止，里急后重，下脘，天枢，照海。""腹中寒痛，泄泻不止，天枢，中脘，关元，三阴交。"《针灸大成·肠痔大便门》言："泄不止，神阙。"《针灸大成·治症总要》言："大便泄泻不止，中脘，天枢，中极。"杨氏主张"药之不及，针之不到，必须灸之"，《针灸大成》记载的52个治疗泄泻的穴位均可用灸法，如"梁门灸五壮""天枢灸百壮""隐白灸三壮"等。《针灸大成·玉龙歌》言："脾泄之症别无他，天枢二穴刺休瘥，此是五脏脾虚疾，艾火多添病不加。"《针灸大成·续增治法》言："不经攻下自溏泄……灸太溪。"对于肾虚导致的泄泻，杨氏采用灸太溪治疗。

杨氏亦重视灸后调养及瘥后防复，建议施灸后须安休静养，调畅情志，宜忌饮食，审慎起居。《针灸大成·灸后调摄法》云："灸后不可就饮茶，恐解火气；及食，恐滞经气，须少停二时，即宜入室静卧，远人事，远色欲，平心定气，凡百事俱要宽解，尤忌大怒、大劳、大饥、大饱、受热、冒寒。至于生冷瓜果，亦宜忌之。唯食茹淡养胃之物，使血气流通，艾火逐出病气。若过厚毒味，酗醉，致生痰涎，阻滞病气矣。鲜鱼鸡羊，虽能发火，止可施于初灸，十数日之内，不可加于半月之后。""公体虽安，饮食后不可多怒气，以保和其本，否则正气乖而肝气盛，致脾土受克，可计日而复矣。"

（二）善用针灸治疗脾胃病的当代医家

吴焕淦教授出生于浙江省仙居县，现为上海中医药大学首席教授，博士研究生导师，"973计划"首席科学家，享受国务院政府特殊津贴专家，卫生部有突出贡献中青年专家，上海市名中医，上海市重点学科针灸推拿学学科带头人。现任上海市针灸经络研究所所长、中国针灸学会副会长、中国针灸学会灸疗分会主任委员、上海市针灸学会会长、国家中医药管理局针灸免疫效应重点研究室主任，全国高等院校“十三五”规划教材《刺法灸法学》主编。作为第一完成人获2013年度国家科学技术进步奖二等奖，2012年度和2017年度上海市科学技术进步奖一等奖各1项，2019年度教育部科学技术奖一等奖，2019年度中医药国际贡献奖（科技进步奖）二等奖。第五届全国优秀科技工作者，2018年入选国家中医药领军人才——岐黄学者，2019年10月1日荣获“庆祝中华人民共和国成立70周年”纪念章，2020年获上海市中医药杰出贡献奖并被评为“上海市劳动模范”。2021年4月22日入选爱思唯尔2020年中国高被引学者榜单。主要研究方向为灸法作用的基本原理与应用规律研究，尤其在运用灸法治疗克罗恩病、溃疡性结肠炎及肠易激综合征等难治性肠病方面独树一帜，探索“针所不为，灸之所宜”的优势，提出了“艾灸温养脾胃，调和肠腑气血”“人体对艾灸的温热刺激及其生成物的反应是灸效的科学基础，灸材、灸法、灸位、灸量及机体反应性是影响灸效的关键因素，合理运用是提高疗效的关键”及“艾灸的温热刺激能产生温通温补效应”等学术观点。归纳总结隔药灸、麦粒灸、天灸、化脓灸的规律，证实艾灸疗效及免疫调节的主要特征为整体性、双向性，实现了艾灸临床疗效的突破。

在溃疡性结肠炎的治疗方面，吴氏认为该病在临床上以脾胃虚弱证型多见，或兼见湿热内蕴、肝郁脾虚、脾肾阳虚等证。因此在治疗上遵循以温养脾胃为根本，辅以疏肝解郁、清热利湿、活血祛瘀等治法。选取隔药饼灸，药饼用附子、肉桂、丹参、红花、木香、黄连等药物制成，方中附子和肉桂均可温阳散寒除湿，木香行气调中止痛。三药配伍可温阳健脾，理气和中以治其本；佐以黄连、丹参、红花等药而奏清热利湿、理气化瘀之效。通过对中脘、气海、足三里、天枢、上巨虚、大肠俞等穴施以隔药饼灸，以达温养脾胃、调和肠腑阴阳气血之效，对于以脾胃虚弱为主证的轻中度溃疡性结肠炎有较好的疗效。

在克罗恩病的治疗方面，吴氏总结出以“温养脾胃、补肾通络”为核心的治疗法则，临床上通过针灸辨治不同证型克罗恩病屡起沉疴，特别是在改善患者临床症状和体征、提高生活质量及减少复发、维持稳定等方面较西医有明显优势，具体如下。

（1）腧穴处方：①甲组主穴：中脘、气海、足三里（双）。②乙组主穴：

天枢（双）、大肠俞（双）、上巨虚（双）。两组穴位交替使用。脾胃虚弱型加脾俞，湿热蕴结型加水分，肝郁脾虚型加肝俞、脾俞，气滞血瘀型加三阴交。

（2）药饼及用法：丹参、红花、当归、木香、黄连、檀香、冰片等研成细粉密藏备用。每个药饼含药粉 2.5g，加黄酒 3mL 调拌成厚糊状，用药饼模具按压成直径 2.5cm，厚 0.5cm 的圆饼。艾炷底径 2.1cm，高 2.0cm，重约 2g。艾灸壮数：脾胃虚弱型，主穴、配穴各 3 壮。湿热蕴结型，大肠俞、气海、天枢、中脘各灸 2 壮，足三里、上巨虚各灸 4 ～ 7 壮，要求有较强的感应。肝郁脾虚型，主穴、配穴各灸 3 壮。气滞血瘀型，主穴灸 3 壮，配穴三阴交针刺用泻法。

（3）疗程：每日 1 次，12 次为 1 个疗程，2 个疗程之间间隔 3 天。5 个疗程为疗效观察阶段。

2022 年吴焕淦教授团队发表在 *eClincalMedicine* 的研究显示对西药治疗无反应、不耐受、依赖或不接受的轻中度活动性克罗恩病患者，针刺中脘、上巨虚、三阴交、公孙、膻中、太溪、合谷、曲池，灸足三里、天枢，能有效诱导病情缓解，且能增加肠道抗炎细菌丰度，增强肠黏膜屏障功能，调节循环 Th1/Th17 相关细胞因子。与此同时，通过构建含有 lncRNA、miRNA、mRNA 的 ceRNA 网络，以及 PCR 验证和 KEGG 分析，发现 LOC102550026/miRNA-34c-5p/Pck1 轴、脂肪细胞因子、PPAR、AMPK、FoxO 和 PI3K-Akt 信号通路可能参与调节肠道免疫炎症反应。

在肠易激综合征的治疗方面，吴氏主张艾灸治疗以温养脾胃，疏调肠腑气血。此外，针对肠腑疾病，对古人太乙神针的药物处方进行了改良，研制出“太乙温灸条”，该艾条是将精制艾绒与具有温热散寒、活血通络、行气止痛之功效的乳香、没药、沉香、冰片、桂枝、透骨草、千年健等中药粉末混合，外用桑白皮纸卷制而成。

二、针刀

浙江中医药大学叶新苗教授认为慢性溃疡性结肠炎属正虚邪实之证，多为脾肾不足，湿热瘀血互结，慢性溃疡性结肠炎患者多在第 1 胸椎至第 5 腰椎脊中线两旁、脐下两侧腹直肌处、小腿前部出现多个反应性结疤结节，而这些结疤结节与慢性溃疡性结肠炎的临床表现存在关联，这些部位恰好大多位于肾俞、气海俞、大肠俞、关元俞、天枢等穴附近。针刺肾俞、气海俞即有调肾、调气血之功。关元俞、大肠俞又有调肠胃、理下焦、化湿滞之效。天枢为大肠之募穴，可调理肠腑。故叶氏采用针刀疗法结合枝川注射疗法处理穴位旁的反应性硬结，并予以强刺激，消散硬结，在治疗溃疡性结肠炎方面取得了较好疗效。

针刀疗法具体操作：沿小腿前胫腓骨间足阳明胃经循行路线上触摸肌硬结，标记定位，如无硬结则在足三里处定位。按照朱汉章小针刀进针规程及方法进行，于硬结处及足三里处进行纵向疏剥 2 ～ 3 刀即出针，每周 1 次。

枝川注射疗法具体操作：在 10mL 生理盐水中加入 1.5mg 地塞米松，配制成枝川液，用一次性 5mL 加长型针筒抽取枝川液 3mL 备用。患者俯卧，以第 1 腰椎棘突平面为界，旁开 2 ～ 3cm 处沿两侧向下触摸肌硬结。患者仰卧，脐以下腹直肌中触摸肌硬结。肌硬结多为枣核形、纽扣形、椭圆形，在硬结部位进行标记，每次注射不超过 3 个硬结。注射前常规消毒皮肤，针头与肌纤维方向平行，于硬结中心部位垂直进针，至针尖处有紧韧感时即达硬结，注射枝川液 1mL，针柄向左右分别依次倾斜 45°，各注射 1mL 枝川液后出针，注射部位用创可贴贴敷，并进行局部按摩，以使硬结松解。相邻注射部位应间隔 2cm 以上，每周注射 1 次。

附：挑治疗法

挑治疗法是一种用针具挑断人体特定部位皮下的白色纤维样物，或挑刺挤压出液体以治疗疾病的方法。挑四缝治疗小儿消化不良即属于该疗法，四缝穴属于经外奇穴，《奇效良方》云：“四缝四穴，在手四指内中节。是穴用三棱针出血，治小儿猢狲劳等证”。杭州市中医院针灸康复科包烨华主任团队用挑四缝治疗小儿功能性消化不良，能有效缓解症状，达到消积化疳、健脾和胃的目的。

具体操作如下：患儿取坐位，消毒穴位周围皮肤后，一手固定好患儿手掌，刺手持一次性无菌采血针快速直刺四缝穴（定位于第 2 ～ 5 指掌面的近侧指间关节横纹的中央，每手 4 穴）0.1 寸，点刺出血或挤出少许黄白色透明黏液，后用消毒干棉球擦净并按压针孔，双侧四缝穴均进行治疗。治疗后 24 小时内患儿双手保持清洁干燥。每周治疗 1 ～ 2 次，4 次为一个疗程。

三、推拿

1. 推拿疗法治疗泄泻

杨继洲总结了两种治疗泄泻的推拿手法，《针灸大成·手法歌》言：“大肠有病泄泻多，脾土大肠久搓摩。”《针灸大成·阳掌图各穴手法仙诀》言：“分阴阳，止泄泻痢疾，遍身寒热往来，肚膨呕逆用之。”

浙江中医药大学附属第三医院推拿科许丽团队在脏腑经络理论指导下，通过穴位加补泻手法，总结实践得出的四部推拿法治疗婴幼儿腹泻，取得了较好的疗效，具体操作方法如下。

（1）手部操作：①补脾土。小儿正坐或仰卧，术者在其侧，一手捏拿住小儿手掌部使其掌心向上，另一手用食指、中指夹住小儿拇指，用拇指指面着力，在小儿拇指末节的螺纹面处进行环行推摩约300次。②补大肠。继上势，术者一手拿住小儿手掌，使其侧掌，并固定住食指，用另一手的拇指桡侧缘着力，从小儿食指尖沿其食指桡侧缘向食指根做直线推动约200次。

（2）腹部操作：①揉脐及天枢。小儿仰卧，腿微曲，术者将食指、中指、无名指分别放在3个穴位上，做环绕（顺时针、逆时针方向均可）揉动200次。②摩腹。继上势，术者用手掌或四指在小儿整个腹部做逆时针方向的环绕摩动5分钟。

（3）下肢操作：继上势，术者一手扶住小儿小腿下部，一手用拇指端按揉足三里穴1分钟。

（4）背部操作：①揉龟尾。小儿俯卧，术者用一手中指指端着力，方向斜向上，揉尾椎骨端200次。②推上七节骨。继上势，术者用拇指桡侧缘从小儿尾椎骨端沿脊柱向上直线推至第4腰椎下200次。③捏脊。继上势，术者用双手拇指桡侧顶住皮肤，食指、中指向前按，余三指在向前按的同时用力捏拿小儿脊背部皮肤，以龟尾向上沿脊柱中线一直捏到颈部，边捏边向上移动，每捏拿3次向上提捏1次，重复操作10遍。每日治疗1次，每次15分钟，5次为1个疗程。（备注：推拿介质为滑石粉、润肤油、葱姜水等）

2. 推拿疗法治疗消化不良

杭州市中医院推拿科何嘉莹副主任医师擅长采用小儿推拿手法辨证治疗小儿脾胃病。其中采用推拿治疗小儿消化不良技术注重补泻兼施，以通为用，通过辨证选穴，刺激脏腑功能，达到调和脾胃、健脾助运的目的。操作过程中一是要注重补泻兼施，手法力轻为补，力重为泻；时间久为补，短为泻；速度缓为补，速为泻；向心为补，离心为泻。二是要注意以通为用，即注重选用消积导滞、疏通气机的穴位。按揉板门、顺运内八卦、掐揉四横纹、摩腹、揉中脘、揉天枢、搓摩胁肋均是小儿推拿消法的代表手法，具有消积祛浊、健脾助运之效。具体操作步骤如下。

小儿推拿基础方：补脾经，清胃经，按揉板门，顺运内八卦，掐揉四横纹，摩腹，揉中脘、天枢，搓摩胁肋，捏脊，按揉肝俞、脾俞、胃俞、足三里。手部穴位均以患儿左手为治疗部位。

（1）补脾经：患儿拇指微屈，医者以拇指指端在患儿拇指桡侧从指尖推向指根，操作时间 1 ～ 2 分钟。

（2）清胃经：医者以食指、中指指腹在患儿第一掌骨桡侧缘赤白肉际处从掌根下推至拇指指根，操作时间 1 ～ 2 分钟。

（3）按揉板门：医者以拇指指腹在患儿大鱼际处环形按揉 1 ～ 2 分钟。

（4）顺运内八卦：以患儿掌心（内劳宫穴）沿中指指根方向的直线 2/3 处为半径，医者以左手拇指盖住患儿中指指根处，右手拇指螺纹面沿半径顺时针方向按揉 1 ～ 2 分钟。

（5）掐揉四横纹：四横纹位于掌面，食指、中指、无名指、小指第一指间关节横纹处。医者左手握持患儿左手，使其指间关节伸展，再以右手拇指从患儿食指纹逐一揉捏至小指 3 ～ 5 遍，再以拇指指尖掐 1 次，反复操作 3 ～ 5 遍。

（6）摩腹、揉中脘、天枢：医者右手掌置于患儿腹部，沿脐周做顺时针摩动 3 ～ 5 分钟。再以右手拇指指腹在中脘、天枢穴处按揉 1 ～ 2 分钟。

（7）搓摩胁肋：医者以两手掌置于患儿两侧腋下，边搓摩边从上往下移动，上下往返搓摩 6 ～ 7 遍。

（8）按揉足三里：以拇指指腹按揉两侧足三里穴 1 ～ 2 分钟。

（9）按揉肝俞、脾俞、胃俞，捏脊：患儿俯卧，医者用右手食指、中指依次按揉脊旁肝俞、脾俞、胃俞，待感觉患儿放松，再以双手拇指与食指、中指夹捏提起脊旁皮肤，自长强穴由下向上捏至大椎穴，重复数遍。推拿治疗宜在餐后 1 ～ 2 小时进行，每次总治疗时间为 15 ～ 20 分钟，每周 3 次，连续 4 周为一个疗程。

四、其他疗法

1. 董氏火丁指压法

董氏火丁指压法基于国家级非物质文化遗产董氏儿科 200 多年来家传独创的治疗婴儿吐乳症的手法，并在动物实验、机理研究、临床应用等基础上，进一步探索研究，规范操作标准，进行了临床疗效评价验证，是国家级及浙江省中医药适宜技术。董廷瑶认为婴儿吐乳症，汤药饮下也吐，故疗效不佳，此为“火丁”致吐，是受浊邪火热熏蒸突起如丁，亦有因秽浊之气循经而上，故呕吐频作。采用手法按压能使脾胃气机通畅而有平逆降浊之功，用于治疗婴儿吐乳，疗效显著，未出现不良反应。

董氏火丁指压法具体操作步骤：先请家长协助用左手弯抱住患儿，固定患儿头项部；医者剪净指甲，双手用抗菌洗手液清洗3次，左手四指托住患儿下颌，拇指按压在患儿的下牙床上，右手食指掌面蘸少量冰硼散，食指呈弓状弯曲慢慢伸入患儿舌根部，迅速按压在火丁上（解剖位置为会厌软骨部位），后马上退出，如此完全1次手法。患儿于进食2小时后方能施用本法，指压1小时后方能进食。每隔5天治疗1次，3次为一个疗程。

2. 脐敷法

脐敷法是中医学古老的治疗方法之一，具有简洁、方便、成本低廉、疗效显著等特点。绍兴市中医院倪晓红主任医师在长期儿科临床实践中总结出脐敷联合红外线治疗小儿非感染性腹泻，该法能疏通经络，调畅气血，帮助药物吸收，调节脏腑功能，治疗脾虚型小儿非感染性腹泻疗效确切。

具体操作方法：患儿取平卧位（2岁以下患儿可由家长怀抱，尽量使患儿舒服，或在患儿睡眠时进行治疗），选医用透气胶带将药饼（焦山楂、苍术、藿香、丁香、肉桂、五倍子各等份，研粉混合均匀后取2g以白醋勾兑敷成软丸状）贴敷于神阙穴后，用3cm×3cm大小的洞巾铺在患儿腹部，暴露已贴敷药饼的脐部，红外线垂直距离神阙穴30cm，功率为250VA，每次治疗时间20分钟，每天1次，连续7天为一个疗程，根据病情，治疗1～2个疗程。

3. 耳穴压贴

浙江省立同德医院韩知忖医生采用耳穴压贴治疗腹泻型肠易激综合征，取得了较好的临床疗效。具体操作如下：耳穴取胃、大肠、肝、脾、内分泌、皮质下，用75%乙醇消毒耳部，将王不留行子贴在0.5cm×0.5cm的胶布上，然后贴在所取穴位上，每次贴一侧耳，每2日更换1次，两耳交替贴换。嘱患者每日按揉4次（早、中、晚餐后及睡前），每个穴位按揉1分钟，7天为一个疗程，连续治疗4个疗程。

江山市中医院潘善余医生采用针刺天枢穴加耳六贴压法治疗习惯性便秘，具体操作如下。

（1）针刺：患者取仰卧位和侧卧位，以75%酒精棉球擦拭消毒医者手指及患者局部皮肤，以1.5寸毫针直刺双侧天枢穴，进针1～1.5寸，得气后留针，针感以患者可耐受为度，针刺时采用补法，捻针频率为90～120次/分，每次留针30分钟，大约间隔15分钟行针1次。

（2）耳穴贴压：取耳轮脚及部分耳轮与AB线之间的中1/3处的大肠穴，以酒精棉球轻轻擦拭消毒，左手手指托持耳郭，右手用镊子夹取割好的方形胶布，中心粘上准备好的王不留行籽，对准穴位紧紧贴压其上，并轻轻揉按1～2分钟，嘱患者每日按压5次，对胶布过敏者改用黏合纸代之。针刺1次/日，每次留针30分钟；耳穴贴压隔日换1次，两耳交替贴用，均以10天为一个疗程，可连续治疗2～3个疗程。

第三节　浙产脾胃病中成药

2019年5月19日在中国中药协会、浙江省药品监督管理局、浙江省中医药管理局、浙江省中医药学会、浙江省医药行业协会等中药权威部门负责人的见证下，浙江省正式公布入选宣传推介目录的2019首批13种“浙产名药”。列入宣传推介目录的有杭州胡庆余堂药业有限公司的强力枇杷露和胃复春片；正大青春宝药业有限公司的养胃颗粒和参麦注射液等。下面介绍与脾胃病治疗密切相关的胃复春片、养胃颗粒。同时，在日常脾胃病诊治中较为广泛使用、家喻户晓的如克痢痧胶囊、沉香曲、沉香化气胶囊也一并列入介绍。

一、胃复春片

研发历史：自1979年起，根据扶正祛邪、攻补兼施的治则组方，以健脾益气、活血解毒之法施药。1984年经浙江省卫生厅药政局审批发给药品生产批准证书及质量标准（原名人参香茶片）。1992年经浙江省药政局同意，“人参香茶片”改名为“胃复春片”。2009年，获得国家食品药品监督管理局注册批准，增加了胶囊剂型。本药获得国家发明专利。

组成：红参、香茶菜、枳壳（炒）。

功能主治：健脾益气，活血解毒。用于治疗胃癌前期病变、胃癌手术后辅助治疗、慢性浅表性胃炎属脾胃虚弱证者。

用法用量：口服。一次4片（粒），一日3次。

不良反应：罕见恶心、头晕、腹胀、腹泻，一般停药后可自行恢复。

禁忌及注意事项：禁止与含藜芦的药物同服。

药理作用：本品给大鼠灌胃能减轻致癌物质N–甲基–N–硝基–N–亚硝基胍对胃黏膜的损伤，降低胃癌癌前期病变的发病率。长期给药，对致癌物质诱发造成的胃癌有抑制作用，可抑制幽门螺杆菌，减少醋酸致小鼠扭体次数，增加大鼠胃液分泌量，对胃蛋白酶活性无明显影响。

二、养胃颗粒

养胃颗粒最早为养胃冲剂，来源于医院制剂，是根据浙江大学医学院附属第二医院中医科原主任鲍军的经验方而来。早在20世纪70年代浙江大学医学院附属第二医院就开始使用养胃颗粒处方，具有很好的临床疗效和患者反馈。

研发历史：1982年10月正大青春宝药业有限公司（原杭州第二中药厂）和浙江省中药研究所、浙江大学医学院附属第二医院合作共同研发，开展对萎缩性胃炎的临床及实验研究。杭州中药二厂在临床经验方的基础上，据三方认定的处方进行研制，确定工艺路线及药品质量标准，此项目于1983年列入国家医药管理局科研项目，1985年5月国家医药管理局委托浙江省卫生厅和浙江省医药公司组织召开技术鉴定会，养胃颗粒获批上市[浙江卫药准字（85）0548–1]。1995年获中药保护品种证书，1996年开始研制无糖型养胃颗粒，1998年获批生产，该产品质量标准收载入《中华人民共和国卫生部药品标准》（中药成方制剂），并更名为养胃颗粒，2001年国家中药保护审评委员会批准无糖型规格和有糖型规格同为中药保护品种延长保护，现执行标准为《中华人民共和国药典》（2020年版一部）及国家药品补充申请批件（2021B04608）。2022年有糖型养胃颗粒完成规格变更重新上市。

组成：炙黄芪、党参、陈皮、香附、白芍、山药、乌梅、甘草。

功能主治：养胃健脾，理气和中。用于脾虚气滞所致的胃痛，症见胃脘不舒、胀满疼痛、嗳气食少，慢性萎缩性胃炎见上述证候者。

用法用量：开水冲服。一次1袋，一日3次。

不良反应：应用本品时可能出现腹泻、恶心、呕吐、腹痛、皮疹、瘙痒等不良反应。

禁忌：本品不宜与含有藜芦、海藻、京大戟、红大戟、甘遂、芫花成分的中成药同用。

注意事项：①忌生冷、油腻、不易消化及刺激性食物，戒烟酒。②重度胃痛应在医师指导下服用。③本品一般以3个月为一个疗程。④请将此药品放在儿童不能接触的地方。

药理作用：①对大鼠手术造模慢性胆汁反流性胃黏膜炎症细胞浸润、胃底腺增生、胃上皮化生和胃小凹扩张有明显的抑制作用和缓解保护作用。②可抑制大鼠免疫性胃炎的炎症表现，使胃壁组织结构得以恢复，也能改善慢性免疫性胃炎大鼠的体质。③对小肠的自律性收缩反应和卡巴胆碱引起的小肠收缩反应有抑制作用。④能直接松弛胃平滑肌。

三、克痢痧胶囊

克痢痧胶囊是原玉环制药厂（现更名为浙江苏可安药业有限公司）和台州地区医药研究所根据浙江民间验方“痧药丸”采用现代科学方法研制而成，它的研制成功，是挖掘祖国医药遗产的一大重要成果。

研发历史：1984年10月13日，浙江省卫生厅和浙江省医药总公司在杭州联合主持召开“克痢痧”鉴定会，克痢痧通过鉴定并正式上市。

本品由苍术、白芷、细辛、丁香、荜茇等12味中药组成。药理研究表明，克痢痧具有退热、解毒、镇痛和抗惊厥作用，对大肠杆菌、痢疾杆菌具有较强的抑制作用，急性、亚急性实验表明该药安全无毒。经浙江省中医院和杭州市第一人民医院等9家医疗单位对705例患者的临床验证，表明克痢痧疗效高、起效快，无明显不良反应，是治疗腹痛泄泻、赤白痢疾、头痛胸闷和痧气（中暑）惊厥较为理想的新药。

2000年，为了进一步考察克痢痧胶囊治疗泄泻、痢疾的临床疗效及安全性，由浙江省中医院国家药品临床研究基地负责，在杭州市中医院、浙江大学附属第二医院、杭州市红十字会医院对克痢痧胶囊进行Ⅲ期临床研究，并与香连丸进行对照。结果表明克痢痧胶囊总体疗效优于香连丸，腹痛、脘闷等部分症候的改善优于香连丸，且治疗过程中未见皮疹、过敏、胃肠道不良反应，无肝肾功能及血液系统等损害，是一个值得临床推广的药物。

为进一步增加克痢痧胶囊应用的循证医学证据，浙江苏可安药业于2019～2021年开展真实世界研究，以浙江大学附属邵逸夫医院为中心，共纳入133家研究单位、8075例受试者（急性腹泻7362例，中暑711例）。研究结果表明，克痢痧胶囊能有效改善急性腹泻患者的排便次数和大便性状，降低Bristol评分，且疗效的改善与年龄、性别无关，与患者就餐时同餐者的状况和所处的高温环境有关；同时克痢痧胶囊能有效缓解中暑患者的症状，且无特殊不良反应。故克痢痧胶囊治疗急性腹泻和中暑有效，起效迅速，治疗时间短，临床获益可接受，无不良反应。克痢痧胶囊也因此成为国内第一个开展真实世界研究并取得结果的清利肠胃湿热剂。

目前，克痢痧胶囊已进入国家基本药物目录、医保甲类目录，被中华中医药学会脾胃病分会发布的《泄泻中医诊疗专家共识意见》《消化系统常见病肠易激综合征中医诊疗指南》《消化系统常见病功能性腹泻中医诊疗》《溃疡性结肠炎中医诊疗专家共识意见》列为推荐用药，成为临床泄泻相关疾病的一线治疗药物。

克痢痧胶囊自1985年投产，至2023年已上市38年，凭借产品过硬的疗效，在浙江已成为家喻户晓，家中常备的止泻防暑药品。

主治功效：解毒辟秽，理气止泻。用于泄泻、痢疾和痧气（中暑）。主要适应证：①急性肠炎、急性胃肠炎、胃肠型感冒、细菌性痢疾、结肠炎等引起的发热、恶心、呕吐、腹痛、腹泻、里急后重等。②肠易激综合征、功能性腹泻、溃疡性结肠炎、肠道菌群失调等引起的腹泻。③中暑引起的胸脘满闷、恶心欲吐、腹痛、腹泻、发热、头痛、乏力、肢倦、昏厥不省等。

用法用量：口服。一次2粒，一日3～4次。

不良反应：①皮肤及其附件：极罕见皮疹、瘙痒。②消化系统：极罕见恶心、呕吐等。

禁忌及注意事项：婴幼儿、孕妇、哺乳期妇女禁用，肝肾功能不全者禁服。①饮食宜清淡，忌食辛辣、生冷、油腻食物。②不宜在服药期间同时服用滋补性中药。③有慢性结肠炎、溃疡性结肠炎便脓血等慢性病史者，患泄泻后应去医院就诊。④有严重高血压、心脏病、糖尿病等慢性病者应在医师指导下服用。⑤本品不宜长期服用，服药3天症状无缓解，应去医院就诊。⑥严格按用法用量服用，儿童、年老体弱者应在医师指导下服用。⑦对本品过敏者禁用，过敏体质者慎用。⑧本品性状发生改变时禁止使用。⑨儿童必须在成人监护下使用。⑩请将本品放在儿童不能接触到的地方。⑪如正在使用其他药品，使用本品前请咨询医师或药师。

药理作用研究：本品有抗病原微生物（大肠埃希氏菌、痢疾杆菌）、抗炎等作用。

四、沉香曲

历史沿革：沉香曲出自《饮片新参》,《丸散膏丹集成》《药剂学》《中药大辞典》中都有关于它的记载。《饮片新参》中记载沉香曲能理脾胃气，止痛泻，消胀满。沉香曲为沉香、木香、檀香、羌活、葛根等多味药末和神曲糊剂制成的曲剂。台州南峰药业有限公司和杭州胡庆余堂药业有限公司生产的沉香曲均符合中华人民共和国卫生部药品标准中药成方制剂第17册WS3-B-3220-98和《中华人民共和国药典》（2020年版四部）标准。其传承古法，结合现代工艺加工而成，是拥有文号管理的中药成方制剂的饮片。

沉香曲是健脾和胃、行气消滞的首选用药，主治胃脘痛、功能性消化不良、慢性胃炎、感冒型胃肠病、脂肪肝等。一切热证、寒证、实证、虚证引起的脘腹胀满均可配伍使用，与不同药物配伍可发挥不同的药理作用。

组方：沉香、木香、柴胡、厚朴（姜制）、豆蔻、砂仁、郁金、防风、葛根、乌药、枳壳（麸炒）、陈皮、桔梗、槟榔、麦芽（炒）、谷芽（炒）、前胡、青皮（麸炒）、白芷、檀香、降香、羌活、藿香、甘草，辅料为面粉。

功能主治：解表化滞，疏肝和胃。用于表邪未尽，肝胃气滞，胸闷脘胀，胁肋作痛，吞酸呕吐。

用法用量：口服，一次 9g，一日 2 次，煎服或供配方用。

不良反应：未知。

禁忌及注意事项：孕妇忌服。①忌食生冷油腻及不易消化的食物。②忌情绪激动或生闷气。③按照用法用量服用，小儿、年老体弱者应在医师指导下服用。④不适用于脾胃阴虚，主要表现为口干、舌红少津、大便干者。⑤本品不宜久服，服药 3 天后，如症状无改善或加重，应立即停药并到医院就诊。⑥哺乳期妇女慎用。⑦对本品过敏者禁用，过敏体质者慎用。⑧本品性状发生改变时禁止使用。⑨儿童必须在成人监护下使用。⑩请将本品放在儿童不能接触到的地方。⑪如正在使用其他药品，使用本品前请咨询医师或药师。

药理作用研究：本品包含羌活醇、异欧前胡素、木香烃内酯和去氢木香内酯等活性成分。所含的羌活醇有较强的清除氧自由基的作用，能通过减轻脂质的过氧化损伤，起到保护肝脏的作用。

五、沉香化气胶囊

研发历史：沉香化气胶囊是杭州胡庆余堂在传统药物沉香降气丸（出自元代许国祯《御药院方》）基础上改变剂型而研制成的新药。处方起源于对元代皇室进入中原后因水土不服而患肠胃疾病的治疗，因其疗效确切而纳入宫廷《御药院方》，后逐渐流入民间。

清同治十三年（1874 年），胡雪岩筹设胡庆余堂雪记国药号，重金聘请名医，收集古方，总结经验。是最早一批被收录到《雪记堂部》手抄药方集中的胃药处方。此处方就系《御药院方》“沉香降气丸”加减而来，为理气疏肝、和胃消积之剂，治肝胃气滞，痞满胀痛，食积内停。后将处方精制成沉香化气丸。

进入 21 世纪，杭州胡庆余堂药业有限公司以沉香化气丸为基础，集结了数十位医学专家，通过对近千例患者的临床观察，不断改进，研发了针对腹气不畅、胃痛不适、积食不化等症状，效果更为显著的沉香化气胶囊。

组方：沉香、木香、广藿香、醋香附、砂仁、陈皮、醋莪术、炒六神曲、炒麦芽、甘草，辅料为糊精、明胶。

功能主治：理气疏肝，消积和胃。用于肝胃气滞，脘腹胀痛，胸膈痞满，不思饮食，嗳气泛酸。

用法用量：口服。一次 3 粒，一日 2 次。

不良反应：个别患者服药后嗳气气味重。

禁忌及注意事项：孕妇忌服。①忌食生冷油腻及不易消化的食物。②忌情绪激动或生闷气。③不适用于脾胃阴虚，主要表现为口干、大便干者。④按照用法用量服用，小儿、年老体弱者应在医师指导下服用。⑤哺乳期妇女慎用。⑥对本品过敏者禁用，过敏体质者慎用。⑦本品性状发生改变时禁止使用。⑧儿童必须在成人监护下使用。⑨请将本品放在儿童不能接触到的地方。⑩如正在使用其他药品，使用本品前请咨询医师或药师。

药理作用研究：本品有促进胃肠动力和止痛的作用。

第七章 浙派中医脾胃病学科的建设与发展

自1953年我国开始制定“第一个五年计划”（简称“一五”计划）以来，国家就高度重视中医药事业的发展，目前已处在“十四五”规划时期，国家陆续颁布实施了一系列扶持中医药发展的政策举措，完善中医药学科体系建设，继承和发扬中医药特色优势，加快中医药学术的发展。同时，为指导和加强中医医院脾胃病科规范化建设和科学管理，突出中医特色，提高临床疗效，在系统总结中医医院脾胃病科建设与管理经验的基础上，参照有关法律法规，国家中医药管理局制定了《中医医院脾胃病科建设与管理指南（试行）》。

浙江省各级中医医院根据国家中医药管理局及浙江省中医药管理局重点专科项目管理办法，符合相关条件的均申报了脾胃病重点专科。各级中医药管理部门对中医医院脾胃病相关科室建设进行了指导和规范化管理，保证医疗质量和医疗安全，保持发挥中医药特色优势。在脾胃病基本诊疗技术的基础上，以中医理论为指导，应用药物和技术开展脾胃病诊疗工作，注重突出中医药特色，充分发挥中医药优势，继承、创新和发展中医特色诊疗技术，不断提高脾胃病中医诊疗水平。

一、浙江中医药大学附属第一医院（浙江省中医院）脾胃病科

浙江省中医院是一所集医疗、科研、教学、保健、康复为一体的综合性三级甲等中医医院。该院脾胃病科为国家中医药管理局“十一五”中医药重点专科，中医消化优势学科培训基地，是浙江省中医药学会脾胃病分会第一届、第二届、第三届主任委员单位。科室有博士研究生导师3人，全国老中医药专家学术经验继承工作指导老师1人，浙江省名中医2人，浙江省名老中医专家传承工作室2个。科室在浙江省名中医周亨德主任的带领下，在国内最早应用云母粉治疗慢性泄泻，并开展云母粉保护胃肠黏膜的研究。浙江省名中医钦丹萍教授研制出了由云母粉、桃仁、黄芪三味药组成的自卫颗粒，用于胃黏膜的保护，相关研究分别获浙江省中医药科学技术进步奖二等奖1项、三等奖2项。在炎症性肠病的治疗方面，科室率先制定了中医药快速缓解炎症活动的策略与方案，所采用的复方青黛灌肠液已获国家专利。在国内较早地开展了雷公藤及其提取物雷公藤多苷的临床应用与研究，并首先提出雷公藤多苷与5-氨基水

杨酸合用不增加骨髓抑制的发生，并证明雷公藤及雷公藤多苷能诱导炎症性肠病炎症活动缓解并维持缓解，研究的结果为炎症性肠病的免疫调控治疗提供了新选择、新方案。在治疗重症急性胰腺炎的策略上，科室提出全程应用通腑导滞法的理念，突破了仲景"中病即止"理论的局限性。同时，科室也是中医脾胃病领域重要学术著作——《中华脾胃病学》的副主编单位，为多项消化系统疾病中医及中西医结合专家共识的起草或审核单位。在内镜治疗上，朱曙东主任中医师在浙江省内较早开展经内镜逆行胰胆管造影术，并开展乳头肌切开取石术、支架置入术、鼻胆管引流术，在此基础上又结合中医疏肝利胆排石和清利肝胆的方法，提高临床疗效。

二、浙江中医药大学附属第二医院（浙江省新华医院）脾胃病科

浙江省新华医院（原浙江省建工医院）是一所三级甲等中西医结合医院，该院脾胃病科在 2019 年被浙江省中医药管理局授予浙江省"十三五"中医药重点建设专科称号。科室有博士研究生导师 1 人，硕士研究生导师 3 人，全国老中医药专家学术经验继承工作继承人 2 人。科室主要研究方向：①炎症性肠病的中西医结合治疗。②消化道与老年病之间的联系。③肝硬化食管胃底静脉曲张。④消化道早癌的早筛早诊早治。在国医大师葛琳仪的指导下，围绕着这 4 个研究方向，科室开展了一系列临床及科研工作。通过中药内服外用，结合艾灸、针刺、中药贴敷等多种中医特色疗法，对常见脾胃病制定了一整套中医诊疗方案。

在临床上，科室开发了多种脾胃病院内制剂，如健脾益气合剂Ⅰ号、养阴和胃合剂、健脾益气合剂Ⅱ号及和胃止痛合剂等，使用方便，疗效显著，在临床上广泛使用。针对胃脘痛、痞满、湿阻、呕吐、泄泻、腹痛等病证，科室提出"症证合参"的治疗理念。对于迁延日久的脾胃病，提出清疏、清化、清利、清养四法，清疏之法常用于肝气郁滞、胃气上逆之证，清化之法常用于痰湿阻滞之证，清利之法常用于湿热内生之证，清养之法常用于脾胃虚弱之证。所谓"胃为阳明之土，非阴柔不肯协和"，调理应以益气养阴为主，补脾胃气阴，取"补而不滞，滋而能通"之意。

三、浙江省立同德医院脾胃病科

浙江省立同德医院是浙江省卫生健康委员会直属的三级甲等中西医结合医院，是全国重点中西医结合医院、全国重点中医药研究院建设单位。该院消化

内科是国家中医药管理局“十二五”脾胃病重点专科，浙江省中西医结合重点学科（胃肠道肿瘤防治学），浙江省中医药管理局胰腺病和胃病重点专科。科室致力于消化道出血、急性胰腺炎、消化道（食管、胃肠）早癌及癌前病变、胃食管反流病、炎症性肠病、功能性胃肠病、肝硬化等疾病的诊治，同时应用口服中药、针灸、药物灌肠、穴位贴敷等中医特色疗法提高了临床疗效。依托全国老中医药专家学术经验继承工作指导老师及浙江省国医名师陆拯传承工作室，通过传承历代名医学术，确立“调至神，和肝脾”治疗肠易激综合征、“通导解毒”治疗急性胰腺炎、“清癸化瘀”治疗慢性萎缩性胃炎及癌前病变等中医优势病种诊疗方案，均取得较好的疗效。通过开展铁皮枫斗颗粒、胃复春片及名老中医经验方的临床研究，有效缓解了慢性萎缩性胃炎及胃癌前病变的症状。通过“四位一体法”结合西医基础综合治疗，提高了急性重症胰腺炎的治愈率，降低了并发症的发生率。开展了抑肝扶脾汤、新加痛泻要方及经支穴位电刺激法治疗腹泻型肠易激综合征的临床研究，改善了患者的相关症状，提高了生活质量。

四、杭州市中医院脾胃病科

杭州市中医院（原浙江中医药大学附属广兴医院）是一所三级甲等综合中医院。该院脾胃病科为国家中医药管理局重点专科，杭州市医学重点培育学科，全国名老中医俞尚德传承工作室负责单位，浙江省中医药创新团队（中西医结合胰腺炎）成员单位。科室拥有中医、中西医结合、西医三支力量，其中主任医师 5 人，副主任医师 4 人，博士 5 人，硕士 18 人。医师队伍中西医理论功底扎实，擅长采用西医的现代诊疗方法配合传统中医药诊疗疾病。在科研上，科室承担了关于中医药治疗脾胃病方面的省厅级课题 20 余项，获省、市级奖励 8 项，发表 SCI 论文 10 余篇。

科室传承和发展俞尚德名老中医的俞氏脾胃病学，在传承俞老经验方的基础上，自主研发了一系列脾胃病协定处方，如和胃降逆方、健脾养胃方、补中生肌方、补脾宁肠方、疏肝和胃方、清肝利胆方、俞氏溃结方等，结合中医治疗特色，开展艾灸、中药灌肠、穴位贴敷、耳穴埋豆等方法治疗慢性消化系统疾病，效果显著。科室有鲜明的中医特色，拥有 6 个中医优势病种，具体为吐酸（胃食管反流病）、便血（上消化道出血）、胃脘痛（消化性溃疡）、痢疾（溃疡性结肠炎）、肠蕈（结肠息肉）、腹痛（急性胰腺炎）。运用中医药治疗胃食管反流病、消化性溃疡，中医药结合内镜治疗上消化道出血，中药口服联合灌肠治疗溃疡性结肠炎，中医药预防和干预结肠息肉的复发，中西医结合治疗急性胰腺炎等，均有显著的特色和疗效。

五、杭州市红十字会医院脾胃病科

杭州市红十字会医院是全国首家三级甲等中西医结合医院，所属脾胃病科在2007年被浙江省卫生厅列入浙江省中西医结合重点专科建设项目，2018年被列入浙江省“十三五”中医药重点专科，2020年被列入杭州市中医脾胃病重点培育学科。2022年以专科联盟会长单位发起成立杭州市中医脾胃病专科联盟。科室建设始终坚持走中西医结合道路，注重师承人才培养，国医大师李佃贵教授工作室落户科室，科室既重视中医经典传承、名医经验继承，又重视现代医学知识、技术和研究方法的学习。

科室人才梯队合理，现有杭州市级名中医2名、市级青年名中医1名、院级名中医2名。科室积极开展专科特色技术工作，如针刺治疗功能性消化不良、穴位贴敷治疗功能性胃肠病、中药灌肠治疗溃疡性结肠炎等；开展中医药适宜技术，如穴位贴敷治疗、耳针埋入、中药超声导入、小脑神经电刺激等，疗效显著。2018年浙江省医疗机构首次对传统工艺配制中药制剂实行备案，杭州市红十字会医院第一批院内制剂备案的9个品种中有3个为脾胃病科所有，分别为健胃方、理气通便方和解毒软肝方，这些处方临床应用广泛，疗效显著。

六、杭州市萧山区中医院脾胃病科

杭州市萧山区中医院是一所三级甲等综合中医院，该院脾胃病科在2016年以“中西医结合消化病学”被列入萧山区首批医学一类重点学科，为杭州市医学重点学科、浙江省卫计委的“十三五”浙江省中医药（中西医结合）重点学科、浙江省“十三五”中医药重点专科。科室现有医护人员22名，其中正高职称2名，副高职称4名，硕士5名。裴静波主任中医师担任学术带头人，他是杭州市名中医、浙江省中医药学会脾胃病分会副主任委员、杭州市中医药学会脾胃病分会副主任委员及杭州市中西医结合学会消化专业委员会副主任委员。

科室积极发挥中医药特色优势，制定了临床常见病泄泻、胃脘痛、胃溃疡、便秘等优势病种的临床路径及诊疗方案，积极开展以优势病种为主的多个中医药服务项目，积累了丰富的临床经验。临证遵循李东垣的“脾升胃降”理论作为脾胃病的辨治要点，注重调畅气机，以健脾益胃为治疗胃肠道常见病和疑难病的治疗大法，创制了院内协定方健脾益气方、疏肝理气消痞方。基于“肺与大肠相表里”和气郁理论，探索泄泻、便秘、痞满等病的临床治疗方法，开展了中药热罨包外敷、中药灌肠、穴位敷贴、中药熏蒸等中医外治法。科研上，科室承担了浙江省自然科学基金委员会、浙江省中医药管理局、杭州市科技攻关项目等多项课题，发表论文60余篇。裴静波主任还编写了《新编实用中医学》《实用基层中医药适宜技术》《神仙太公楼英学术思想与临证应用》等著作。

七、宁波市中医院脾胃病科

宁波市中医院是一所三级甲等中医医院。该院脾胃病科是浙江省“十三五”中医药重点专科，宁波市中医学重点学科，首批宁波市市级医院临床特色重点专科。科室中医特色鲜明，是紧跟现代医学前沿的脾胃病专科，主攻消化道早癌及癌前病变（慢性萎缩性胃炎、结肠息肉）、炎症性肠病（溃疡性结肠炎、克罗恩病）及功能性胃肠病（肠易激综合征、功能性消化不良）、代谢性肝病及病毒性肝炎等疾病的中西医结合诊治，是宁波市乃至浙东地区领先的中医药重点专科。科室人才梯队结构合理，拥有全国老中医药专家学术经验继承工作指导老师2人，全国优秀中医临床人才1人，浙江省名中医2人，宁波市名中医1人，宁波市青年名中医1人，宁波市领军人才1人。科室有全国名老中医药专家传承工作室2个，浙江省名老中医药专家传承工作室1个，宁波市名中医药专家传承工作室1个。科室先后获得省、市级科研成果奖励4项，承担省、市级科研项目10余项，在国内外学术期刊发表论文120余篇，其中SCI收录2篇。出版《经典心悟与临证发微》《王邦才医学承启录》《王邦才医学实践录》等著作12部。

科室在学术带头人王邦才教授领导下，后备学科带头人孙常波及魏冬梅副主任医师、科室主任姜宏刚副主任医师，携团队致力于中西医结合防治消化道早癌、代谢性肝病、炎症性肠病、胆胰疾病等的研究，学术上提出“凡病宜通，创立通法；病证结合，融通中西；双向调节，反激逆从；调理脾胃，医中王道；以情胜情，注重人文”等观点，构建了“形神共治致中和”与“治病宜通”的特色诊疗模式，特别是体、病、证结合，分期论治肝硬化，泄浊化瘀法治疗脂肪肝，清化瘀毒法治疗酒精性肝纤维化，益气健脾、解毒化瘀法治疗慢性萎缩性胃炎，温清并用、补泻合施治疗溃疡性结肠炎，运用“通法”理论指导胃肠病治疗等在临床上获得较大突破。科室开展中医特色疗法10余种，中医氛围浓厚，疗效显著，耳穴压豆、穴位贴敷、穴位注射、埋针治疗、刮痧疗法、腕踝针、热罨包、针灸、红外线照射、中药灌肠等中医适宜技术临床应用广泛。科室研制的院内制剂苍术金丹饮用于非酒精性脂肪肝的治疗，具有良好的疗效。

八、衢州市中医医院脾胃病科

衢州市中医医院（原衢州市杨继洲医院）是一所三级甲等中医医院，该院脾胃病科为浙江省“十三五”中医药重点专科，浙江省中西医结合消化专科联盟成员单位，浙江省中医药学会脾胃病分会副主任委员单位。科室拥有1个中医学术流派工作室（衢州雷氏医学传承工作室）和1个名医工作室（浙江省陈伟名老中医传承工作室）。科室传承中医学术流派及名中医的经验，把名医经验转化为临床成果。科室人才梯队合理，其中有浙江省名中医1人，衢州市名中医1人，全国中医骨干人才1人，浙江省医坛新秀1人，衢州市青年拔尖人才1人，衢州市新“115人才工程”第二层次人才1人，衢州市雄鹰医学英才1人。截至2022年，科室已举办国家级、省级继续教育项目5次，市级继续教育项目9次。承担和参与省市级课题10余项，并获衢州市科学技术进步奖一等奖、三等奖各1项，累计发表论文50余篇。

多年来，科室围绕消化系统疾病的诊疗、科研、教学和社会服务开展了大量卓有成效的工作。充分发挥中医优势，以“中药序贯疗法”模式治疗慢性萎缩性胃炎伴癌前病变，疗效显著。科室坚持采用中医疗法为主治疗脾胃病，充分发挥中医特色及优势，制定“三位一体”中医药治疗体系，包括内服汤剂、颗粒剂、膏方，外用固元贴、热罨包、艾灸、针刺、耳穴压豆、超声药物透入，以及中药保留灌肠等多途径给药的辨证治疗体系。在浙西地区率先基于“治未病”中医理论制定了具有衢州雷氏医学特色的慢性萎缩性胃炎伴癌前病变的治未病干预方案，在全国范围内最早将“痰瘀毒虚”学说及专方“消萎颗粒”纳入专科慢性萎缩性胃炎伴不典型增生的中医诊疗方案及临床路径中，疗效突出。炎症性肠病中西医结合诊治中心是科室的重要支撑，已经总结出一套行之有效的中医诊治炎症性肠病的方案，采用子午流注择时理论的雷氏腽姜脐灸疗法治疗炎症性肠病，为炎症性肠病的诊治提供了一条新路径。以炎症性肠病为对象，包含内科、外科、内镜室、营养科、影像科的诊疗中心已经初具规模。

九、金华市中心医院传统医学中心

金华市中心医院是一所三级甲等综合医院，金华市中心医院传统医学中心是浙江省“十三五”脾胃病重点专科。科室以中医诊疗技术为核心、中西医结合为特色，近年来主要收治各种功能障碍性脾胃病，综合应用中药内服外敷、灌肠、膏方调治、针灸、理疗等中西医结合疗法治疗各种疑难病。对嘈杂（难治性溃疡）、胃痞（胃癌前病变）、泄泻（肠易激综合征）、便秘、消化不良等的诊疗水平位居地市级医院领先水平。本中心连续多年举办省市级继续教育学习班，推广中医药治疗胃癌前病变及功能性胃肠病经验，得到广泛关注与认可。科室人才组成合理，现有金华市名中医 3 名，金华市青年名中医 2 名。

科室注重守正创新，继承与发扬传统中医药精髓，重视脾胃病理论及名家学术思想、临床经验的研究总结，结合现代医学技术，形成了完善的脾胃病中西医结合诊疗体系。经过多年临床探索，科室总结出脾胃病的治疗当注重心胃的联系，运用胃心同治法，调和气机，养心健脾。效法补土派，调理脾胃升降，倡导升清阳，降浊阴。将辨体、辨证、辨病“三辨一体”运用于临床。围绕脾胃病专科优势病种、急危重症、疑难杂症展开一系列创新研究，对疾病的临床表现、中医证候、病因病机、理法方药及中药的作用机制进行了一系列临床及实验研究，探索中医药在疾病发生、发展及治疗过程中的作用途径及临床疗效。近 3 年内已结题或在研的省市各类课题共 10 余项，发表 SCI 及国内核心期刊论文 20 余篇。

中心开展了各种针刺治疗、督脉灸、隔物灸法、中药外敷、熏洗治疗、TDP 红外线治疗等 10 余项特色诊疗项目。以功能性胃肠病为优势病种，与多学科合作，不断应用创新，联合开展胃食管反流病、溃疡性结肠炎、胃癌前病变等的中西医结合诊治。临床上应用益胃化瘀散（西洋参粉、香茶菜粉、三七粉）益气养阴、化瘀清热治疗胃癌前病变，百合汤加减治疗功能性消化不良，金佛手宝治疗消化性溃疡，元胡白及散治疗上消化道出血，槐花地榆汤治疗溃疡性结肠炎等，均取得良好疗效。中心重视中医护理特色技术的应用，如穴位贴敷、耳穴埋豆、腕踝针、火龙罐综合灸、素灵脐灸、铜砭刮痧、穴位按摩配合精油芳香疗法、平衡火罐、中药灌肠、内科便秘推拿等，同时开设了特色中医护理门诊，得到患者的广泛认可。

十、温州市中医院脾胃病科

温州市中医院是一所三级甲等中医医院，该院脾胃病科2019年被浙江省卫生健康委员会批准为浙江省“十三五”中医药重点专科，同时也是温州市抗癌协会消化肿瘤筛查及早诊早治协作单位，浙江中西医结合消化专科联盟副主席单位，在浙南闽北地区具有较大的影响力。科室人才梯队合理，学科技术力量较强，现有浙江省名中医1人，温州市中青年名中医1人，全国中医优秀临床人才2人，省中西医结合优秀人才1人，温州市中医院普安英才1人、普安新秀2人。学科带头人林上助主任医师是浙江省名中医，科主任曾耀明主任医师系第四批全国中医临床优秀人才。科室拥有脾胃病专科门诊4个，名老中医专家传承工作室1个。

学科带头人、省名中医林上助主任在临床应用上摭拾众说，参以己见，对本学科疑难病的治疗有独到之处，主要体现在以下三个方面：①慢性萎缩性胃炎的辨治。提出分型辨治、治病求本、微观辨证、结合黏膜、避免滋腻碍胃、顾护正气、活血化瘀、贯穿始终等治疗措施，疗效显著。②升降理论的探究。林上助主任认为人体气机升降是中医学气化理论的重要内容，他根据临床实践，提出“调升降先安脏腑，顺而调之；调升降重视脾胃，时刻护之；调升降先辨标本，以意调之；调升降驱除病邪，因势利导；调升降升降相因，燮理脏腑；调升降知常达变，以平为期”六大观点。③升阳法的临床应用。林上助主任认为升阳疗法的理论是基于阴阳气化学说的，通过调整气机升降出入，维持气机的正常运行是升阳疗法的根本。根据多年临证经验，开发院内制剂如肠炎1号方、气滞胃痛方、胃炎1号、胃炎2号、胃肠息肉方及便秘方等。最能体现脾胃病科特色的主要治疗方法有粗盐特制的热罨包、溃疡性结肠炎专用灌肠方、克罗恩病灌肠方、息肉切除灌肠方、祛湿贴、脾胃贴漱口方等，经过多年临床验证，疗效显著。

中医不传之秘在于量，对中药剂量的研究，林上助主任认为中药用量的重要性不仅体现在方剂配伍中各种药物之间的比例上，也体现在单味药物的用量上，不同的剂量有不同的作用，不同的治疗目的要用不同的剂量。为此，他编写《中医升降理论及临床应用》《中药用量与作用的关系刍谈》《中医临床诊疗学》《中医外治技术》《脾胃学说与创新（名医名家卷）》《中医药与健康》等著作10余部。

十一、瑞安中医院脾胃病科

瑞安中医院是一所三级乙等中医医院，2003年7月开设脾胃病专科门诊。脾胃病科于2012年5月被列为温州市第四轮“311工程”医学重点扶持专科，同年10月被列为浙江省“中西医结合消化病学”重点建设学科。科室在学科负责人郑逢民主任带领下，积极开展脾胃病学科内涵建设、古籍挖掘及相关文献研究，优化形成三个稳定的研究方向：①慢性萎缩性胃炎及癌前病变的临床干预研究。②慢性肝病的中西医结合临床干预研究。③功能性胃肠病的中西医结合临床研究。实施优势病种6个和临床路径1个，优势病种分别是胃痞病（慢性萎缩性胃炎）、胃疡（消化性溃疡）、吐血或便血（上消化道出血）、胃脘痛（慢性胃炎）、积聚（肝硬化）和鼓胀（肝硬化腹水）；临床路径是胃疡（消化性溃疡）。2014年9月，“慢性萎缩性胃炎”被确定为浙江省基层中医药优势病种建设项目。

科室人才梯队合理，现已形成脾胃、肝胆、肿瘤、外治、内镜五大分支，学术思想建立在李东垣脾胃学说与利济流派的基础上，探讨脾胃病机，从寒热虚实错杂的角度探讨慢性胃肠炎的病机与辨证治疗，建立以辛开苦降、寒热并用为特点的治疗寒热虚实错杂病证的系列方法，强调脾胃在生命和疾病治疗中的重要作用，在辨证论治方面，立足于简易分型，其他症状作为兼证而随症加减的中医辨治方法，特别有利于临床应用与推广。在经方发挥方面，强调经方的完整性与联合性，把经方理论和临床经验有机地结合起来，集理、法、方、药为一体，从而确立了辨证论治自成一体的基本体系。在脾胃病学科建设期间，整理完成温州市中医药建设项目，祖传遗书、地方医学之典籍——《乞法全书》一部，共计70余万字，于2016年9月由中国中医药出版社出版。

十二、温岭市中医院脾胃病科

温岭市中医院是浙江中医药大学附属医院，三级甲等中医医院。所属脾胃病科是浙江省“十二五”中医药重点专科，浙江省中西医结合医联体消化专科联盟副主任单位，上海市第一人民医院消化病临床诊治中心温岭分中心。科室坚持“中医要领先，西医不落后”的发展理念，通过多种途径加快、加强人才培养。对中高级职称人员确定其专业特长、发展方向和主攻专科专病研修计划；老中医专家每周查房1次，定期进行中医基础理论授课，并与科室青年医生进行结对，实行中医师带徒指导；与上海知名医院消化科结对，专家定期来院坐诊、讲课、指导协助开展新技术，科室成员轮流进行短期培训学习。打造了一支结构合理、高学历、高素质、技术过硬的专业技术人才队伍，形成了较完善的科室人才梯队。

科室开展了一系列专科特色技术，如经验方芩连温胆汤合槟马厚汤治疗幽门螺杆菌感染，经验方参桑半佛汤治疗胃食管反流病，经验方合夜汤治疗功能性消化不良，内镜下喷洒自制复方石榴皮五倍子诃子液治疗上消化道出血，中药灌肠技术治疗溃疡性结肠炎、急性胰腺炎。广泛开展中医适宜技术，如耳穴压豆、埋针治疗、腕踝针、穴位注射、艾灸、拔罐、穴位按摩、刮痧、中药足浴、穴位贴敷、中药热罨包、中药涂擦、中药离子导入及葫芦灸等，操作简便，适用面广，安全可靠，疗效显著。

十三、嘉兴市中医医院脾胃病科

嘉兴市中医院是一所三级甲等中医院，所属脾胃病科2018年被列为浙江省中医药“十三五”重点建设专科，现为浙江省住院医师规范化培训脾胃病专科基地，科室主要研究方向为消化道早癌及癌前病变的中西医结合诊治。学科带头人楼晓军带领科室通过中医平台建设、亚专科化发展、学术传承及创新、中医药优势发挥、中医药人才培养、中医学术交流等方面进行学科建设，并初显成效。在脾胃病的预防、诊治方面体现了中医优势及特色。

在慢性萎缩性胃炎、胃癌前病变诊治方面，认为“脾虚血瘀”为发病的关键环节，临床上运用健脾化瘀法治疗慢性萎缩性胃炎及胃癌前病变，取得了满意的疗效；在慢性胃炎的治疗上，以“胃以降为和”理论指导遣方用药；在溃疡性结肠炎的诊治方面，运用了中药灌肠、中药口服、中药穴位敷贴三位一体的中医综合疗法，同时基于“肺与大肠相表里”理论，在辨证论治的基础上加用桔梗、紫苏、杏仁等药物，起到较好的疗效；在慢性复发性溃疡性结肠炎（脾肾阳虚型）的诊治方面，在常规治疗的基础上给予火灸疗辅助治疗，显著降低了溃疡性结肠炎的复发率，提高了内镜下黏膜愈合的质量；在慢性腹泻的治疗方面，主张运用“补肾健脾法”治疗取效；在慢性肝病的治疗方面，传承了顾国柱名中医及高月求教授“活血柔肝”和“治肝必求于肾”的学术思想，擅长运用清热化湿、凉血活血法治疗胆汁淤积性肝病，运用益气健脾、柔肝软坚法治疗肝硬化，运用健脾化湿法治疗脂肪肝，运用扶正祛邪、活血通络法治疗晚期肝癌；在消化道大出血的救治方面，认为是脾气虚弱，脾阳不足，统摄无权导致出血，故在辨证基础上应用黄土汤、归脾汤加减治疗，取得了很好的疗效。

此外，科室还开展了针对脾胃病的针灸、火灸、药物离子导入、穴位埋线、热熨、穴位敷贴、耳针、拔罐理疗等多项中医非药物疗法，用“山药小米粥”“茯苓怀山排骨汤”等药膳对患者进行饮食调养，指导患者进行“养胃操”“八段锦”等中医特色锻炼，同时运用中医治未病思想对患者进行养生保健和病后调养工作。

十四、长兴县中医院脾胃病科

长兴县中医院是一所三级乙等中医医院，该院脾胃病科2018年被列为浙江省“十三五”中医重点专科建设单位。学科带头人陈永堂在慢性萎缩性胃炎、胃癌前病变、消化性溃疡等疾病的治疗方面，运用“久病入络、久病必瘀”理论从瘀论治，取得了较好的疗效；在功能性胃肠疾病方面，结合对温脾汤的文献研究，提出了运用“温阳通脏”的治法治疗老年功能性便秘、不完全性肠梗阻，取得了确切的临床疗效；在急性胃肠病救治方面，开展了消化道大出血综合治疗、重症炎症性肠病全结肠中药灌肠、肠梗阻保守治疗、肠梗阻导管置入术加中药导入等中西医结合疗法，提高了抢救成功率。通过近几年的学科建设，目前已建设成为中医药特色鲜明、学科结构合理、学术水平高、创新能力强、社会影响力大，并具有核心竞争力的科室。

在消化性溃疡、慢性萎缩性胃炎、功能性胃肠病等的治疗方面临床疗效显著，区域优势突出。对中医优势病种，如胃病（慢性胃炎）、胃疡（消化性溃疡）、便血（非静脉曲张性上消化道出血）、胃痞（功能性消化不良）、泄泻（肠易激综合征）等进行了单病种诊疗方案的优化研究，同时开发了治疗胃肠病的经验协定处方4个，并运用到临床，推广到基层卫生院，为患者提供了更好的中医药治疗服务。作为省级基层优势重点专科，科室引领和带动区域内市县级及以下中医院脾胃病学科专业领域发展，提高了全市脾胃病诊疗的整体水平，指导区域内或其他县级及以下医疗卫生机构进行学科共建与科研合作，充分发挥了县域医共体模式下的脾胃病优势学科的引领与辐射作用。

十五、绍兴市中医院脾胃病科

绍兴市中医院是一所综合性三级甲等中医医院，浙江中医药大学附属医院、浙江省首批中医名院建设单位。所属脾胃病科于2005年被列为绍兴市第三批医学重点学科，2019年被评为浙江省中医药重点专科，并先后成为浙江省中西医结合消化专科联盟成员单位，浙江省中医药学会脾胃病分会常务委员单位。目前科室拥有1个国家级中医学术流派工作室（绍派伤寒学术流派传承工作室）和2个名医工作室（沈元良全国名老中医药专家传承工作室、浙江省沈元良名老中医传承工作室），传承绍派医家诊治脾胃病的临证经验，把名医经验转化为临床成果。科室目前有越医名家1人，绍兴市名中医3人，浙江中医药大学兼职教授2人，浙江省医坛新秀1人，绍兴市卫生健康拔尖人才1人。

科室秉承中医传统，科内医生刻苦钻研《伤寒论》《金匮要略》《脾胃论》等中医典籍，始终坚持"读经典、用经方"，不断提升科室中医素养及中医治疗有效率，针对脾胃病复发率高的特点，运用辨证论治的诊疗方法，辨病、辨证相结合，临床应用取得了满意疗效，科室成为绍兴市中西医结合脾胃病临床、教学、科研、康复中心。科室积极开展脾胃病专科特色技术，以"发挥中医药特色优势，提高中医药在脾胃病中的诊治能力"为发展思路，以现代医学检测手段为基础保障，以中医、中西医结合诊治慢性萎缩性胃炎、胃溃疡、消化道出血、功能性胃肠病、急性胰腺炎、炎症性肠病的中医药干预等作为研究重点，同时成立了绍兴地区炎症性肠病中西医结合诊治中心、炎症性肠病MDT团队，为中西医结合诊治炎症性肠病开创了一条新路。

十六、余姚市中医医院脾胃病科

余姚市中医医院脾胃病科成立于20世纪末，是"十一五"浙江省中医药重点专科（专病），"十二五""十三五"浙江省中医药重点学科。科室以中医药诊治消化系统疾病为主要任务，以中医药防治慢性萎缩性胃炎、癌前病变、功能性胃肠病、消化道肿瘤等常见病、多发病、疑难病为重点，经过20余年的建设，已成为宁波地区乃至全省的优秀脾胃病科。科室目前设有消化内科门诊、专家门诊、内镜室和病房。科室拥有全国老中医药专家学术经验继承工作指导老师1人，浙江省名中医1人，宁波市名中医3人，宁波市领先和拔尖人才3人。建有全国名老中医药专家传承工作室1个，宁波市名中医药专家传承工作室1个。先后获得厅局级科研奖励3项，承担厅局级课题10余项，发表论文百余篇，编写《慢性萎缩性胃炎临证心悟》等著作5部，获得发明专利1项。

科室马伟明主任中医师注重气病学的研究，发皇古义，融会临床，逐渐形成了独特的辨证论治体系，他提出"治病必言气，治气应贯穿所有疾病治疗的始终，而调治中焦为治气之首要，根据脾胃一正一反，相辅相成的病理生理特点，治以和法为先、和法为常”的学术观点。高望望主任中医师善于辨证论治，以通为用治疗脾胃病。健脾不离调肝，以调肝为中心，明辨虚实，肝脾同治。注重疏理气机，调和脏腑，慎用攻伐，忌用呆补。陈笑腾主任医师主张中西互参，辨证辨病，注重脾胃，推崇气化学说，治疗上将调畅气机贯穿始终，力求达到阴平阳秘致中和的目的。科室基于“络病理论”辨治慢性萎缩性胃炎，“三辨一和法”巧治功能性胃肠病，“六郁”理论诠释代谢相关脂肪性肝病。采用外治法和非药物疗法等适宜技术，针刺和艾灸督脉、任脉、足太阴脾经和足阳明胃经上的穴位治疗反复发作的功能性消化不良、功能性便秘、功能性腹胀、肠易激综合征等脾胃病；针对胃肠恶性肿瘤晚期出现的恶性胸水、腹水，科室自研消胀利水贴联合艾灸治疗，取得了良好的效果。

附　浙江省中医药学会脾胃病分会

（一）分会简介

浙江省中医药学会脾胃病分会成立于2001年6月。成立之初，名称为浙江省中医药学会脾胃病专业委员会，2011年6月更名为浙江省中医药学会脾胃病分会，是浙江省中医药学会下的专科分会之一，于2012年成立脾胃病分会青年委员会。2022年10月换届成立脾胃病分会第四届委员会，设名誉主任委员1名、顾问4名、主任委员1名、副主任委员5名、常务委员16名、委员49名、秘书2名。

（二）历届主任委员简介

（1）第一届主任委员：周亨德，男，1938年6月出生，毕业于上海中医药大学，主任中医师。1997年被浙江省人民政府授予“浙江省名中医”称号。主要从事消化道出血、消化道功能性疾病、消化道黏膜保护等的研究及临床工作，尤其对活血化瘀法有深入研究，曾获浙江省中医药科学技术进步奖二等奖、三等奖。擅长治疗各种内科疾病，在临床教学工作中，将临床实践与理论紧密联系，使学习者易学易懂。以中医内科教学与临床实践教学为主，任《中医胃肠病学》《实用中医消化病学》《浙江中医杂志》编委，负责编写了《实用中医内科手册》。

（2）第二届、第三届主任委员：钦丹萍，男，1962年4月出生，毕业于上海中医药大学，中西医结合临床（内科）硕士研究生，教授，主任中医师，博士研究生导师。浙江省名中医，浙江省中青年临床名中医，第七批全国老中医药专家学术经验继承工作指导老师。第一届浙江省中医药学会脾胃病分会副主任委员、首届浙江省炎症性肠病中医联盟主任，兼任中国民族医药学会脾胃病分会副会长、中华中医药学会脾胃病分会常务委员、中国中西医结合雷公藤研究会委员等职，同时担任《中国中西医结合消化杂志》《世界华人消化杂志》等杂志编委。主编《脾胃病学说历代名言与药对阐微》《炎症性肠病中西医如是说》《胃肠病科普百事通》等著作；副主编《中华脾胃病学》《中成药临床应用指南——消化疾病分册》等著作；参与编写全国中医药行业高等教育“十三五”“十四五”规划教材《中医内科学》及《中医消化病诊疗指南》《雷公藤研究》等著作12部。从事炎症性肠病及消化道黏膜保护相关研究，主持多项国家自然科学基金项目、浙江省“尖兵”“领雁”研发攻关计划项目。同时，担任国家自然科学基金项目评审专家、国家药物评审专家，参与制定多项消化系统疾病中医或中西医结合专家共识。获中华中医药学会科学技术奖一等奖、浙江省科学技术进步奖三等奖、浙江省中医药科学技术进步奖一等奖等奖项。

（3）第四届主任委员：张永生，男，1971年10月生，医学博士，研究员，主任中医师，博士研究生导师。中华中医药学会健康管理分会委员、中华中医药学会脾胃病分会委员、浙江省毒理学会理事。师从浙江中医药大学肝胆病专家卢良威教授和全国老中医药专家学术经验继承工作指导老师、脾胃病专家徐珊教授。自1998年以来一直从事中医药防治肝纤维化的基础及临床研究。2005年入选浙江省“新世纪151人才工程”第三层次培养人员。承担国家自然科学基金、浙江省自然科学基金等项目多项。以主要成员参与完成的科研成果获2010年浙江省科学技术奖二等奖、三等奖各1项，获浙江省中医药科学技术奖三等奖1项。

（三）重大事件和活动

1. 2001—2011年

脾胃病分会在第一届主任委员周亨德的牵头下，由时任副主任委员的钦丹萍具体负责，先后在杭州、金华、绍兴、余姚、温岭等地，举办了多次脾胃病学术活动及脾胃病研究学习班。2011年6月在浙江瑞安召开了脾胃病分会换届会议，大会选举钦丹萍担任主任委员，另外选出6名副主任委员，16名常务委员，并由“浙江省中医药学会脾胃病专业委员会”更名为浙江省中医药学会脾胃病分会。同时以消化系统若干难治性疾病的中医治疗为主题，举办学术年会暨省级继续教育学习班，会议还首次进行了优秀论文评选。

2. 2012—2022年

在第二届、第三届主任委员钦丹萍的带领下，学会积极搭建不同层次、各具特色的学术交流平台，每年召开国家级及省级中医药继续教育学习班；组织全省及全国的脾胃病专家授课，开展学术讨论；撰写中医药科普文章，以多种形式进行中医药科普宣传；组织义诊，送医进社区、下基层，为提高广大群众的健康水平和对中医药防治疾病的认识起到了非常积极的作用；多次组织基层医生培训，提高基层医生业务水平。

（1）2012年10月26日—28日，2012年脾胃病分会学术年会暨继续教育学习班在宁波举办，会议期间，还创新性地开展了中医药知识擂台赛，来自不同地区的代表参加了现场举行的擂台赛，分别评选出一等奖、二等奖、三等奖。

2012年6月30日首次组织大型义诊，在浙江省衢州市龙游县开展义诊工作，并同步开展中医药科普大讲堂、基层医生培训等活动，活动受到龙游县政府的高度重视，龙游县政府成立了由副县长负责的接待团队，为开展好这次活动，钦丹萍主任提出了“关爱脾胃，关爱健康”的活动口号，并将其作为脾胃病分会开展各项活动的宣传语。

（2）2013年6月28日—30日，2013年脾胃病分会学术年会暨省级继续教育学习班在浙江衢州举办。会议创新性地设立了脾胃病名中医论坛，由中华中医药学会方剂学分会主任委员、浙江中医药大学副校长连建伟及浙江省中医药学会脾胃病分会副主任委员徐珊主持主题沙龙，邀请多位国内知名脾胃病专家作了专题报告。会议还设立了“华润杯”优秀论文奖及“庆余杯”知识竞赛奖；同时，会议期间还开展了临床常用中药辨识知识竞赛。同年，脾胃病分会先后在临平、绍兴举行了“关爱脾胃，关爱健康”“脾胃病分会社区医疗培训与科普活动”等义诊活动。

（3）2014年6月13日—15日，2014年脾胃病分会学术年会暨省级继续教育学习班在浙江金华召开。会议期间共有13场各类专题讲座，除主会场外，又设立了名中医论坛和青年论坛。“青年论坛”对内镜与中医治疗相结合进行了探索，让内镜的治疗成为中医外治工作的一种延伸，同时对中医经典的临床应用、基础科研作了专题讲座。2014年9月25日，在宁波开展“关爱脾胃公益行动宁波行”活动，并组织了关爱脾胃科普讲座。

（4）2015年8月20日—22日，2015年脾胃病分会学术年会暨脾胃病进展与传承学习班在丽水召开。大会举办了青年论坛、中国医学史知识竞赛和优秀论文交流。此外，创新性地举办了“脾胃医话沙龙”，首次使用微信墙的形式进行场内外互动，现场气氛活跃。同年脾胃病分会多次在磐安及余杭地区举办了以“关爱脾胃，关爱健康”为主题的义诊科普宣传活动，并对基层医生开展了专业培训。

（5）2016年7月27日，为支持专科医院开展“大专科小综合，中西医结合”的工作，由钦丹萍主任委员提议，获学会同意并支持，通过分会组织专家力量下沉的模式，在浙江省皮肤病医院成立浙北中西医结合消化内科诊疗中心，并举行了隆重的揭牌仪式暨义诊活动，时任浙江省中医药学会肖鲁伟会长、浙江省卫计委徐润龙副主任、浙江中医药大学李俊伟副校长出席了仪式。从中心成立至今，每周至少有3名脾胃病分会的省市级专家坐诊，通过传帮带，进一步提升了浙江省皮肤病医院脾胃病的诊疗水平。

为加强“长三角”地区脾胃病学术的交流，由钦丹萍主任委员发起，并得到上海、江苏同道的积极响应，设立了“长三角”脾胃病论坛，并制作了论坛的标志，规定论坛采用轮值制，每年举办1次，在浙江、上海、江苏轮流召开。2016年10月13日—15日，首届“长三角”脾胃病学术论坛暨2016年脾胃病分会学术年会在杭州市萧山区举办，在会议开幕式上，浙江省卫计委徐润龙副主任作了热情洋溢的讲话，来自浙江、江苏、上海等地的360余名脾胃病临床与科研工作者进行了学术交流，会议受到了与会者的一致好评。

（6）2017年10月12日—14日，2017年脾胃病分会学术年会暨脾胃病传承与进展学习班在余杭召开。本着“读经典，做临床”的初衷，此次会议共分为中医流派与临床实践、主题演讲、功能性胃肠病诊疗进展及中医诊治共识运用三个单元。大会评选出了优秀论文并进行大会交流。大会还组织了中医基础理论知识竞赛，由省内各地区的9支代表队参加，并评选出一、二、三等奖，其中温州地区获得一等奖。

（7）2018年3月3日，由钦丹萍主任委员提议，并得到学会的同意，脾胃病分会又设立了一个新的下沉工作站，在浙江省常山县中医院成立“浙江省中医药学会脾胃病分会常山工作站”，浙江省中医药管理局副局长吴建锡、学会秘书长王晓鸣及常山县副县长郑金仙出席了启动仪式并签署了合作协议。启动仪式后，钦丹萍主任委员带领专家组对常山县中医院的内镜及临床医疗团队进行了指导，开展了基层医生培训，并以《慢性萎缩性胃炎、早期胃癌筛查及慢性萎缩性胃炎中医药干预研究》为题进行了讲座。在培训班上，钦丹萍主任委员还向常山工作站赠送了《中华脾胃病学》一书。

2018年10月25日—27日，2018年脾胃病分会学术年会暨脾胃病传承与进展学习班在杭州召开。在中医传承与发展论坛中，由省内8位脾胃病专家传授各自在脾胃病诊疗中的个人经验与体会，既有祖传、师承经验的介绍，也有学派的学术特色，更有现代研究成果的展示。同时，考虑到炎症性肠病的患者数日益增多，中医对治疗这类疾病有丰富的经验，为推动中医药在炎症性肠疾中的应用，钦丹萍主任委员向学会申请成立“浙江省炎症性肠病中医联盟”，经学会审议通过正式成立，隶属于脾胃病分会，由钦丹萍担任首届主任。在10月25日的脾胃病分会学术会议期间，举行了联盟成立仪式，联盟由浙江各地中医院或中西医结合医院从事炎症性肠病诊疗工作的骨干组成。成立伊始，钦丹萍主任就提出了编写面向普通医生及群众的涵盖中西医知识的炎症性肠病科普书籍计划，并报请学会，学会随后同意该编写计划。

（8）2019年10月24日—26日，在杭州召开了第四届长三角脾胃病学术论坛暨2019年浙江省中医药学会脾胃病分会学术年会，为传承与发展，会议首次设立“流派与临床”和“经方与临床”板块，其中“流派与临床”板块邀请了裴静波、纪云西、叶蔚、陈伟等专家传授浙派中医经验，葛惠男教授交流吴门医派心得，王晓素、王松坡教授讲解海派中医成果，还特别邀请了黑龙江中医药大学的谢晶日教授分享龙江医派的学术成就。在“经方与临床”板块中，来自上海、浙江、安徽的凌江红、李学军、张永华、王邦才、康年松等资深脾胃病专家分享了经方在泄泻、黄疸、功能性胃肠病、情志病中的运用经验。

在此次会议上，安徽省的代表提出，要求成为“长三角”脾胃病论坛正式成员，并承担相应的工作任务，经浙江、上海、江苏三地脾胃病分会负责人讨论，一致同意安徽加入“长三角”脾胃病论坛。自此，“长三角”脾胃病论坛由初创时的三地扩充到浙江、上海、江苏、安徽四地。

（9）2020—2022年，由于新冠肺炎疫情影响，其间的脾胃病分会学术年会改为线上举办。会议邀请省内外知名专家作脾胃病相关的专题报告。在此期间，脾胃病分会炎症性肠病科普书经过筹备，已经完成两稿书稿的编写，并被中国科学技术出版社纳入2023年出版计划。

2012—2022年，脾胃病分会连续10年被浙江省中医药学会评选为优秀专科分会，并在2019年浙江省中医药学会成立40周年之际，又被评为学会40周年优秀专科分会，钦丹萍主任委员受邀在浙江省中医药学会成立40周年大会上代表分会进行了汇报发言。

2022年12月，脾胃病分会进行了第4次换届大会，张永生担任主任委员，钦丹萍担任名誉主任委员，在新一届主任委员及副主任委员的带领下，脾胃病分会将一如既往地致力于脾胃病学术的传承与发展。

参考文献

[1] 朱德明 . 浙江医药通史（古代卷）[M]. 杭州：浙江人民出版社，2013.

[2] 范永升 . 浙江中医学术流派 [M]。北京：中国中医药出版社，2009.

[3] 刘时觉 . 浙江医人考 [M]. 北京：人民卫生出版社，2014.

[4] 刘时觉 . 浙江医籍考 [M]. 北京：人民卫生出版社，2008.

[5] 张声生，沈洪，王垂杰，等 .《中华脾胃病学》，人民卫生出版社，2016.

[6] 朱德明 . 魏晋南北朝时期浙江医药的发展 [C]. 中华医学会医史学分会 . 中华医学会医史学分会第 12 届 1 次学术年会论文集 .2008：10.

[7] 朱德明，郑洪，吴小明，等 . 中医教育近现代化先驱——利济医学堂 [J]. 中国中医药现代远程教育，2019，17（21）：28–30.

[8] 胡西美 . 温病学派学术源流探析 [J]. 吉林中医药，2010，30（12）：1107–1108.

[9] 马继兴 .《桐君采药录》考察 [J]. 中医文献杂志，2005，23（3）：6–9.

[10] 赵法新 . 中医文献学辞典 [M]. 北京：中医古籍出版社，2000.

[11] 浙江省卫生厅 . 浙江省中药炮制规范 [M]. 杭州：浙江科学技术出版社，1986.

[12] 杜勇 .《中国医籍通考》著录医籍作者考辨 [J]. 中医文献杂志，2000（4）：26–8.

[13] 杨美霞，张君，郑红斌 . 浙派中医对《黄帝内经》学术传承的贡献 [J]. 中医杂志，2018，06：455–458.

[14] 马天驰，王彩霞，于漫 . 论《景岳全书》调脾胃养生思想 [J]. 中华中医药学刊，2016，34（6）：1313–1316.

[15] 王雨秾.《三因方》对中医临床辨证的贡献[J]. 中医药临床杂志，2004，(3)：195–196.

[16] 黄斯博，沈强，黄斌. 皇甫中《明医指掌》学术成就举要[J]. 江苏中医药，2020，52(10)：72–74.

[17] 刘莹莹. 明代肝系理论文献的整理与研究[D]. 北京：北京中医药大学，2013.

[18] 邵远平，顾豹文. 中国地方志集成浙江府县志辑5[M]. 上海：上海书店出版社，1993.

[19] 孙鸿昌，姜建国，崔伟锋，等.《伤寒论直解》及其学术成就[J]. 中医研究，2014，27(1)：49–51.

[20] 虞舜，王旭光. 伤寒类医著集成·胃气论[M]. 南京：江苏科学技术出版社，2009.

[21] 冯丹丹，朱杭溢，傅晓骏，等. 丹溪学派形成与传承特点探讨[J]. 中医药管理杂志，2020，28(11)：7–8，23.

[22] 江凌圳，丁立维，黄爱军. 明代浙派名医楼英学术传承与思想文化[J]. 中医药文化，2020，15(4)：40–46.

[23] 刘时觉，陈克平，刘尚平. 陈无择是永嘉医派的创始人[J]. 浙江中医杂志，2000，(1)：38–39.

[24] 席俊羽，闫可可. 新安医家孙一奎辨治痰饮学术特色探析[J]. 陕西中医药大学学报，2019，42(6)：40–51.

[25] 尚志钧. 日华子和《日华子本草》[J]. 江苏中医，1998(12)：3–5.

[26] 陈可冀，张永祥. 传承精华、守正创新，揭示灵芝“神奇”的科学奥秘——评《灵芝的药理与临床》[J]. 中国中西医结合杂志，2020，40(12)：1512–1513.

[27] 李明轩. 柯琴及其学术思想研究[D]. 济南：山东中医药大学，2016.

[28] 简瑜真. 刘渡舟教授方证辨证方法研究[D]. 北京中医药大学，2005.

[29] 吴捷. 俞根初《通俗伤寒论》学术思想概述[J]. 浙江中医杂志，2022，57(5)：326–327.

[30] 沈元良. 何廉臣学术思想探析[J]. 中华中医药学刊，2010，28(2)：256–257.

[31] 白钰，马凤岐，王恒苍，等. 胡宝书脾胃病临证经验拾零[J]. 浙江中医杂志，2018，53(11)：822–823.

[32] 沈仲圭．范文甫学术经验专辑评述 [J]. 吉林中医药，1983，18（4）：43–44.

[33] 陈永灿．浙江近代中医名家脾胃病临证经验 [M]. 上海：上海科学技术出版社，2018.

[34] 朱星．试论朱丹溪顾护脾胃的思想 [J]. 中医杂志，2003，44（4）：245–246.

[35] 李仁述．明代医家戴思恭 [J]. 浙江中医学院学报，1983（4）：39–41.

[36] 胡正旗．黄宗羲医事考述 [J]. 中医文献杂志，2019，37（2）：9–12.

[37] 吴侃妮，江凌圳．试论楼英《医学纲目》脾胃部理法特点 [J]. 中医文献杂志，2020，38（2）：35–38.

[38] 陈姝宇，张雪丹．宋元时期医家罗知悌学术思想探析 [J]. 中华中医药杂志，2021，36（6）：3222–3225.

[39] 朱佳杰，傅睿，刘珊，等．从丹溪传承河间看金元胃阴学说发展 [J]. 浙江中医药大学学报，2022，46（7）：741–744.

[40] 曾慧珍，周红．戴思恭治疗郁证经验 [J]. 中医学报，2021，36（3）：529–532.

[41] 李付平，张秀芬，杨贵真，等．探讨张介宾对脾胃学说的继承与发展 [J]. 中国中医基础医学杂志，2019，25（11）：1504–7.

[42] 许宝才，陈伟，陈刚．陈伟治疗慢性萎缩性胃炎经验介绍 [J]. 新中医，2016，48（11）：158–160.

[43] 黄佳杰，方媚媚，袁拯忠，等．叶人主任医师从肝胃论治慢性咳嗽经验 [J]. 中国中医药现代远程教育，2017，15（19）：71–72.

[44] 徐宇杰，胡正刚，连建伟．连建伟教授《神农本草经》药物效用解难举隅 [J]. 中华中医药杂志，2015，30（4）：1102–1104.

[45] 张叔琦，符佳．张景岳胃气学说发微 [J]. 中华中医药杂志，2022，37（4）：2174–2176.

[46] 宋佳，闫晓凡．缪希雍《先醒斋医学广笔记》用药特色探讨 [J]. 中华中医药杂志，2015，30（9）：3361–3364.

[47] 李泽，高云霄，杨柳，等．陈士铎脾胃思想特色浅析 [J]. 中华中医药杂志，2021，36（12）：7413–7415.

[48] 张君，郑红斌．试论高世栻临证辨治特色 [J]. 浙江中医杂志，2019，54（4）：246–247.

[49] 丁光迪．探讨滑寿的学术思想 [J]. 浙江中医学院学报，1984，8（6）：37–39.

[50] 洪文旭．清代医家张锡驹《胃气论》的学术评析 [J]. 中医文献杂志，2012，30（3）：26–29.

[51] 何汝强，李廷保．清代名医雷丰治疗时令病临床用药配伍规律研究 [J]. 中医研究，2014，27（7）：61–63.

[52] 王恒苍，白钰．张山雷从肝论治脾胃病经验浅析 [J]. 浙江中医杂志，2017，52（9）：690–691.

[53] 付婷婷，秦玉龙．《张山雷医案》应用白芍药经验 [J]. 河北中医，2016，38（1）：108–110.

[54] 余凯，何迎春．杨少山治疗脾胃病药对简析 [J]. 浙江中医杂志，2012，47（3）：167.

[55] 王峰光．名医吴士元主任医师养胃阴法的经验 [J]. 浙江中医学院学报，1996（2）：35–36.

[56] 裘诗庭．裘吉生临床医案 [M]. 北京：中国中医药出版社，2008.

[57] 何怡，张心平，张睿，等．裘吉生的生平事略及其主要学术成就 [J]. 浙江中医药大学学报，2020，44（9）：891–894，898.

[58] 蒋新新．试析绍派伤寒与一般伤寒学派之不同 [J]. 中国中医急症，2012，21（9）：1456–1457.

[59] 沈元良．曹炳章先生临证心法撷要 [J]. 中华中医药杂志，2010，25（8）：1327–1328.

[60] 李安民，朱纪昌．张艺城治疗温病经验简介 [J]. 浙江中医学院学报，1983，（4）：35–37.

[61] 张仕玉．施今墨胃肠病证治心得 [J]. 湖北民族学院医学院学报（医学版），2004，21（4）：58–59.

[62] 李超．徐景藩教授治疗脾胃病经验 [J]. 中医学报，2012，27（2）：162–163.

[63] 王敬民，钟磊，沈斌林，等．金子久学术思想及经验传承的基本要点 [J]. 浙江中医杂志，2022，57（1）：13–15.

[64] 魏长春．颜芝馨先生遗案选 [J]. 浙江中医学院学报，1981，2（24）：48–49.

[65] 杨益萍，白钰，马凤岐，等．陈良夫泄泻证治经验探析 [J]. 浙江中医

杂志，2018，53（1）：21：22.

[66] 李学铭．史沛棠医师对脾胃学说的论述及应用 [J]. 浙江中医学院学报，1982，5（16）：35–36.

[67] 陈永灿，白钰，马凤岐，等．张硕甫噎膈反胃证治经验述要 [J]. 中国中医急症，2018，27（5）：160–172.

[68] 陈梦赉，陈时风．周岐隐生平及其对医学贡献 [J]. 浙江中医学院学报，1988，5（24）：38.

[69] 周光照．杨少山治疗脾胃病用药探析 [J]. 上海中医药杂志，2014，48（11）：16–17.

[70] 林友宝，孙洁，沈淑华，等．“以通为用”治胃痛——国医大师何任辨治胃痛经验琐谈 [J]. 中国中医急症，2015，24（8）：1386–1388.

[71] 王永钧，陈洪宇，俞文武，等．俞尚德“审病－辨证－治病”的诊疗思维方法 [J]. 浙江中医杂志，2007，42（3）：125–126.

[72] 华犁．脾胃学说专家俞尚德 [J]. 浙江中医学院学报，1990，14（3）：1–3.

[73] 徐素美，陈鑫丽，张烁，等．国医大师葛琳仪从气论治功能性胃肠病 [J]. 中华中医药杂志，2020，35（7）：3418–3420.

[74] 程志清，余昱．衷中参西相得益彰——陆芷青教授学术经验介绍 [J]. 吉林中医药，1998（1）：5–6.

[75] 沈淑华，孙洁，张弘，等．王坤根脾胃病学术思想探要 [J]. 浙江中医药大学学报，2017，41（6）：454–457.

[76] 杜旦锋．周亨德运用脾胃学说治疗脾胃病的经验 [J]. 浙江中医药大学学报，2010，34（3）：316–317.

[77] 刘云霞，徐珊．徐珊治疗脾胃病临证经验 [J]. 浙江中医杂志，2010，45（9）：629–630.

[78] 王邦才，钟之洲，洪波，等．钟一棠学术观点述要 [J]. 浙江中医杂志，2016，51（2）：79–81.

[79] 王坤根．明阴阳，重脾胃，法从三步辨证 [J]. 浙江中医药大学学报，2019，43（10）：1036–1041.

[80] 胡正刚，连建伟．连建伟从脾胃论治他脏病十法 [J]. 中华中医药杂志，2022，37（3）：1524–1527.

[81] 林霜，魏克民．魏克民对恶性腹水的辨证施治 [J]. 陕西中医学院学报，2014，37（2）：17–18.

[82] 钦丹萍，金艳，杨强，等．规范并全程应用通腑导滞法治疗重度急性胰腺炎阳明腑实证临床观察 [J]. 中医杂志，2018，59（7）：586–590.

[83] 朱飞叶，谢冠群．徐荣斋重订《通俗伤寒论》的贡献 [J]. 浙江中医药大学学报，2021，45（6）：637–640.

[84] 王峰光．名医吴士元主任医师养胃阴法的经验 [J]. 浙江中医学院学报，1996（2）：35–36.

[85] 章页，王邦才．王邦才辨治阴虚型胃痞经验 [J]. 中医文献杂志，2022，40（2）：66–68.

[86] 张兴镇，张永臣．浅论王执中《针灸资生经》对灸法的贡献 [J]. 针灸临床杂志，2014（1）：56–57.

[87] 施茵，包春辉．吴焕淦温养脾胃补肾通络辨治克罗恩病验案举隅 [J]. 中华中医药杂志，2016，31（3）：878–880.

[88] 钟良瑞，林霜，魏克民．三叶青黄酮抗肺癌作用研究 [J]. 中国药理学通报，2016，32（4）：480–483.

[89] 管咏梅，屈宝华，李慧，等．中药覆盆子及其成熟果实研究进展 [J]. 中华中医药学刊，2023，41（1）：1–5.

[90] 马永力，陈红梅，方新华，等．衢枳壳与其他三大主产区枳壳对功能性消化不良大鼠理气作用的比较研究 [J]. 中国中医药科技，2021，28（5）：722–726.

[91] 孙晶，魏静，米艳，等．石斛活性成分及生物模型在胃肠道疾病保护作用中的应用进展 [J]. 中草药，2021，52（22）：7025–7031.

[92] 鞠康，赵利敏．前胡化学成分及其药理作用研究进展 [J]. 内蒙古中医药，2017，36（3）：142–143.

[93] 袁晓旭，杨明明，赵桂琴．郁金化学成分及药理作用研究进展 [J]. 承德医学院学报，2016，33（6）：487–489.

[94] 朱惠鉴，李宇欣，刘城鑫，等．陈士铎运用玄参降火特色之管窥 [J]. 中华中医药杂志，2020，35（10）：4895–4897.

[95] 陈由阳，梁育汝，罗红叶，等．杭白菊提取液干扰胃黏膜损伤的研究 [J]. 中外医学研究，2019，17（4）：165–166.

[96] 吕悦，杜伟锋，吴杭莎，等．浙麦冬与川麦冬的比较研究进展 [J]. 中华中医药杂志，2023，38（1）：289–294.

[97] 孙禹，梁伟．浙贝母的化学成分、药理作用及临床应用研究进展 [J]. 特产研究，2022，44（1）：87–92.